完整圖解
瑜伽指南

輕鬆掌握 81種體式 × 9種經典序列 練習重點
打造專屬瑜伽日常！

張敬敬／著・繪

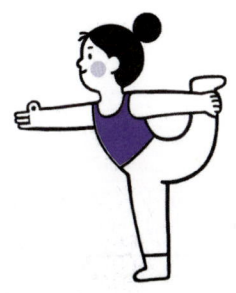

笛藤出版

目錄

前言　用瑜伽開啓新的一天　009
使用說明　014

1　瑜伽基礎常識

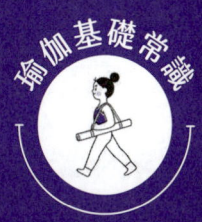

你能找對凝視點嗎？　017
學會呼吸，讓你事半功倍　020
注意事項　029
牢記的練習建議　032
你真的準備好了嗎？　035

2 重新認識身體

頭、頸和肩 044　　肩關節和肩胛 049
手掌 053　　　　　手臂 056
骨盆 059　　　　　髖關節 063
膝關節 067　　　　腳和踝 072
脊椎 076

3 體式的秘密在細節

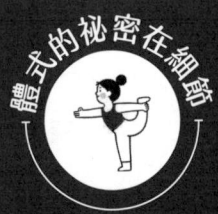

站立體式 082　　坐姿體式 175
支撐體式 216　　倒立體式 271
俯臥體式 295　　仰臥體式 320

4 體式序列的魔力

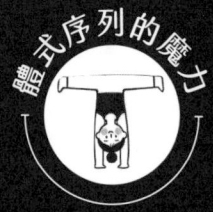

經典拜日式 343　　360度開肩 352
肩頸放鬆 355　　脊椎保養 358
睡前拉伸 361　　臀腿塑形 364
腿部伸展 369　　腰腹塑形 372
經期序列 375

5 冥想帶來身心放鬆

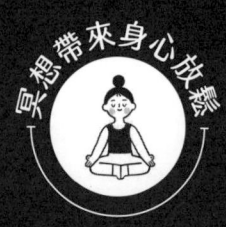

冥想是什麼 383
冥想需要準備什麼？ 385
冥想入門 389
冥想與體式練習 403

後記 406
參考資料 408
附錄 409

前言
用瑜伽開啟新的一天

大家好,我是敬敬。我是一名插畫家、漫畫家,也是一位瑜伽愛好者,現在熱衷於以漫畫的形式分享瑜伽心得,很高興認識你!

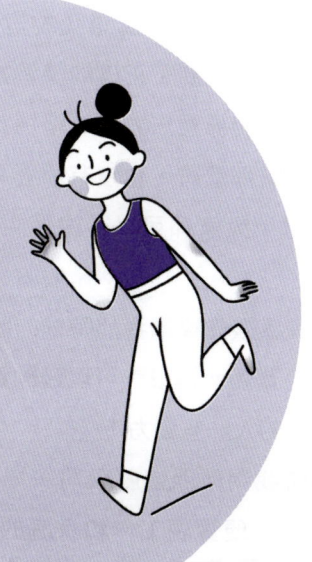

你相信時間的魔法嗎?練習瑜伽五年,我從一個憂鬱的媽媽,變成了活力滿滿的「瑜伽人」。透過不斷地分享我的瑜伽練習筆記,也讓我認識了很多對瑜伽感興趣的讀者。

如果不是遇見瑜伽,我真的不知道該怎樣度過那段高壓和失衡的時光。

直到現在,回想起來,我都覺得自己非常幸運!我可以說是「因瑜伽而重生」。但我又不想把練習瑜伽說得那麼神奇,否則你可能會覺得這聽起來有點玄,不夠實際;又或者你聽了之後會對練習瑜伽有過高的期待,但卻因為練習幾次之後發現除了身體感到痠痛,並沒有產生什麼神奇效果而中途放棄。

瑜伽之所以能成為讓我蛻變的契機——改變身材,改變精神狀態,是因為我找到了正確的練習方法,並從中產生興趣。這些使我練習瑜伽時不用靠意志力去「堅持」,它變成了一種日常習慣和生活方式。它沒有那麼難,也沒有那麼高深,只要遵照正確的方式,保持規律的練習,大家都可以從瑜伽中獲益良多,而這也是我寫這本書的初衷。

也許應該先講講我那時候的狀態有多麼糟糕,以及瑜伽是如何幫助我渡過難關。這或許可以鼓勵到一些陷於困境的人,也會給想要嘗試練瑜伽的人一些動力!

那時我剛離開遊戲公司,準備轉型當自由工作者,嘗試新的繪畫方向,順便實現工作和家庭的平衡,沒想到卻導致了自身狀態的失衡。

一邊要做好全職媽媽,照顧好三歲的女兒;一邊要做自由工作者,找到新的創作風格,我的每一天都被瑣事占滿。原本畫畫對我來說是非常重要的事,在當時卻無從下手,也找不到半點靈感。

如果生活是一本小說，那故事發展到這裡應該會有轉機。可惜我堅持了將近一年，也沒有遇見。直到妹妹向我推薦了一家瑜伽中心，我因爲太久沒運動，練完後全身像「遭人毒打過」一樣，雖然渾身酸痛，但心裏感到很開心。這種痛和累讓我重新感知到自己的身體！專注於呼吸、在酸痛中堅持，我竟然在練習中體會到前所未有的自由。練習後身體彷彿被重啓，堆積的壓力和負面情緒被汗水沖刷得一乾二淨，我的內心也逐漸變得平靜。

不斷練習之下我的身體狀況慢慢有所好轉，人也變得開朗了很多。每次練完，我都覺得非常輕鬆，也很期待下一次，我好像找回了曾經失去的能量！

之後，我開始用漫畫的形式記錄瑜伽練習日常，那是我最有靈感和最放鬆的時候。我把體式重點畫成圖文筆記，發布在自己的社群帳號上，記錄自己的成長；我報名了瑜伽私人課程，請老師一對一地指導，在課後查閱資料做好筆記。認眞地對待每次瑜伽練習的結果，我的身材變得挺拔又緊實，也順利解鎖了一些高難度的體式！

我才明白原來體式的細節是瑜伽練習是否能發揮作用的關鍵。我想繼續深入學習，便參加了瑜伽培訓課程，順利成爲一名RYT200[1]瑜伽老師。

但這也只是入門，我的瑜伽之路才剛剛開始，但我充滿動力和信心。

我覺得自己非常幸運，一路上遇到了很多好老師，也非常慶幸很早就讀到大師們的著作，是他們爲我打開了這扇通往瑜伽的大門。

我也希望可以利用自己的所學幫助更多人，讓他們在練習的路上少走彎路。結合教師培訓課和私人課程所學，加上自己的練習心得，

---

[1]指完成美國瑜珈聯盟認證的200小時課程，獲得的證書爲國際通行的瑜珈教師資格證書。

我用漫畫的形式筆記了81個常見體式的細節和重點,避免「練不對,全白費」。

書中有直觀的正誤對比,有清晰的進入和退出過程,有簡易版和進階版,還有如何利用輔具完成體式,如何看待練習、了解體式之間的關聯。不要擔心自己做不到,因為這是一本任何人都可以看懂並開始練習的瑜伽教學書。

另外,打造自己的瑜伽空間,將瑜伽帶入工作和生活中,透過體式練習找回身體的平衡,透過冥想練習找到內心的平靜,也是本書的重點。我將從練習者的角度解讀深奧的瑜伽智慧,用有趣的漫畫帶你進入瑜伽的大門。

無論在生活中遇到什麼,瑜伽都可以為我們的身心帶來一些療癒和力量,讓我們更積極地面對生活。你可以把這本瑜伽書當成漫畫書來看,輕鬆愉快地打好理論基礎。只要帶著放鬆的狀態去練習,不要放棄,你所期待的結果就能一點點地實現!帶上快樂,開始探索屬於你的瑜伽之旅吧!

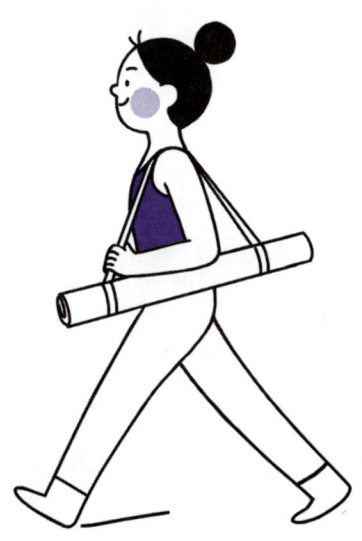

來吧,一起去練瑜伽!

使用說明

可以先看目錄粗略了解瑜伽練習的整體大綱，分析每個章節之間的關聯，會更加理解每個部分的練習目的。

查看圖文筆記，抓住每個體式的要點，在練習時確保動作的準確、到位。

了解如何搭配輔具，讓它們爲你的練習提供支持。

查看簡易版、進階版，選擇適合自己的版本。

利用日常的零碎時間，跟著筆記的順序練習，及時爲身體充電。

可以嘗試畫不同體式的瑜伽小人，以便爲自己編排小練習。

瑜伽是 **1%** 的理論 **+99%** 的實踐，這本書僅是一份標記了體式重點和操作指南的入門地圖，眞正的瑜伽寶藏正等著你親自去挖掘！

可以在空白處補充自己的理解、記錄練習感受，把這本書變成自己的專屬筆記。

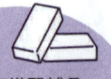

1
瑜伽基礎常識

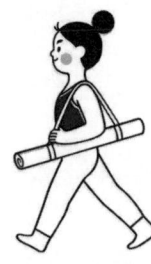

你能找對凝視點嗎？

凝視點的梵文名稱是「drishti」，意指在瑜伽練習中讓視線聚焦的特定位置。練習初期注意力不容易集中，找到凝視點有助於保持意識專注，增強感受和覺知，更容易進入正確體式。

1 | 瑜伽基礎常識

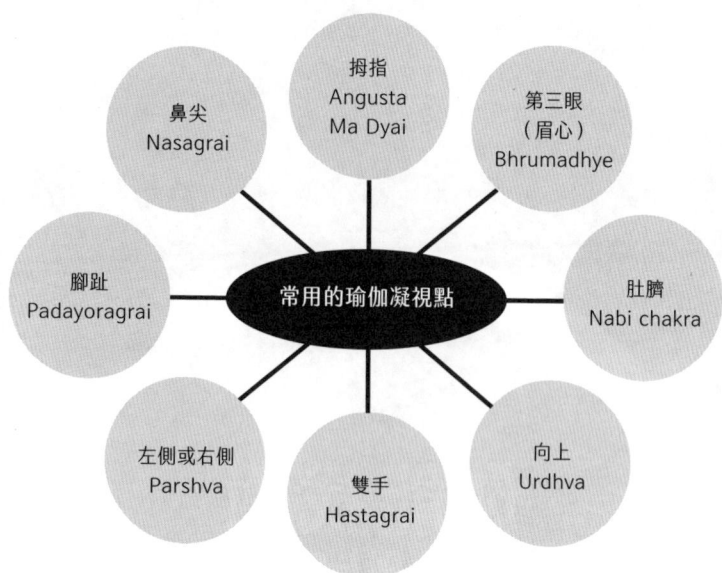

找到凝視點

剛開始練習時,大家總是習慣用眼睛去看自己有沒有做到位,但這樣便無法將注意力集中在對身體的感知上,不利於培養身體覺知力。

「看」向凝視點、「聽」呼吸的聲音、「覺察」身體的感受,三方結合下有助於我們感官內收,完全投入練習中,同時收獲瑜伽練習爲心靈帶來的滋養。

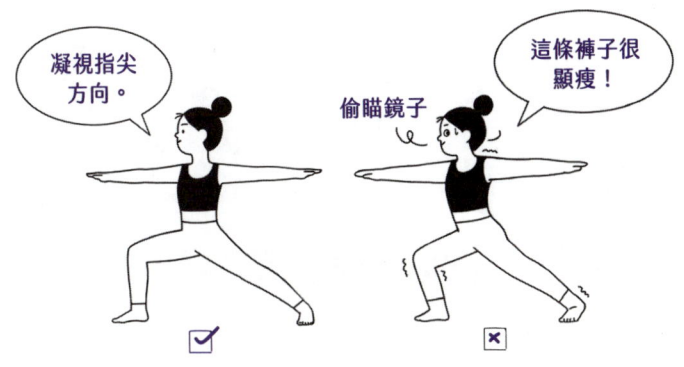

　　如練習戰士二式時,凝視點在手,眼睛要看向指尖延長線,這樣有助於集中意識,感知手臂的延伸,同時覺知肩膀、雙腿、雙腳的狀態。如果左顧右盼、分心,就無法真正進入體式中。

　　東張西望,看看自己最近瘦了沒?別人都練得怎麼樣?現在幾點鐘啦?練習什麼時候結束?等等。這樣不僅很難專注於練習本身,而且也可能有受傷的風險。

補充 發現分心要及時覺察,將注意力拉回來!透過反覆練習學會專注。把這份專注用在生活中,工作和學習的效率也會大大提高唷!

學會呼吸，
讓你事半功倍

呼吸貫穿生命始終。對瑜伽而言，呼吸是生命力的擴展，將人的內在意圖與外在肉體緊密結合，是連結精神和身體的紐帶，是瑜伽的靈魂。

透過有意識地控制呼吸，延長呼吸的時間，提高呼吸的品質，身體和大腦得到放鬆，我們才能更好地進入體式，收穫練習的益處。覺知呼吸除了能感受它為身體帶來的變化，還能感受到情緒、心境上的變化，這也是瑜伽和其他運動最大的不同。

恰當的呼吸

　　呼吸是我們與生俱來的能力，簡單來說就是吸入氧氣、呼出二氧化碳。在日常生活中，呼吸不易被覺察，動作通常都比較淺；但瑜伽中的呼吸是「有意識」地延長長度和深度，從而讓血液獲得最大的供氧量，使我們在練習中保持穩定、流動。

　　透過練習，深長的呼吸模式會被身體記住，進而運用到生活中。這也是練習瑜伽一段時間後，大家在日常生活中變得心平氣和，遇到事情不容易生氣、浮躁的原因。

　　呼吸的智慧遠不止於此，是一門深奧的學問！

　　在體式練習中，呼吸負責非常重要的工作：能夠引導體式，有步驟地進入、保持和退出體式。正確的動作、保持身體覺知，再加上呼吸的配合，這樣的過程才是真正的瑜伽練習，否則也只是在擺著體式樣子的「動作」，這也正是瑜伽練習的魅力所在。

　　呼吸有方法但沒有一定的標準，不用太糾結於呼吸時間的長短，重要的是找到自己的呼吸節奏。當呼吸變得輕鬆且有份量時，體式才能和呼吸一起自然地「流動」起來。

瑜伽呼吸第一步：鼻吸和鼻呼

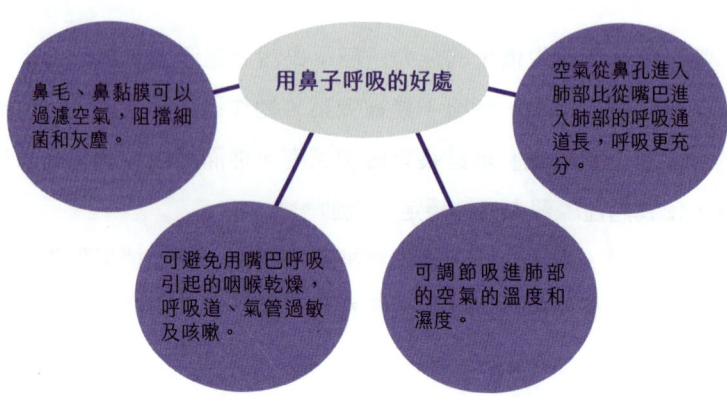

可以按照以下模式進行簡單的呼吸練習，注意觀察吸氣和呼氣的時間，盡量保持等長。可以閉上眼睛感受。

1. 放鬆身體，嘴巴輕閉，舌頭輕輕抵住上顎，牙根放鬆，用鼻子深深地吸氣，默數5-4-3-2-1。
2. 同樣保持放鬆，鼻子緩緩地呼氣，默數5-4-3-2-1，空氣經過喉嚨時會有輕微的摩擦聲。

多練習幾組，並把它運用在日常生活中。如果吸氣、呼氣各保持5秒會讓你感到緊繃，可以從保持3秒開始，先讓呼吸加入意識，習慣之後，逐步將時間增加至8秒、10秒。

瑜伽常用的呼吸法

腹式呼吸

　　腹式呼吸是透過橫膈膜的上下運動來吸進和呼出。吸氣時，橫膈膜收縮向下，胸腔體積變大，腹腔空間變小，腹部微微隆起；呼氣時，橫膈膜放鬆向上，腹腔向內收縮，氣息呼出。人體透過呼吸擠壓和按摩腹部內臟器官。

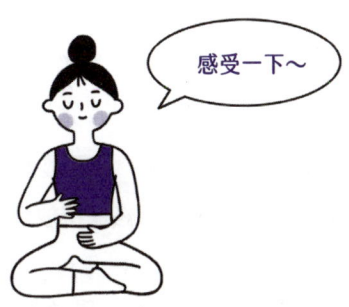

　　練習時，選擇舒適坐姿或平躺，確保脊椎挺拔，保持腹部完全放鬆，一只手放於肋骨上，另一只手放於腹部，保持鼻吸和鼻呼。可以閉上眼，專注感受肋骨和腹部的變化。

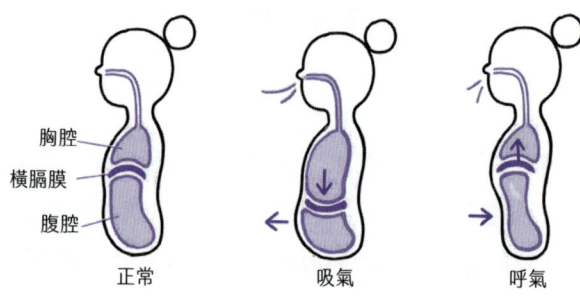

1. 先緩緩地呼氣，清空肺部的濁氣。
2. 深深地吸氣，空氣從鼻腔進入，經過胸腔，肺部擴張，橫膈膜下沉，腹部微微鼓起。盡可能保持5秒。
3. 緩緩地呼氣，小腹內收，肺部收縮，濁氣透過鼻腔向外呼乾淨，也盡可能保持5秒。重覆練習幾次，始終保持放鬆。

補充　在呼吸時，不用刻意，避免出現頭暈，盡量保持身體的放鬆，有意識地去覺察呼吸就對了。

胸式呼吸

　　這種呼吸法是透過胸腔的擴張、收縮來吸進和呼出氣體。相較於腹式呼吸，胸式呼吸的重點在於胸腔肋骨的全方位擴張，而腹部並沒有太大的起伏。呼吸時，要將注意力放在胸腔肋骨的擴張上。

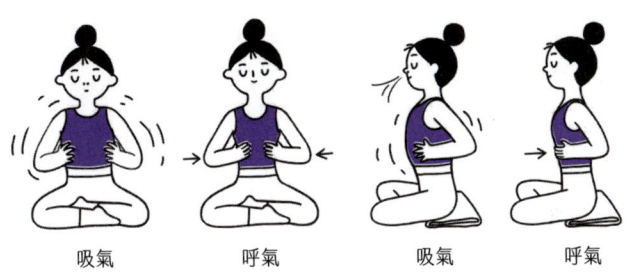

吸氣　　　　呼氣　　　　吸氣　　　　呼氣

　　練習時，選擇舒適的坐姿，臀部下可墊毛毯或瑜伽磚，有助於保持骨盆的穩定。身體坐高坐直，延展脊椎，保持氣息通暢，雙掌放於肋骨兩側，感受其起伏變化。

1. 先緩緩地呼氣，清空肺部的濁氣。
2. 鼻子深深吸氣，胸腔同時向兩側、上下、前後擴張，感覺整個胸腔像氣球一樣被撐開，達到最大空間，背部變得飽滿。
3. 鼻子緩緩呼氣，肋骨向內收，肺部收縮，濁氣透過鼻腔向外呼乾淨。

補充

胸腔肋骨自然地擴張，同時軀幹和脊椎保持不動，不要出現挺胸凹腰的情況，盡量保持脊椎穩定向上地延展。閉上眼睛感受一下。暫時找不到感覺也沒關係，多練習幾次就會了！一樣是嘗試保持5秒，吸氣和呼氣的時間等長。

完全式呼吸

做完全式呼吸時，橫膈膜會最大限度地上下運動，肋骨的前後、左右、上下達到最大的擴張與收縮，空氣完全充滿肺部。

完全式呼吸需要肺部、肋骨、背部、橫膈膜、腹部以及整個軀幹參與，如果背部肌肉僵緊、腹部肌肉無力、深層肌肉無法啟動，便難以找到感覺。所以在掌握腹式呼吸、胸式呼吸後，再練習完全式呼吸會更有效。

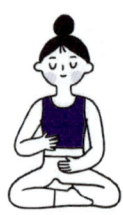

練習時將一隻手放在肋骨上，感受胸腔向前後、兩側的擴張和收縮；另一隻手放在腹部，感受腹部的擴張和收縮。

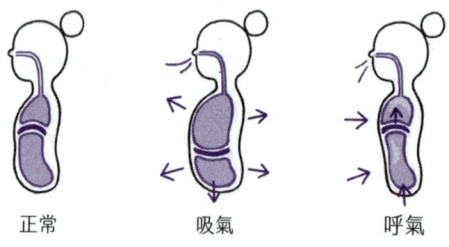

正常　　　吸氣　　　呼氣

1. 先緩緩地呼氣，清空肺部的濁氣。
2. 鼻子深深吸氣，胸腔向兩側擴張，鎖骨上提，向兩端展開，肋骨向前後、左右、上下擴張，橫膈膜下沉，腹部隆起，背部變飽滿，下

腰背微微向外擴張，感覺整個軀幹被吸進的空氣充滿。
3. 鼻子緩緩呼氣，腹部收縮，肋骨向中間收縮，胸腔、肩膀下沉，頸部延長，保持緩慢勻速，氣息從鼻腔向外呼乾淨。重覆練習，一樣是保持5秒，吸氣和呼氣的時間等長。

整個軀幹是一體的，吸氣時身體後側也會有微微的起伏。放鬆地吸氣，感受氣息的下沉，而不是刻意地向外撐肚皮。如果覺得有點憋氣，可以先練習保持3秒，盡量保持吸氣和呼氣的時間等長。

在練習時如何判斷是吸氣還是呼氣

1. 打開胸腔時吸氣：吸氣有助於提升身體能量。完整步驟：吸氣，延展脊椎；呼氣，放鬆肩膀；吸氣，加深延展。如練習上犬式、眼鏡蛇式。
2. 前屈時呼氣：呼氣時，胸腔、腹部向內收，有助於加深前屈，還可降低心率、鎮定神經。完整步驟：先吸氣，延長脊椎；再呼氣，前屈。如練習坐立前屈式、站立前屈式。
3. 扭轉時呼氣：呼氣使肺部排空廢氣，腹部深層肌肉向內收，可以穩定脊椎，還可以排出二氧化碳，清潔肺部。完整步驟：先吸氣，延長脊椎；再呼氣，扭轉，用呼吸去加深體式。退出時，吸氣，身體回正，然後呼氣，結束。如練習坐姿扭轉式、仰臥扭轉式。
4. 側彎時呼氣：呼氣使腹部深層肌肉向內收，有利於提高對身體的控制。完整步驟：先吸氣，延長脊椎，身體向兩端延長；再呼氣，側彎，並在每一次呼氣時加深側彎。退出時，吸氣，身體回正，然後呼氣，結束。如練習反轉戰士式、門閂式。

在練習時到底用哪種呼吸？

一般來說，流動的、收核心的、需要調動身體能量的體式，多用胸式呼吸和完全式呼吸。這有助於腹部深層肌肉向內收，維持身體穩定，讓呼吸變得有張力。例如練習斜板式、三角伸展式、戰士三式、半月式之類的體式。

緩慢的、簡單的、能量向內收的體式，如陰瑜伽調息冥想類的練習，多用腹式呼吸。氣息向下沉，一直沉到腹部底端，有助於身體的深度放鬆和體式的加深。例如練習簡易坐姿、鴿子式、攤屍式之類的體式。

呼吸有方法但沒有一定的標準，不用太糾結於呼吸時間的長短，重要的是找到自己的呼吸節奏。當呼吸變得輕鬆且有份量時，體式才能和呼吸一起自然地「流動」起來。

如果在練習時不確定使用哪種呼吸方法，還有一條標準法則可以參考：保持自然、順暢的呼吸，不要憋氣！

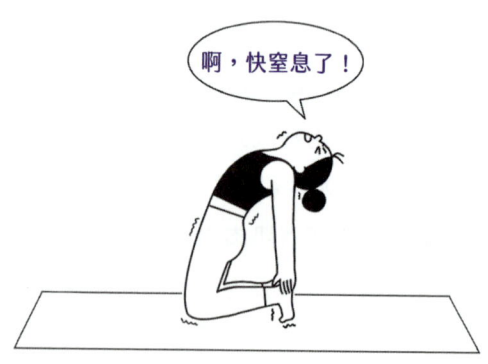

注意事項

練習就像一把利劍,它能否有利於身心,不使身體受到傷害,就要看我們如何運用它。遵守瑜伽練習的原則和禁忌,是必要的功課。

無論是在瑜伽課堂上還是自我練習時,謹記身體永遠是最好的老師。只有保持專注才能及時接收到身體發出的信號!

練習須知

▶ 遵守瑜伽練習原則和禁忌，能有效避免受傷，獲得練習的益處。

● 有腰椎間盤突出的人不要練習前屈體式。
● 練習時避免佩戴飾品，不然不僅會影響練習，還會提高受傷風險。

● 赤腳練習，有助於提高身體覺知且更加安全。
● 眼壓過高、高度近視以及有高血壓的人，不建議做倒立體式。

● 生病或受傷期間，盡量不要練習。
● 飯前飯後的 1 小時之內不宜練習。

● 盡量不要在通風口練習，因為流汗後毛孔會打開，身體容易著涼。
● 練習時要暫時切斷與外界的聯繫，保持專注。

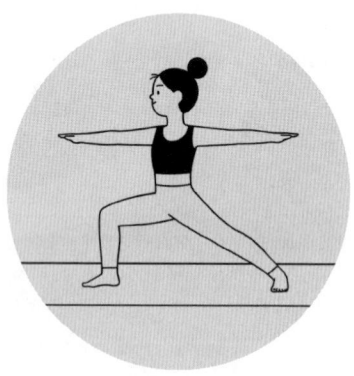

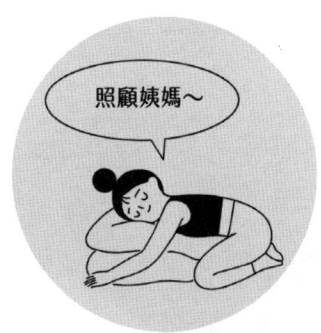

◉ 經期期間不要練習倒立、深度扭轉等強度過大的體式。
◉ 孕期期間請在專業老師的指導下練習,不建議自行跟著影片練。

● 練完可做攤屍式休息 15~20 分鐘,注意保暖。
● 練習後毛孔處於打開狀態,不宜馬上洗澡,最好休息半小時以上。

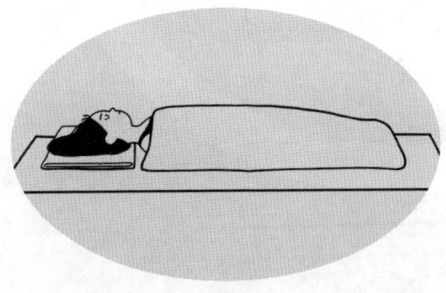

牢記的
練習建議

只有找到自己的練習節奏、堅持正確的練習方式才能收獲體式的功效。身體需要時間去適應，循序漸進才是練習時最好的捷徑。

除了體式的深度，別忘了探索瑜伽的廣度，那同時也是瑜伽給予生活的啓示。帕坦伽利大師在《瑜伽經》中提出瑜伽的八個分支：制戒、內制、體式、呼吸控制、制感、專注、冥想、入定，組合在一起才是完整的瑜伽。端正品行、約束自我，根基穩定，「瑜伽之樹」才能健康茁壯地成長！

練習的10個建議

1. 保持固定的練習頻率，一周練習 3~4 次，每次 20~60 分鐘。

2. 選擇適合自己的練習，初期適宜建立基礎，養成正確的發力習慣，切勿盲目挑戰酷炫體式。

3. 練習要留有餘地，保持適度，因為瑜伽不是極限運動。

4. 學會使用輔具，不要覺得那樣看起來「不厲害」。

5. 體式不是定義練習瑜伽是否進步的唯一標準，還有很多精華值得去探索。

6. 練習時要注意力量、柔韌、平衡，不要只拉伸。

7. 想要透過練習瑜伽瘦身塑形，需要合理飲食配合適量運動。

- ⑧ 戒驕戒躁戒攀比，專注於自身即可。
- ⑨ 練瑜伽是以年計算的，堅持練習，自然水到渠成。
- ⑩ 瑜伽帶給你的益處會比你預想的多很多。

小筆記　本書只能作為課堂學習筆記和理論參考，無法代替課堂練習。老師面對面的指導非常重要，和同學們一起練習也是一種聯結。有任何身體疾病的讀者，請在醫生的指導和建議下練習相關體式。

你真的準備好了嗎?

俗話說得好「工欲善其事,必先利其器」,只有準備充分,我們才能在練習時保證安全,才能更專注地投入每一次練習中,沒有任何負擔和顧慮。

衣服

　　盡量選擇舒適、透氣、排汗、有彈力的上衣，內衣可選擇無鋼圈的運動內衣。如果選擇穿T恤，建議盡量穿貼身的、不要太寬鬆，不然會很礙手礙腳⋯⋯

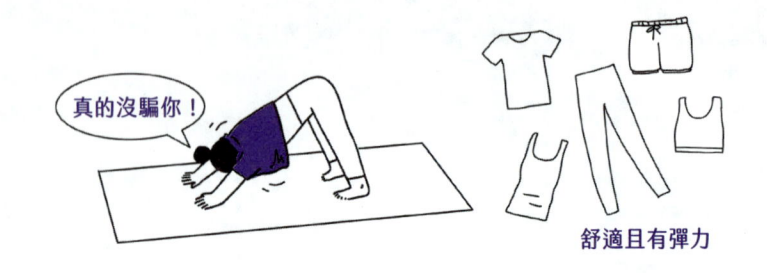

真的沒騙你！

舒適且有彈力

瑜伽墊

　　瑜伽墊能夠在練習中保護我們，而且乾淨、衛生，可以說是我們瑜伽練習路上最親密的朋友。

　　瑜伽墊主要有以下幾種材質：

1. 天然橡膠材質：防滑、吸濕、排汗、抑菌，首選！
2. PU表層搭配天然橡膠底層：防滑、吸濕、排汗、減震
3. 麂皮表層搭配天然橡膠底層：表面有水份時才防滑，所以用之前需要用濕毛巾擦或噴點水

瑜伽墊的厚度一般是3~5毫米,初學者可以選擇5毫米的。

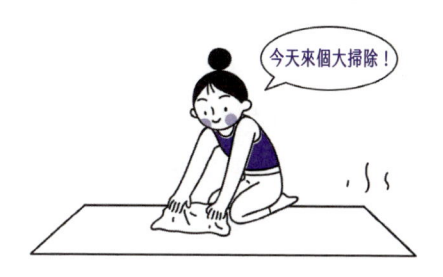

今天來個大掃除!

瑜伽墊用完需及時清潔,可用乾淨、擰乾清水的濕布擦拭,或用專業的瑜伽墊清洗劑,擦拭後將瑜伽墊平放在通風處陰乾。注意收納時不要折疊,而是將背面朝上後從一側捲起。正確的護理可延長瑜伽墊的使用壽命。

另外,瑜伽墊的壽命還跟使用頻率有關。不要太「愛惜」瑜伽墊,經常使用和定期護理,就是對它最好的愛護。

環保一點,可以將廢棄的瑜伽墊剪成小的墊子,方便出門攜帶,重覆利用,在戶外也能想練就練!

毛巾

準備一條毛巾,有很多地方用得到!可以用來擦汗;也可以在跪姿體式中使用,墊在膝蓋下方緩解壓力;在做攤屍式時可以蓋在眼睛上,用來遮光,使身體深層放鬆。頸椎不好的人在練習攤屍式時可以將毛巾捲成一捲,墊在頸部下方,作為支撐。

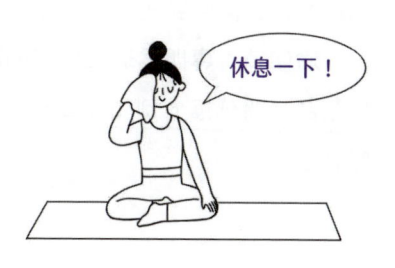

休息一下!

瑜伽輔具

輔具可以為身體提供支撐，讓複雜的體式變得較容易完成，降低身體受傷的風險；也可以幫助我們覺察身體，並糾正錯誤。輔具還提醒我們要重視練習的過程，不要為完成最終體式而勉強身體。常用的輔具有瑜伽磚、伸展帶、抱枕、瑜伽椅、毛毯、牆壁……

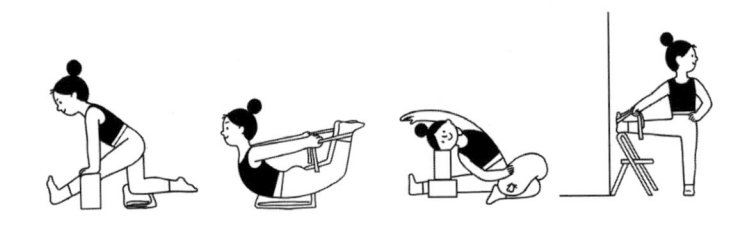

瑜伽磚：可以平放、橫放、豎放，能夠幫助身體保持舒展，為身體提供穩定和支持。例如練習半神猴式、半月式、三角伸展式。

伸展帶：最好選擇沒有彈力的，更穩定、更安全。它可以幫助身體延展，避免產生代償。例如練習弓式、牛面式、舞王式。

抱枕：常用在仰臥體式中，可以穩定地支撐身體。例如練習臥英雄式、仰臥束角式。它還可以作為一種重量，為身體提高穩定性。例如練習坐姿側伸展式（防止骨盆傾斜）。

瑜伽椅：專門為瑜伽練習而設計，既可以為身體提供支撐，也可以幫助身體延展。例如練習戰士二式、戰士三式、輪式、站立手抓大腳趾式。

毛毯：可以為身體提供支撐，例如練習簡易坐姿（墊在臀部下方）、大貓式（墊在胸腔下方）；還可以緩和身體與地面的接觸，尤其是一些膝蓋觸地的體式，例如練習半神猴式、新月式。

牆壁：有助於身體的穩定和延展，還能糾正練習錯誤。例如練習半月式、戰士二式、倒立體式。

輔具除了能為瑜伽練習提供更多可能性，還能讓我們開拓思路，重新去發現和利用，讓瑜伽練習變成一個兼具思考和探索的過程，如使用桌子、椅子、沙發、床、書本……盡情發揮吧！隨時隨地可以練習！

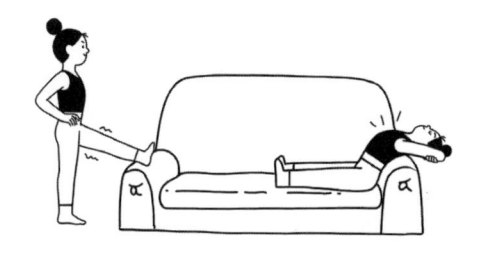

2
重新認識身體

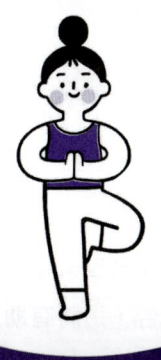

2 | 重新認識身體

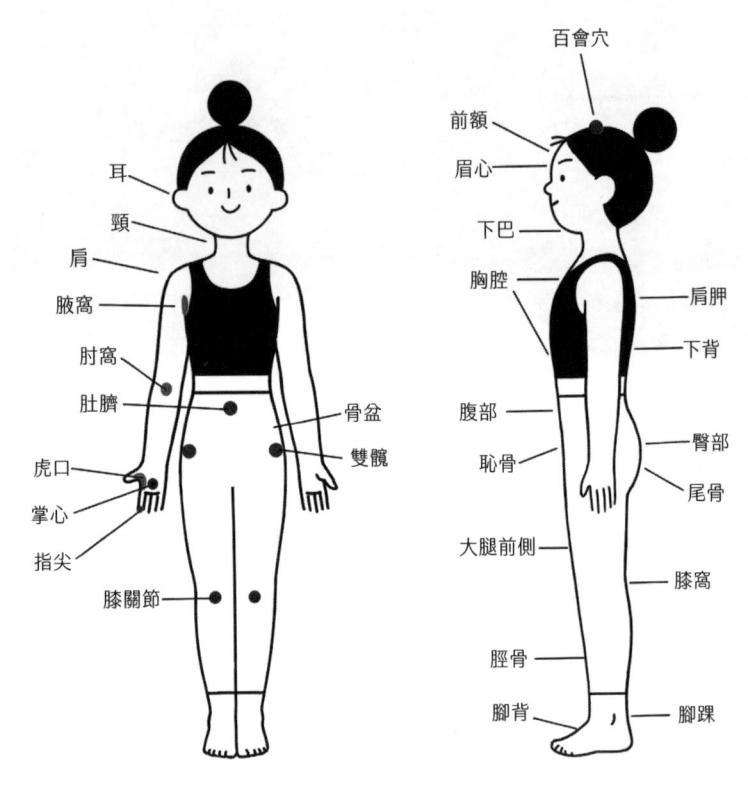

常用的身體部位名稱

　　在正式練習之前，我們先來重新認識一下身體的各個部位，了解它們在練習中是如何相互配合，這將有助於我們理解每一個體式。悄悄告訴你，這是瑜伽練習的重要秘密！

　　身體是一個精細又完美的組合，每個部位各司其職，共同維持平衡和健康。任何部位出問題，都會引發整體的失衡。簡單說就是，如果有些部位長期「不幹活」，它的工作就得由別的部位代勞，也就是

代償。

「不幹活」的這些部位的功能會逐漸衰退。但如果發力不對也會引發整體的失衡，比如腰肌勞損、腰椎間盤突出、肩周炎、頸椎病、脊椎側彎等。除了有一定程度的代償，身體失衡也跟不正確的發力方式有關。

這些不僅影響體態，而且不及時調整的話，還會變成惡性循環，影響我們的日常生活。瑜伽正是透過體式來練習平衡身體，喚醒我們對身體的覺知，樹立正確的發力習慣，保持各個部位有序、健康地發展！

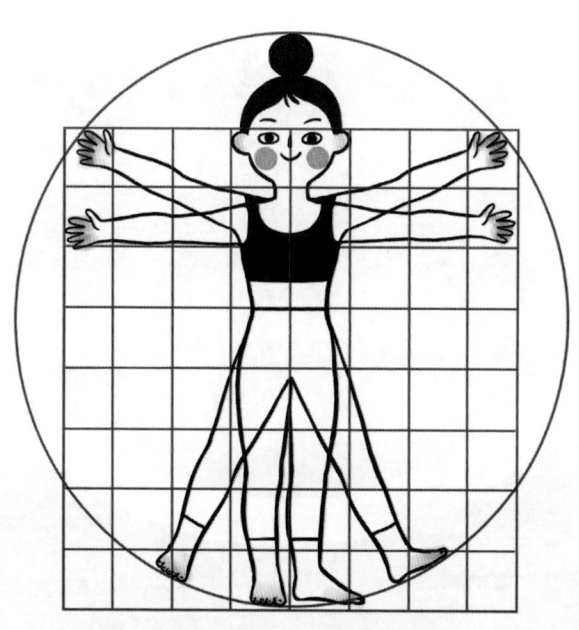

瑜伽練習的秘密——重新認識身體

頭、頸和肩

頭部、頸部和肩部這三個部位密切相關。三者發力正確,可以保持脊椎往頭頂方向延展,身體的力是向上的。

正確的體態

練習時,要保持頸部舒展,避免頭部前傾;保持肩膀向兩側伸展、自然下沉,避免肩膀內扣和聳肩。如果含胸弓背,肩膀會變得越來越厚,斜方肌也會變得越來越發達。另外含胸也不利於呼吸,還會直接影響情緒。所以保持正確的體態非常重要!

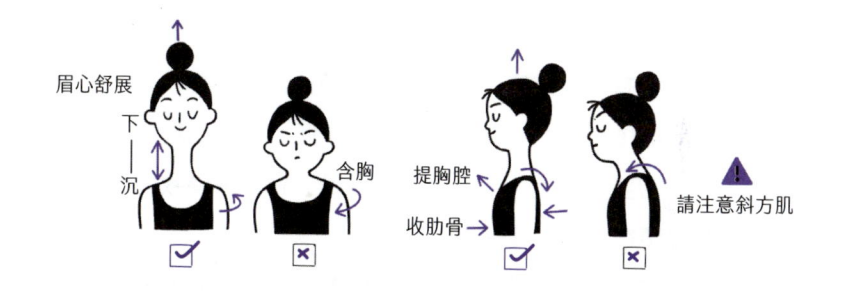

小筆記:想要背部越來越薄,就要在日常生活中保持肩胛骨收進去、鎖骨展開的體態。

找對頭、頸、肩的方向感

保持肩膀自然下沉和頭頂自然延伸,身體才能真正找準方向感。即使身體換一個方向也應注意。可以透過以下體式(橫著、斜著、豎著)檢查頭、頸、肩的發力方向是否正確。

四柱式　　　　　下犬式　　　頭倒立式

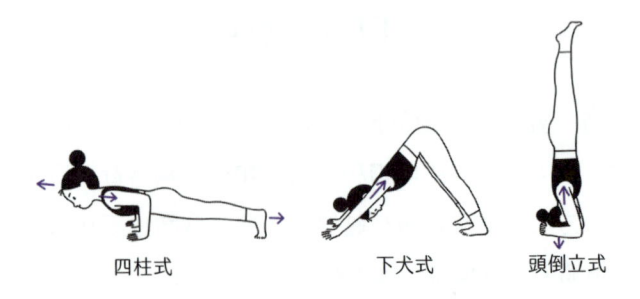

1. 在四柱式檢查有沒有聳肩，力量是否從頭頂延伸到腳後跟，重點在於手臂和腹部核心發力。聳肩會導致斜方肌、頸部肌肉變緊繃。
2. 練習下犬式時雙肩下沉，力量要去向坐骨。聳肩會導致力量無法延伸，壓力堆積在手腕、脖子、斜方肌處。
3. 做頭倒立式時，雙肩往天空的方向延伸並下沉。聳肩會導致身體的重量擠壓在頸椎上，體式正確時頭部沒有太大壓力。

頭、肩、頸的活動範圍

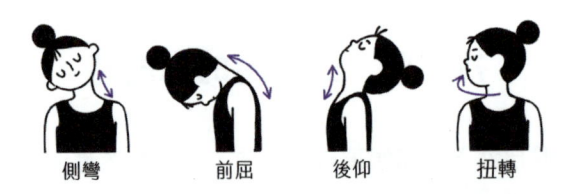

側彎　　　前屈　　　後仰　　　扭轉

　　頭部和頸部連結最為緊密，頸椎也是脊椎中最靈活、活動頻率最高的部位，正常時可以側彎、前屈、後仰、扭轉。但頸部也是很脆弱的，在做與頸部有關的練習時，請嚴格遵照進入和退出的口令，避免盲目練習。在練習中也要注意保持肩部的穩定。

改善頸部前屈、後仰受限

頸部原本是非常靈活的部位,但長時間低頭工作或看手機、靠在椅子或床上、睡太高的枕頭等等,都會讓頸部肌肉長期處在疲勞狀態,容易出現頸部僵緊、活動受限的情況,嚴重時還會壓迫神經,出現手麻、頭暈的症狀。

正確的練習可以預防和改善這些問題,但是有重要的前提條件:

☑ 練習時要按照正確的口令進入和退出
☑ 要按照自身的情況去選擇適合的輔具來完成練習
☑ 不要強迫身體完成最終體式。

這些將直接決定練習對身體來說是「幫助」還是「傷害」。

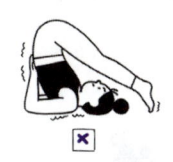

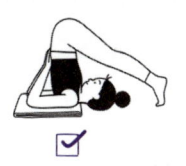

1. 犁式可以伸展到頸部後側肌肉,在最終體式中,頸部比較有深度的前屈。如果感到頸部肌肉緊繃,可以借助輔具來完成,避免對頸部造成壓迫。

2 | 重新認識身體

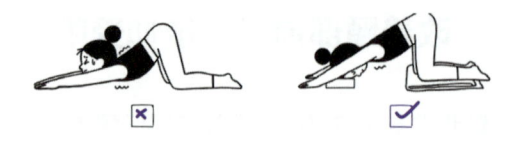

2. 大貓式可以伸展肩膀、胸腔、頸部前側肌肉，頸部處在後仰狀態。對於肩膀、胸腔會感到肌肉緊繃的人來說，可以借助輔具降低難度，避免擠壓頸部後側肌肉。

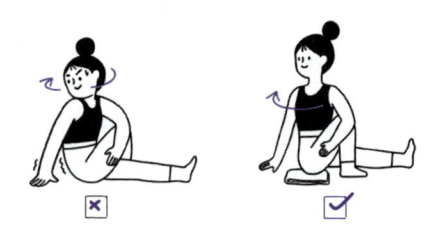

3. 脊椎扭轉不是頸部扭轉，在做脊椎扭轉時容易過度扭頭。應當是腹部帶動胸腔做扭轉，頭和胸腔朝向同樣方向。類似體式有仰臥扭轉式、穿針式。

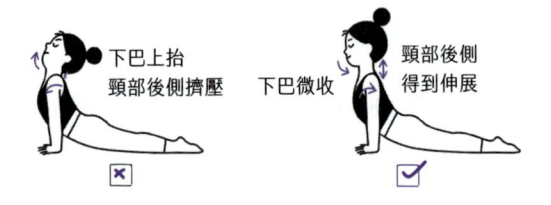

小筆記
另外一個要注意的細節是下巴。
在脊椎延展的體式中需要注意下巴微收、頸部後側保持舒展。

肩關節和肩胛

肩關節屬於球窩關節,連接了上肢與軀幹,這一部份包括手臂上部、腋窩、胸前區域和肩胛骨所在的背部區域等。它是上肢最大、最靈活的關節。

認識肩關節和肩胛

　　肩關節的靈活程度決定了手臂的自由度。也就是說，如果肩關節緊繃僵硬，透過規律的瑜伽練習也會得到相應的改善，因為瑜伽練習包含了肩關節全方位的伸展！

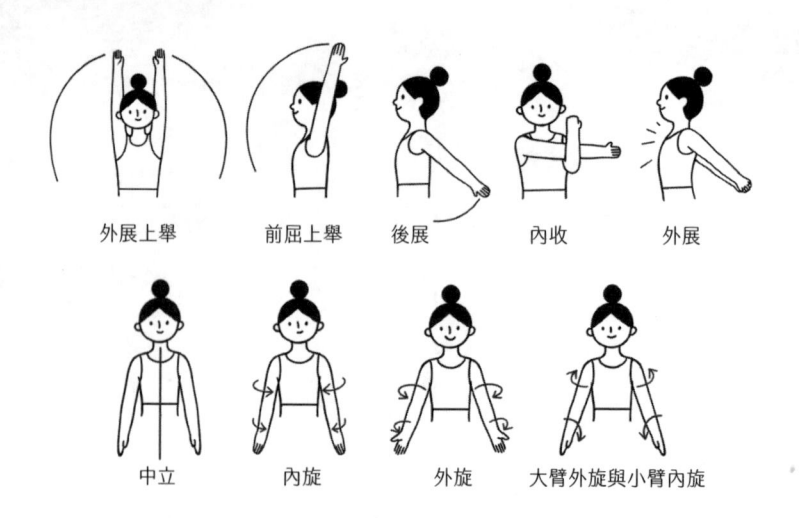

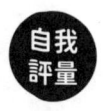

外展上舉　　前屈上舉　　後展　　內收　　外展

中立　　內旋　　外旋　　大臂外旋與小臂內旋

自我評量 參照以上活動範圍，測試一下肩膀的靈活度吧！

　　練習過程中，手臂有兩個轉動方向：
內旋是指以身體中軸線為參考，手臂向中間旋轉；
外旋則是指以身體中軸線為參考，手臂向外旋轉。
　　可以用手幫助肌肉做外旋，感受力量的走向，然後在練習時有意識地去控制。例如做下犬式時，大臂外旋，可以釋放頸部、肩膀空

間;小臂內旋,便於將虎口壓實,啓動手臂內側力量。

練習時,需要集中注意力去感知這些細節。只有肌肉正確發力,身體才能感受到穩定與舒展。

肩胛跟肩關節緊密相連,透過內收、外展、上回旋和下回旋來協調手臂的運動。

內收是手肘向中間夾,肩胛向中間靠攏。外展是手臂向前推,肩胛向兩側展開。

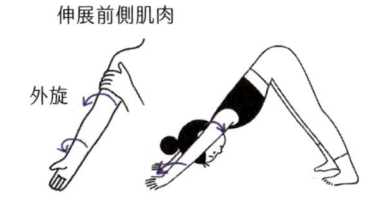

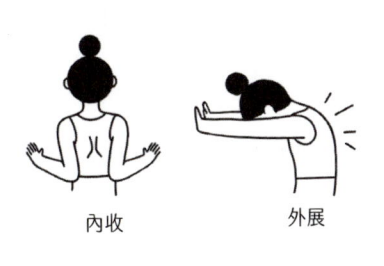

手臂上擧外旋,肩胛做上回旋;手臂向下內旋,肩胛做下回旋。

自我評量 內收、外展、上回旋和下回旋,測試一下你的肩關節是否靈活!

練習肩關節和肩胛

肩關節和肩胛互相影響,日常所有的身體行爲幾乎都離不開它們的完美配合。鍛鍊肩關節和肩胛的體式有很多種,但是能兼顧上擧、後展、內旋、外旋、上回旋、下回旋的正是牛面式。

外旋
內旋
上迴旋
下迴旋
牛面式

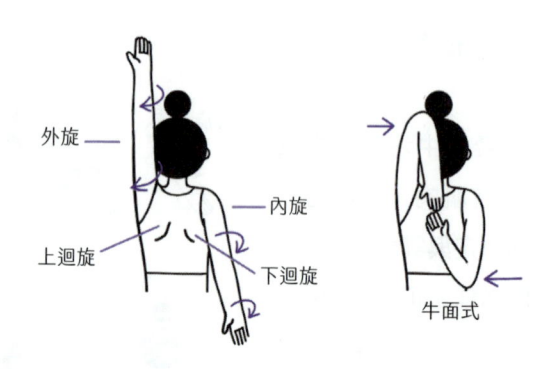

　　牛面式是對肩關節、肩胛的靈活程度的綜合測試，扣不住手真的不是因為手臂太短！如果肩關節做的外旋不到位，那麼上方手肘就無法放到耳朵後方；如果肩關節做的內旋不到位，那麼下方手肘就無法放到身後。

1. 左手上舉，手臂外旋，左側肩胛做上回旋；右手向下，手臂內旋，右側肩胛做下回旋。
2. 彎曲手臂，手掌放在肩胛中間，雙肘向中間收，保持脊椎延展，不要弓背（詳細練習步驟見第三章p.188的牛面式）。

　　因為日常習慣問題，肩膀可能會有活動受限的情況，不用擔心，這些都可以透過練習改善！在開肩練習時可以參考肩關節的活動範圍，全方位地放鬆和伸展，而不僅僅是放鬆其中一側。

自我評量 用牛面式檢測一下你的肩關節和肩胛是否靈活？

手掌

在練習瑜伽時，手掌發揮穩定和支撐的作用。當手掌撐在瑜伽墊上時，它就成為了根基，決定身體是否穩定。

手掌的正確發力

十個手指大大張開,大拇指、虎口牢牢壓實,手指向前延伸、均勻下壓,手掌像吸盤一樣牢牢地吸住地面,注意掌心要上提,避免擠壓手腕。

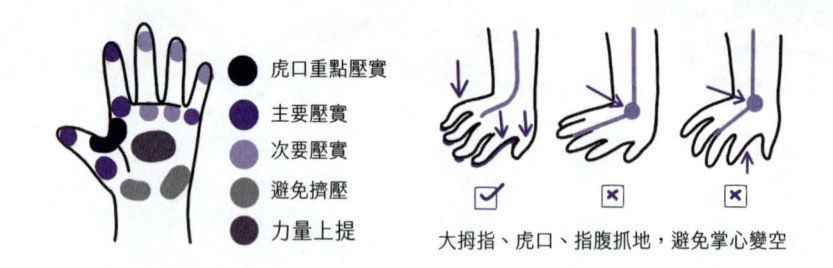

- ● 虎口重點壓實
- ● 主要壓實
- ● 次要壓實
- ● 避免擠壓
- ● 力量上提

大拇指、虎口、指腹抓地,避免掌心變空

只有正確發力,才能讓力量透過手掌延伸到手臂。因為有各種神經、血管、肌腱從手腕的腕管穿過,所以力量中斷的話,手腕受傷的風險會增加。

手掌撐地的細節

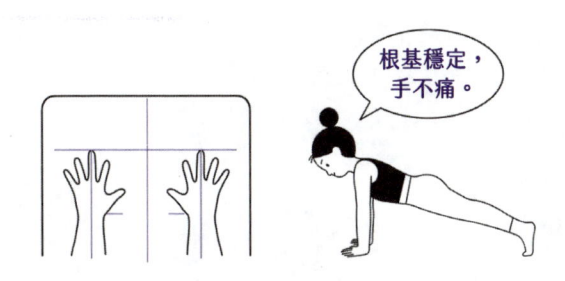

> 根基穩定，手不痛。

用手掌做支撐時，要保持肩膀在手腕的正上方，中指朝前，雙手平行。手向下推地，從地面帶來一個向上的力，讓手臂向上延長、背部向上提，這樣才不會擠壓到手腕。

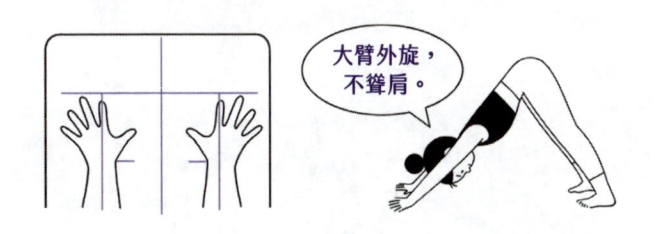

> 大臂外旋，不聳肩。

新手在做下犬式時先不用中指朝前，手掌可以微微向外轉。先以食指朝前，有助於肩膀的下沉和外旋。

補充

初期可以先降低難度，有助於我們控制發力。先做一半的支撐，減少手臂的壓力。如練習斜板式、四柱式、側板式都可以選擇屈膝點地。另外注意收緊腹部核心、背部延伸飽滿，將力量平均分配，避免全部壓在手腕上。

手臂

在做支撐體式時,手臂發揮了支撐、穩定身體的作用,力量從地面由手掌傳遞至手臂。手臂不穩,力量就會變分散,無法傳遞到肩膀和背部。

認識手臂

做支撐時，手臂應主動發力，避免靠關節鎖死來保持身體穩定。手臂不主動發力時，最容易出現的情況就是手肘超伸，指大臂和小臂伸直時的角度超過180度。

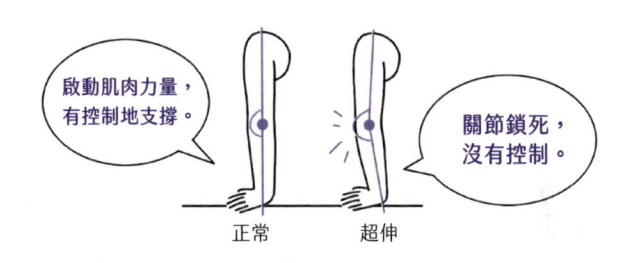

啟動肌肉力量，有控制地支撐。

關節鎖死，沒有控制。

正常　　超伸

容易產生手肘超伸的體式：

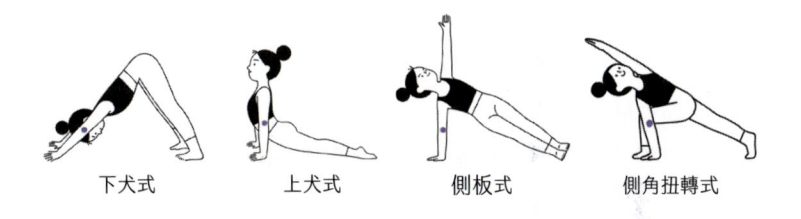

下犬式　　上犬式　　側板式　　側角扭轉式

在練習中，一些以手掌、手臂為基礎的體式，容易出現關節超伸。但其實在一些看似跟手臂支撐無關的體式中，也存在手肘超伸的風險，如側角扭轉式。身體扭轉幅度不夠，手掌便無法著地。這時若勉強地去推地面，被膝蓋抵住的手肘極易出現超伸。

改善手肘超伸：

☑ 啓動手臂力量，將手肘收回來一點
☑ 讓虎口壓地，啓動肱二頭肌
☑ 手肘超伸時大臂會過度外旋，可以有意識地內旋讓手肘回到正位

增強手臂力量

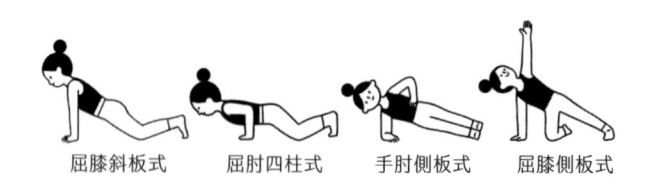

屈膝斜板式　　屈肘四柱式　　手肘側板式　　屈膝側板式

1. 做屈膝斜板式，膝蓋點地，保持肩膀在手腕的正上方，腹部收緊，肩部放鬆，靜態練習30秒。
2. 在屈膝斜板式狀態下，呼氣，彎屈手肘到四柱式；吸氣，推回斜板式，動態練習3組，每組做5次。
3. 做手肘側板式，雙肩展開，腹部收緊，側腰發力，保持30秒。
4. 做屈膝側板式，手臂在肩膀的正下方，下方膝蓋點地，後腿伸直，手臂上舉，保持30秒。

　　初期練習時應先建立正確的發力基礎，透過不斷練習，適時延長練習時間，除了可以增強手臂力量，腰腹也會變得緊實。別忘了運用胸式呼吸，讓腹部時刻保持收緊狀態！

骨盆

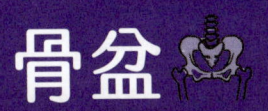

骨盆是連接脊椎和下肢的盆狀骨架,既是雙腿活動的基礎,還能發揮對盆腔內器官的保護作用。

認識骨盆

骨盆既需要靈活轉動以配合身體運動，又需要保持穩定來維持身體平衡。你可以感知到骨盆的運動嗎？

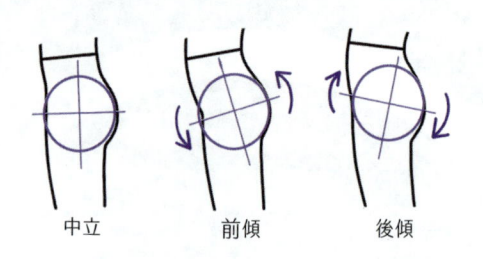

中立　　前傾　　後傾

練習 保持身體直立，雙腳與骨盆同寬，雙手扶髖，從中立位開始做骨盆前傾、後傾練習，感受骨盆的存在並體會它是如何運動。

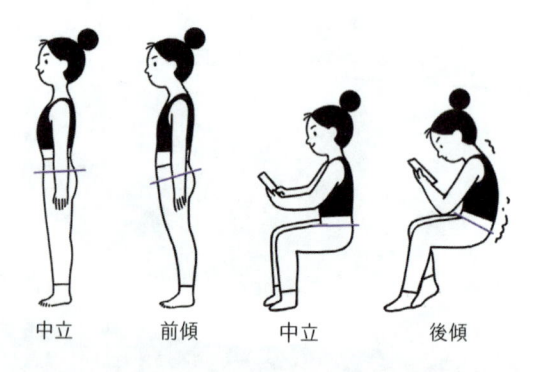

中立　　前傾　　中立　　後傾

在站姿和坐姿中，保持骨盆中立可以讓脊椎處在正位，減輕頸椎和腰椎的壓力。如何判斷骨盆是中立、前傾或後傾呢？

1. 背貼牆面站立，骨盆中立時腰部會有自然的曲線，距離牆面約有一個手掌的厚度。如果腰部和牆面之間有一個拳頭的厚度（專注練臀者除外），則可能存在骨盆前傾的問題。
2. 坐下時骨盆中立，兩側坐骨均勻下壓，腰部有自然曲線，脊椎向上延展。如果腹部鬆懈，腰部向後凸起變成弧形，則可能存在骨盆後傾的問題。

自我評量 透過站姿和坐姿，測試一下你的骨盆是否在中立位。

透過練習提高對骨盆的控制

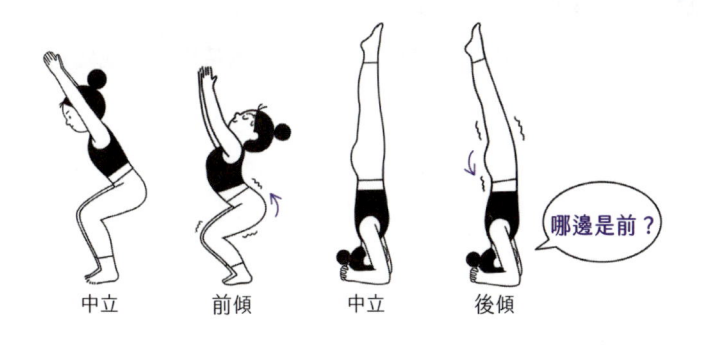

中立　前傾　中立　後傾

哪邊是前？

1. 做站立體式時，腳掌保持根基穩定，腹部內收，雙腿發力，臀部肌肉保持發力狀態但不緊繃，骨盆才能穩定。腹部鬆懈、腿無力，或臀部肌肉鬆懈，都會造成骨盆前傾或後傾，增加腰椎壓力。
2. 做倒立體式時，收緊核心區域，骨盆才能穩定地連接軀幹和雙腿，使力量筆直地向上延展。如果核心鬆散，骨盆也會失去穩定，無法將力量傳遞到雙腿，雙腿就會搖晃。

中立　　　　後傾　　　　中立水平　　　後傾歪斜

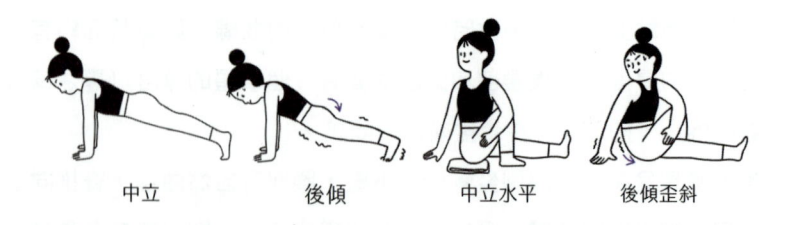

3. 做手臂支撐體式時，收緊核心，骨盆保持穩定，整個身體向兩端延展，力量沒有中斷。如果腹部鬆懈會導致腰部塌陷。
4. 做扭轉體式，骨盆除了保持中立，還需要保持水平，才能保證脊椎排列正確，沒有發生偏移，從而使脊椎兩側肌肉均衡發展，避免肌肉、骨骼產生損傷。

注意　啟動腹部核心和臀腿的力量，控制骨盆中立。
身體前側與後側同時伸展，沒有一側特別緊繃或縮短。

髖關節

髖關節由股骨和髖臼構成，屬於球窩關節，是連接骨盆與下肢的重要節點，除了具有承上啓下的穩定性，還能保證雙腿的靈活性。

髖關節的活動範圍

一個健康、靈活的髖部可以做到前屈、後伸、外展、內收、外旋、內旋。透過體式練習，你可以鍛鍊髖關節的各種角度，使其最終達到一種平衡的狀態。

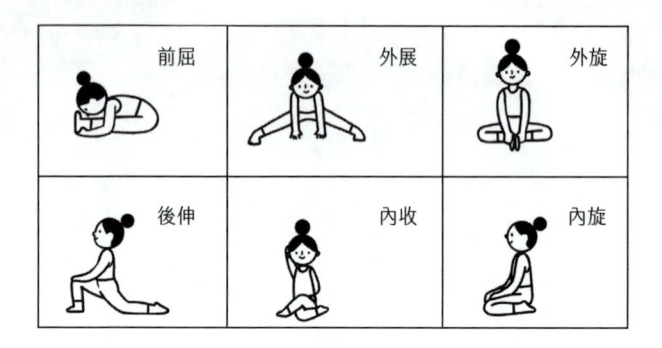

前屈	外展	外旋
後伸	內收	內旋

自我評量 全面檢測一下髖部的靈活程度吧！

開髖益處

1. 促進骨盆區域的血液循環，能夠滋養內臟器官，改善經痛。
2. 使髖部周圍的肌肉得到舒展，避免肌肉緊繃引起的腰痛。
3. 促進腿部的血液循環。

開髖常見錯誤

開髖的拉伸是伸展，不是「拉鬆」。

開髖時保持髖部區域肌肉主動發力，能夠做到有控制地伸展，而不是被動地硬拉硬踩，這樣肌肉才不會被拉傷。在保持靈活的基礎上，髖關節才能不失去穩定性。

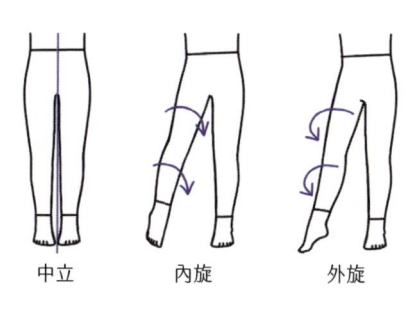

中立　　內旋　　外旋

在練習中，腿部的轉動有兩個方向：
內旋：以身體中軸線為參考，腿部向內旋轉
外旋：以身體中軸線為參考，腿部向外旋轉

內旋、外旋的運用

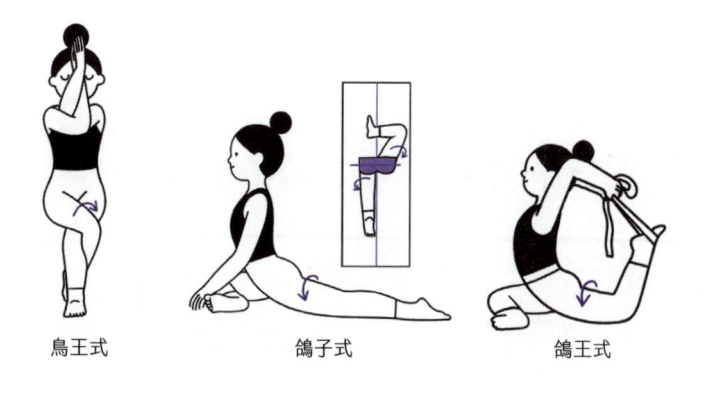

鳥王式　　鴿子式　　鴿王式

無法做腿部纏繞的體式時，大家通常會以爲是雙腿不夠靈活，實際上這也是在考驗髖關節是否靈活。腿纏不上去，真的不是因爲腿粗腿短！

例如練習鳥王式時，雙腿要從髖部開始做內旋，才能有空間進行纏繞。

練習鴿子式時，前腿外旋可以做到伸展前側，釋放髖部空間；後腿內旋，是爲了讓髖部調正，這樣才能建立穩定的根基，保持身體兩側肌肉的平衡，脊椎才不會出現歪斜。

要從鴿子式進階到鴿王式時，也要多練習保持髖部中立的基礎。

問：鴿子式的後腿是內旋，爲什麼箭頭是向外的？

答：因爲眼睛看到的是前腿的正面、後腿的背面，所以箭頭的內外自然不一樣。練習體式時，身體的方位會發生很多變化，只用眼睛去「看」很容易分辨不清，要多去「感受」，身體會變得越來越有意識。即使方位再怎麼改變，也不會分不清方向。

如果還有疑問，請實際做一下這個體式，用手幫助後腿做內旋，感受一下用力的方向吧！

膝關節

脛骨和股骨的連接處就是膝關節,這是人體中最重要的關節之一。站立時,脛骨和股骨應在一條直線上,腿部肌肉主動發力,保持膝關節穩定。如果腿部肌肉鬆懈,相應的骨骼、關節、肌肉就會產生代償,造成膝關節超伸和不良腿型等問題產生。

關節超伸

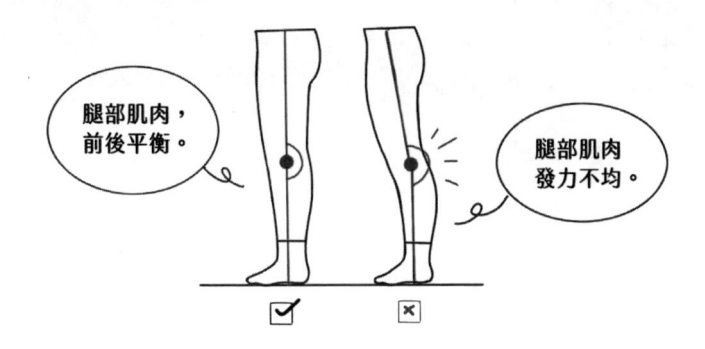

練習時,要啓動更多大腿肌肉,避免關節代償。腿部力量不足時可以微屈膝,避免關節鎖死。這裡最容易出現的問題是膝關節超伸。

膝關節超伸是指站立時大小腿之間的角度超過180度。

腿部肌肉,前後平衡。

腿部肌肉發力不均。

成因
1. 膝關節天生鬆弛
2. 腿部肌肉無力
3. 腿部肌肉被過度拉伸

危害
1. 導致大小腿發力不均衡,小腿易變粗
2. 加重對膝關節的磨損,引發膝關節炎或產生疼痛
3. 使韌帶變鬆弛,會增加受傷風險
4. 影響身體肌肉及骨骼排列的整體平衡,養成其他不良姿勢。

容易引發膝超伸的體式：

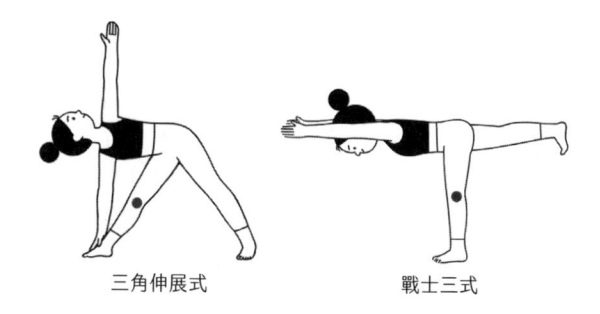

三角伸展式　　　　　戰士三式

如何避免產生膝超伸：

☑ 增強臀腿的肌肉力量，放鬆大腿前側肌肉。
☑ 提高髖關節、腳踝的穩定性。
☑ 練習站立體式時微屈膝，找到腿部發力感。
☑ 嚴重時，應避免跑步和跳躍運動，及時就醫。

腿型問題

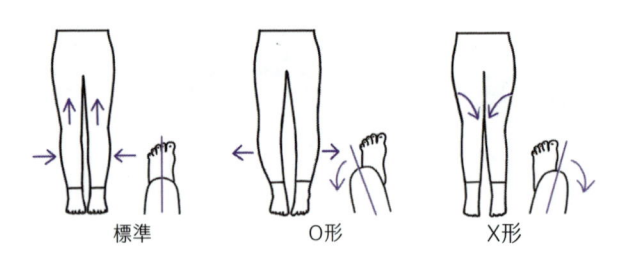

標準　　　O形　　　X形

　　不良腿型的產生，除了遺傳因素、營養攝取失衡方面的原因，還可能是後天習慣引起。長期姿勢不良也會導致腿部肌肉發展不平衡，從而出現不良腿型的問題。

　　大小腿肌肉帶動下肢出現的外旋或內旋會導致O形腿、X形腿。

　　標準腿型：腳掌內外側均勻受力，膝蓋、腳趾在同一方向，股四頭肌上提，小腿收向中線。

　　O型：雙腿內側無力、外側緊繃，膝蓋外旋，小腿肌肉外翻。

　　X型：大腿過度內旋，膝蓋內扣，腳踝無法併攏。

　　透過改善腿部發力習慣，讓「偷懶」的肌肉參與運動，增強這部分的力量；讓過度「勞累」的肌肉得到休息，使緊繃的部位得到緩解。建立腳掌、腳踝的正確發力習慣，也可以改善腿型問題。

　　「差之毫釐，謬以千里」，正確的練習可以糾正問題，而不正確的練習則會引發更多問題。

膝蓋的正確位置

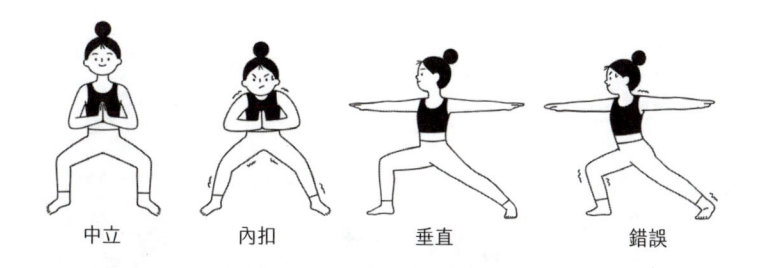

中立　　　內扣　　　垂直　　　錯誤

正面：膝蓋與腳踝在同一方向，沒有發生內扣或外轉。此時需要發揮大腿力量。如女神式或其他深蹲練習。

側面：膝蓋在腳踝正上方，沒有向前衝，此時需要腿部發力，身體有力地延展，不要只靠膝關節做支撐。如戰士二式、新月式、高弓步式等練習。

腳和踝

腳掌相當於高樓大廈的地基。人與大地的連結靠腳掌，下肢與腳掌的連結則靠腳踝，而最常出現的脊椎、腿部問題，多半與腳掌和腳踝也有密切相關。

認識腳和踝

練習時,將腳趾完全張開平鋪,大腳球(即第一蹠骨頭)壓地,腳掌向前延展;腳掌的重點壓實部分均勻向下壓,像吸盤一樣牢牢地吸住地面;足弓上提,腳的內外側同樣受力,沒有產生傾斜。

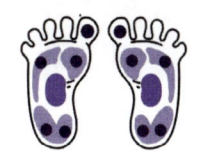

- 重點壓實
- 腳掌與地面的接觸
- 足弓上提

只有腳掌和腳踝正確發力、完美配合,身體才能保持穩定,不再「風中搖晃」。

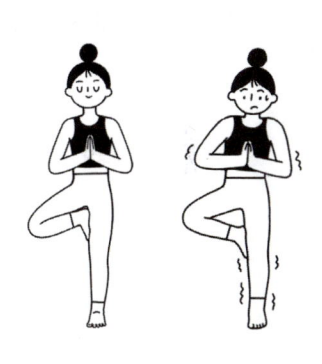

自我評量 練習樹式,檢測一下你的腳和踝的穩定性吧!

感知腳掌受力是否均勻,腳踝是否穩定。可能會出現重心不穩、腳受力向外傾斜的問題,可以透過以下練習鍛鍊雙腳與腳踝。

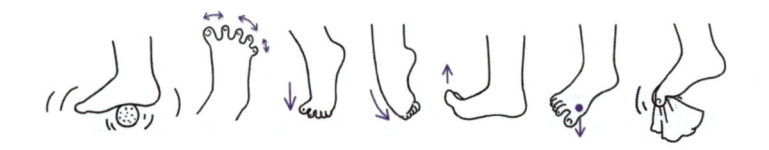

1. 放鬆足底筋膜　2. 腳趾開合　3. 腳趾下壓
4. 腳趾伸展　5. 腳趾回勾　6. 大腳球下壓
7. 腳趾抓握

練習　讓你的雙腳全面甦醒過來吧！

腳踝是腳掌與下肢的重要連結，健康的腳踝除了具有穩定性，還需要具備靈活度。

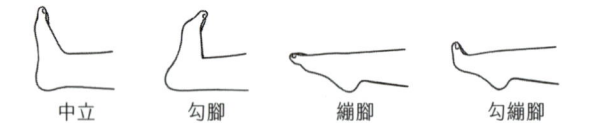

中立　　勾腳　　繃腳　　勾繃腳

勾繃腳練習可以伸展和鍛鍊腿部肌群，促進血液循環，防止靜脈曲張，美化腿部線條。睡前5分鐘，輕鬆操練！

練習　緩慢練習，避免用力過猛，小心腿部抽筋。

再堅持一下!

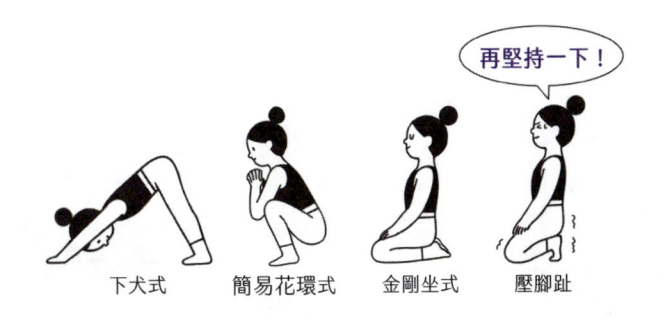

下犬式　簡易花環式　金剛坐式　壓腳趾

有些體式會因為腳踝緊繃而無法完成,反過來,我們也可以透過練習這些體式來鍛鍊腳踝。

1. 做下犬式時腳後跟踩不下去,除了腿後側肌肉緊繃,還跟腳踝無法深屈有關。
2. 簡易花環式可以伸展跟腱,使腳踝加深屈曲,久坐不妨多蹲一蹲。
3. 金剛坐式可以有效伸展腳背,坐不下去也跟腳背伸展不夠有關,可以借助輔具來練習(詳細練習步驟見第三章p.182金剛坐式)。
4. 壓腳趾練習可以啓動腳趾、鍛鍊足弓,練習時長從堅持30秒開始,逐漸增加。

★ 不管是練習瑜伽還是做其他運動,腳掌都是非常重要的一環。經常練習可以提高雙腳的覺知,保持髖、膝、踝的穩定,在運動時降低受傷的風險;腳趾練習還能按摩和疏通足底經絡,促進腿部的血液循環。

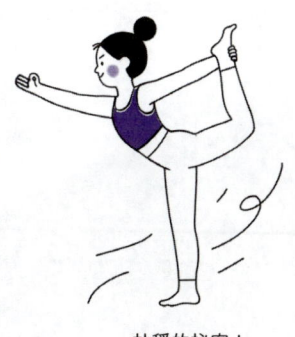

站穩的祕密!

脊椎

如果把身體比作一棵樹,那脊椎就是整個樹幹。只有樹幹健康,枝葉才能茂盛。脊椎由椎體和椎間盤一節節疊加形成,周圍分布著重要的神經和血管,結構精密。

認識脊椎

長期姿勢不良容易引起頸椎病、腰椎間盤突出，還會壓迫神經，導致手麻、腰腿疼痛、頭部供血不足、頭暈等症狀。

當脊椎不平衡時，身體各部位無法實現最大效率的配合，練習的效果也會大打折扣。

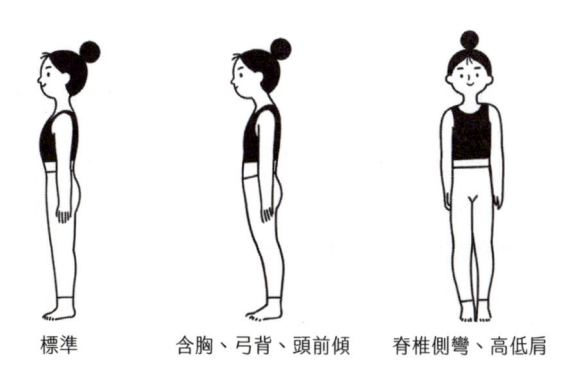

標準　　含胸、弓背、頭前傾　　脊椎側彎、高低肩

瑜伽練習也是嚴謹地圍繞著鍛鍊脊椎的思路展開。骨骼、肌肉正確排列後，脊椎才能健康；只有各部位有效配合，身體才能高效運轉，最終收獲整體的平衡。身體這棵樹想要健康，能量充沛，要先從擁有穩定的根基開始。

站立　　前屈　　後彎　　側彎　　扭轉

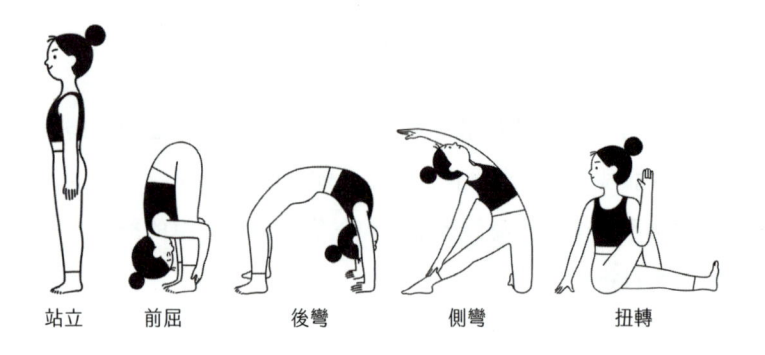

站立：建立腿部力量，是脊椎變得挺拔、延展的根基

前屈：伸展身體後側肌肉、放鬆和延展脊椎

後彎：充分打開胸腔，延展整個脊椎，同時舒展身體前側、後側

側彎：釋放脊椎空間，平衡身體兩側的肌肉

扭轉：先延長創造空間後再扭轉，能夠提升脊椎的靈活度

小筆記　如果你有嚴重的頸椎、腰椎問題，請及時就醫並遵照醫囑。練習瑜伽是很好的輔助，但並不是包治百病的靈丹妙藥。練習時需請專業瑜伽老師指導，並提前告知自己的身體情況。

在瑜伽練習中，需要注意以下這些重要部位

1. 雙腿和雙腳

雙腳受力均勻是根基，要靠雙腿承受身體重量，而不是脊椎，這樣脊椎才能得到伸展和自由。

2. 骨盆與髖

骨盆與髖的正常運作決定了軀幹與下肢的正位，在日常坐立和行走中要保持身體平衡，緩解脊椎壓力。

3. 腹部肌肉

腹部肌肉能夠保持身體前後平衡和軀幹穩定。如果腹部肌肉不工作，那麼背部和腰部就會承受壓力，變得緊繃而出現代償的狀況。

4. 肩關節和肩胛

兩者能夠使身體保持平衡，避免含胸弓背。這需要提高肩胛周圍肌肉的柔韌性，讓肩膀自然下沉，穩定向內收，遠離雙耳。

5. 胸腔與肺部

胸腔兩側保持靈活和均衡，透過伸展肋間肌來提升肺部容量，讓呼吸變得更加充分。

只有身體各部位建立聯結，身體才能平衡發展，進而獲得好的身材和體態。按照步驟循序漸進地練習，你會發現身體的潛能，也會順利解鎖高階體式！

3

體式的秘密
在細節

站立體式

這是瑜伽練習的基礎,雙腳、雙腿的力量和穩定性會對後面的練習發揮到至關重要的作用。站立體式中的雙腿既要保證力量與伸展,又不能過於緊繃,讓腿部的肌肉耐力和柔韌性並存。此外,在日常生活中保持站立體式的覺知,也有助於改善體態。

山式

脊椎向上伸展

眉心舒展，表情放鬆

平視前方

下巴微收

頸部舒展

雙肩下沉

鎖骨向兩端展開

大臂外旋

胸腔上提

小臂內旋

髖部水平

手指向下延伸

大腿肌肉上提

雙腿併攏

小腿外側向內收

下壓
上提

腳掌的4個點均勻下壓

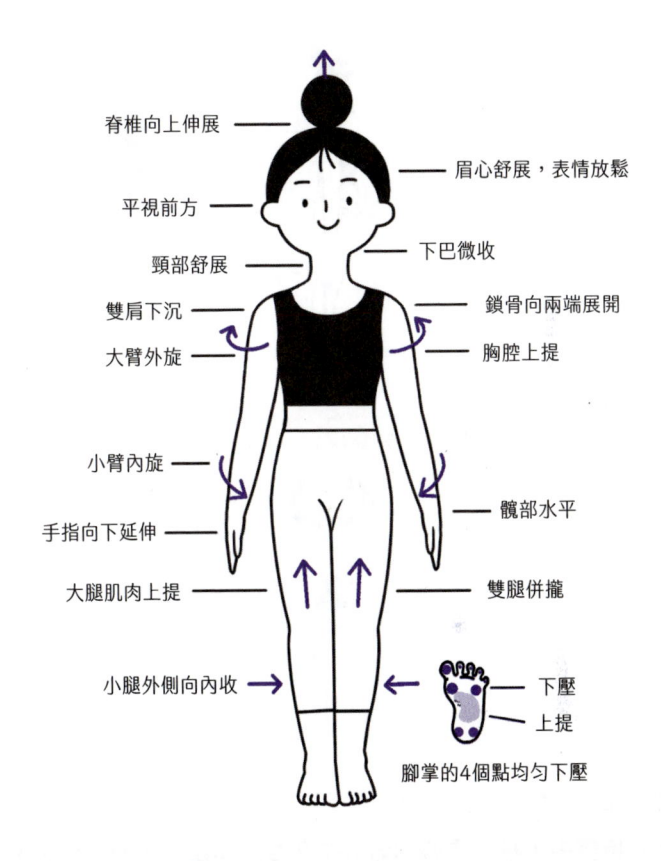

功效 山式是所有體式練習的根基。它能夠增強雙腿和雙腳的力量，增強我們對身體的感知和控制；改善不良體態，使身姿變挺拔，還可以美化腿型。

挺拔身姿，立竿見影！

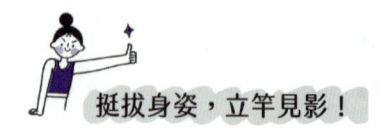

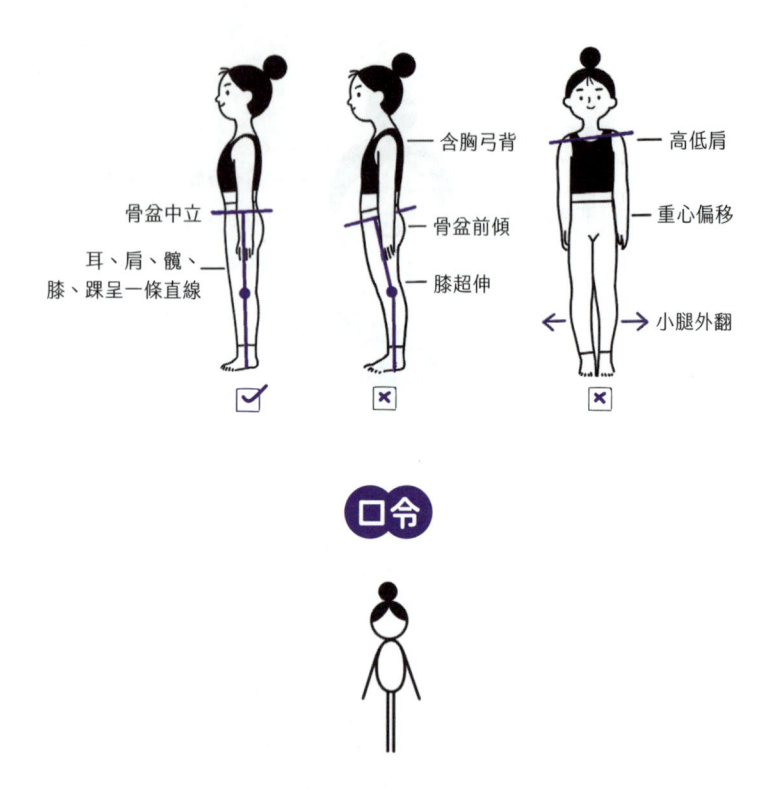

- 骨盆中立
- 耳、肩、髖、膝、踝呈一條直線 ✓
- 含胸弓背
- 骨盆前傾
- 膝超伸 ✗
- 高低肩
- 重心偏移
- 小腿外翻 ✗

口令

1. 雙腳併攏，大腳趾相觸，腳趾平鋪，腳掌的4個點均勻壓實地面。
2. 髖部保持置中，身體重心均勻分布在雙腿和足弓中心，沒有偏移。
3. 大腿內側收緊，小腿外側向中間收。
4. 雙肩水平，遠離耳朵，下巴微收，頸部延展。
5. 胸腔上提，鎖骨向兩端展開，肋骨向內收，脊椎向上延長。
6. 手臂自然向下，放鬆舌頭、咽喉、雙眼，保持均勻的呼吸。

輔助練習

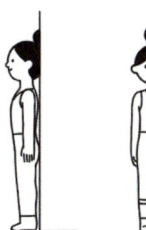

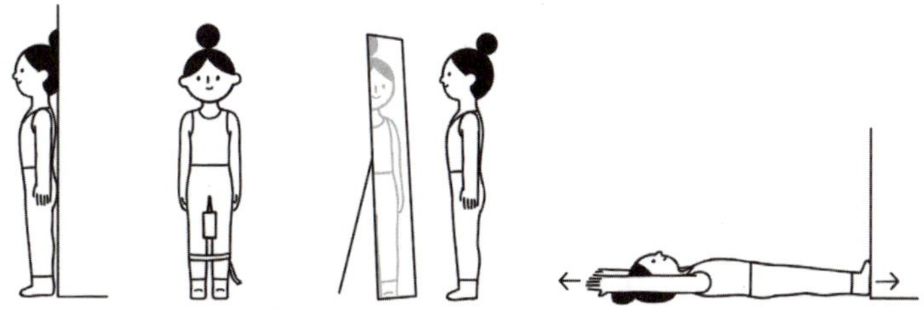

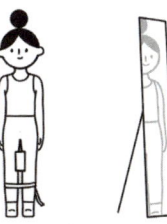

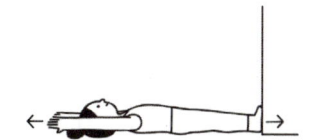

感知身體的穩定

1. 靠牆站立,下巴微收,骨盆保持置中,腰部保持自然曲度,堅持2分鐘,能夠有效改善體態。
2. 大腿內側夾磚,小腿用伸展帶捆綁,腿外側肌肉向中間收,保持2分鐘,能夠改善O型腿。
3. 對著鏡子觀察雙肩、骨盆有沒有保持水平,避免出現高低肩和脊椎側彎的情況。
4. 仰臥,雙腳蹬牆,雙手越過耳朵向後伸展,找到身體後側的穩定。

想想哪些體式中有山式的影子?

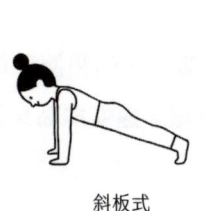

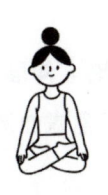

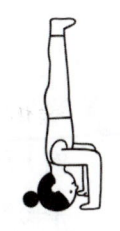

斜板式　　蓮花坐姿　　肩倒立式　　三點頭倒立式

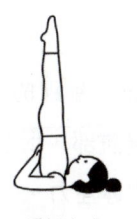

樹式

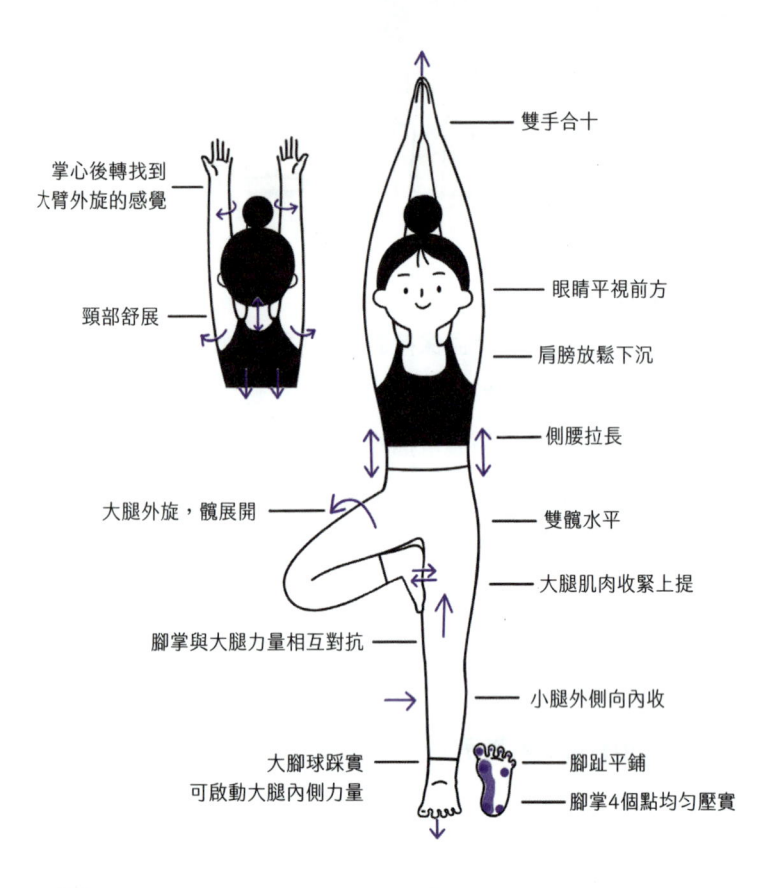

- 雙手合十
- 掌心後轉找到大臂外旋的感覺
- 頸部舒展
- 眼睛平視前方
- 肩膀放鬆下沉
- 側腰拉長
- 大腿外旋，髖展開
- 雙髖水平
- 大腿肌肉收緊上提
- 腳掌與大腿力量相互對抗
- 小腿外側向內收
- 大腳球踩實可啟動大腿內側力量
- 腳趾平鋪
- 腳掌4個點均勻壓實

功效 強化腿部、腳踝的力量，伸展肩部、背部和腹部的肌肉，舒展髖部，促進骨盆處血液循環，還能提高身體的平衡感和專注力。

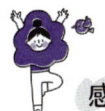

感受樹式，向下紮根，向上挺拔，柔韌且穩定

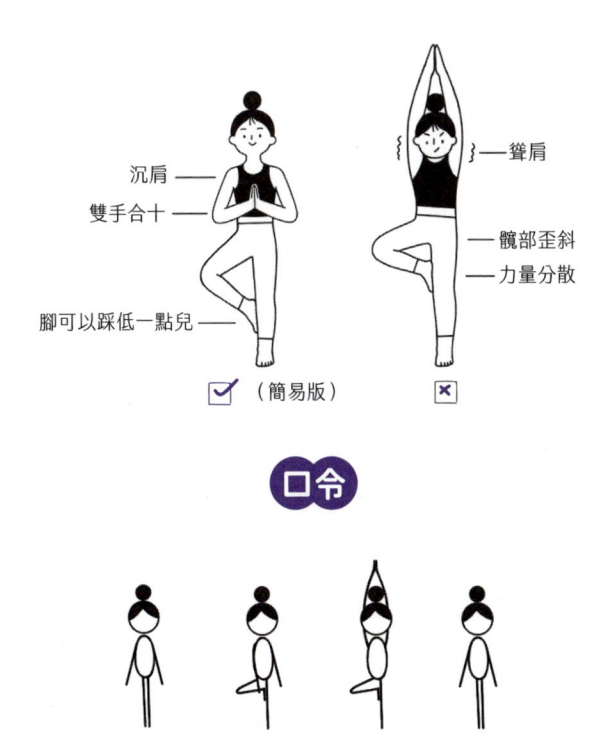

沉肩
雙手合十
腳可以踩低一點兒
（簡易版）

聳肩
髖部歪斜
力量分散

口令

1. 山式站立。
2. 吸氣，重心轉移至左腳，抬右腿，用手托右腳，右腳掌垂直踩在左大腿根處。右腳和左腿的力量相互對抗，保持身體穩定。
3. 下一次吸氣，延展脊椎，雙手舉過頭頂合十，大臂外旋，眼睛平視前方，雙肩放鬆下沉，腳掌向下紮根，脊椎向上延長，保持3~5個呼吸。
4. 收回手臂，伸直右腿，回到山式。換反側練習。

輔助練習

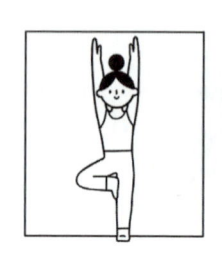

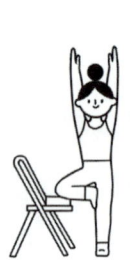

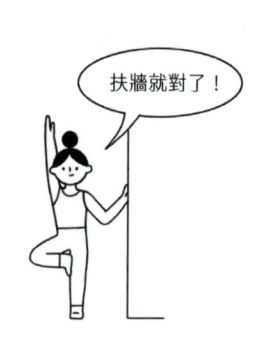

扶牆就對了!

伸展與穩定

1. 背靠牆，身體與牆保持在同一個平面上，屈膝腿靠向牆，伸展髖部，保持5個呼吸。
2. 將瑜伽磚放在椅子上，調整到合適的高度，膝蓋向外展開且自然向下沉，調正雙髖，保持5個呼吸。
3. 手扶牆保持身體的平衡和穩定，力量從腳掌延伸到腿部，再延伸到頭頂心，嘗試手離牆，保持5個呼吸。

感受樹式的不同形態

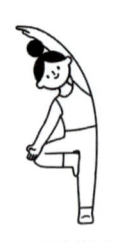

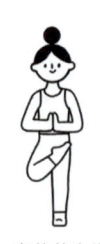

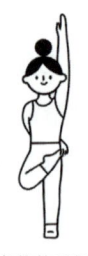

風吹樹式　　半蓮花合掌　　半蓮花手抓腳　　雙人樹式

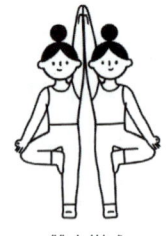

戰士一式

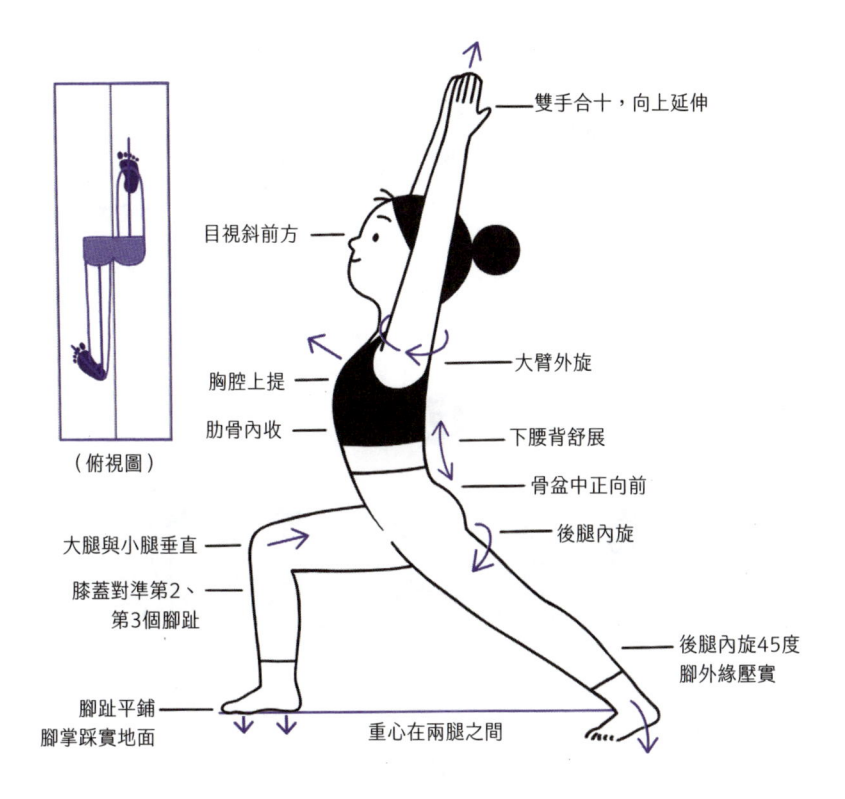

雙手合十，向上延伸

目視斜前方

大臂外旋

胸腔上提

肋骨內收

下腰背舒展

骨盆中正向前

後腿內旋

大腿與小腿垂直

膝蓋對準第2、第3個腳趾

後腿內旋45度腳外緣壓實

腳趾平鋪
腳掌踩實地面

重心在兩腿之間

（俯視圖）

功效 增強足弓、腳踝、膝蓋和大腿的力量；緩解肩膀和下背部的肌肉緊繃，能夠拉伸腹部，減少側腰的脂肪；伸展大腿前側，提高腿部肌肉的耐力。

3 | 體式的秘密在細節

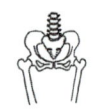

想要體式到位，先注意骨盆正位

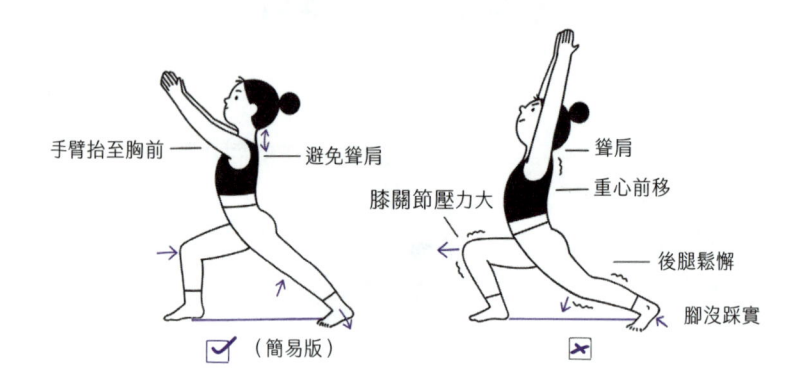

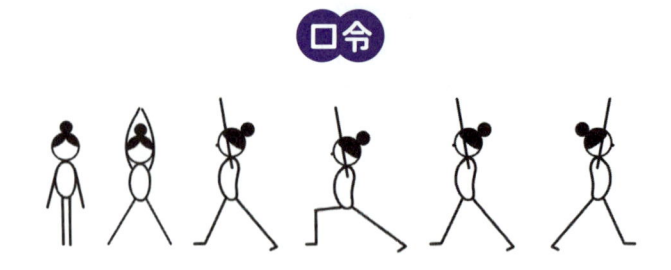

- 手臂抬至胸前
- 避免聳肩
- （簡易版）✓

- 聳肩
- 重心前移
- 膝關節壓力大
- 後腿鬆懈
- 腳沒踩實
- ✗

口令

1. 山式站立。
2. 吸氣，雙腳跳開大於一條腿的距離（約兩個半肩寬），雙臂舉過頭頂合掌。
3. 呼氣，右腳右轉90度，左腳向內轉45度，軀幹右轉；吸氣，延長脊椎。
4. 呼氣，右腿彎曲90度，小腿垂直於地面，膝蓋對準第2、第3個腳趾，身體重心均勻分布在雙腿上，身體前側展開，腹部離開大腿，眼睛看向斜前方，保持5個呼吸。

5. 保持手臂上舉，伸直右腿。
6. 吸氣，轉向反側，繼續練習。

輔助練習

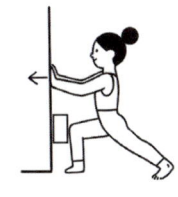

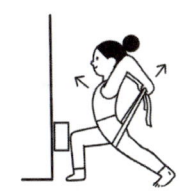

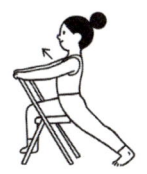

擺正雙髖，再做伸展

1. 雙手推牆，膝蓋抵住瑜伽磚與牆互推，前髖向後，後髖向前，肩、髖保持水平、置中。
2. 將伸展帶套在後方大腿根處，手向上拉，兩個力相互對抗，伸展胸腔、手臂、腋窩和腹股溝。
3. 腿從椅子中間穿過，大腿放椅子上與地面平行，後腿伸直，腹股溝展開。雙手推椅子背，雙肩下沉，腹部遠離大腿。想要加深可以選擇雙手向上舉過頭頂。

以上練習各保持5個呼吸，再換反側。

戰士二式

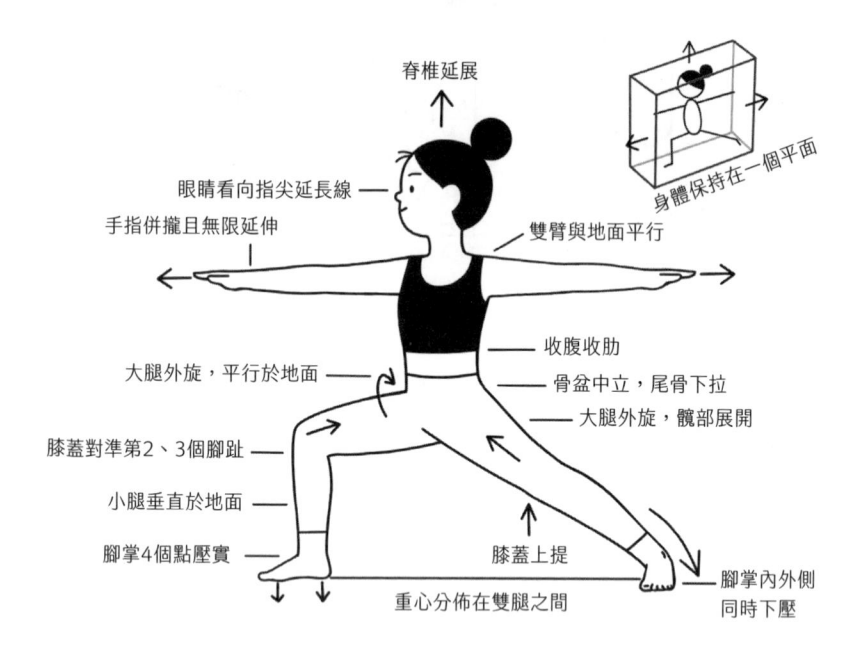

- 脊椎延展
- 眼睛看向指尖延長線
- 手指併攏且無限延伸
- 雙臂與地面平行
- 身體保持在一個平面
- 收腹收肋
- 大腿外旋，平行於地面
- 骨盆中立，尾骨下拉
- 大腿外旋，髖部展開
- 膝蓋對準第2、3個腳趾
- 小腿垂直於地面
- 腳掌4個點壓實
- 膝蓋上提
- 重心分佈在雙腿之間
- 腳掌內外側同時下壓

功效 強健腿部肌肉，增加髖關節的靈活性；擴張胸部，舒展肩膀與背部的肌肉，減少背部脂肪的堆積。

禁忌 有高血壓、心臟病以及心臟較弱的人不適合在這一體式停留過長時間。

看看哪裡容易錯

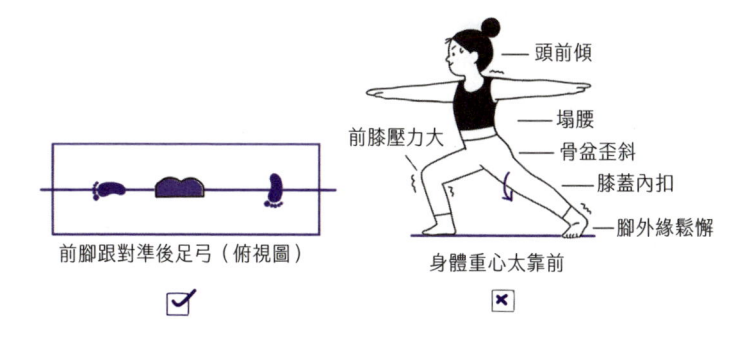

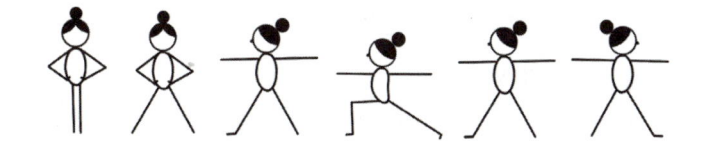

前腳跟對準後足弓（俯視圖） ☑

頭前傾
塌腰
前膝壓力大
骨盆歪斜
膝蓋內扣
腳外緣鬆懈
身體重心太靠前 ✗

口令

1. 山式站立，雙手扶髖。
2. 吸氣，雙腳跳開大於一條腿的距離。
3. 右腳右轉90度，腳趾向前，腳後跟對準左腳足弓，雙手展開，頭右轉，眼睛看向右手指尖的延長線。
4. 呼氣，右膝彎曲90度，小腿垂直於地面，調正骨盆，身體重心均勻分布在雙腿之間，身體彷彿靠向一堵牆，保持5個呼吸。
5. 吸氣，伸直右腿，手臂保持伸直。
6. 雙腳左轉，換反側繼續練習。

輔助練習

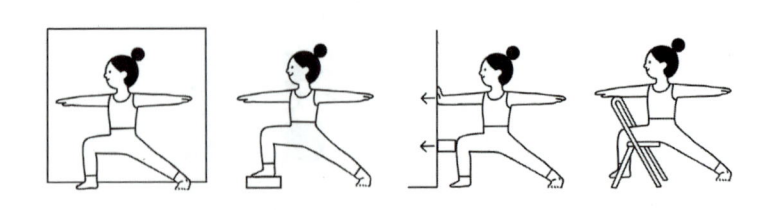

找到正位與力量

1. 前腳離牆約一個腳掌的距離，後腳跟貼牆，身體在同一個平面內，雙肩雙髖保持水平。
2. 前方腳墊瑜伽磚，減輕前腿的壓力，調整身體重心，避免向前偏移。
3. 前膝抵瑜伽磚，啓動大腿力量，右手推牆，雙臂有力地向兩端延展，身體重心在兩腿之間。
4. 前方大腿放瑜伽椅，與地面保持平行，身體保持中立，髖有展開空間。

以上練習各保持5個呼吸，再換反側。

反轉戰士式

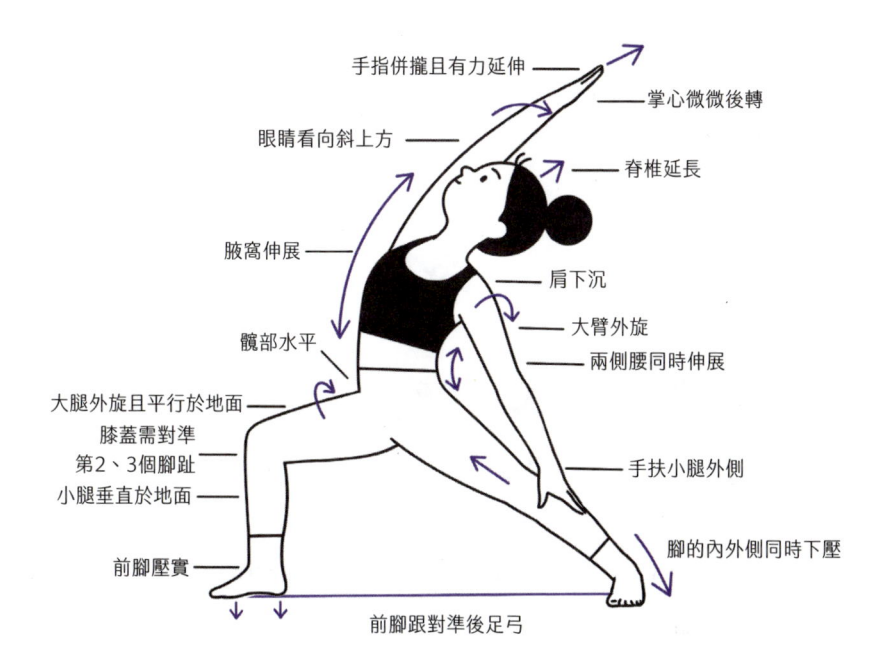

- 手指併攏且有力延伸
- 掌心微微後轉
- 眼睛看向斜上方
- 脊椎延長
- 腋窩伸展
- 肩下沉
- 大臂外旋
- 髖部水平
- 兩側腰同時伸展
- 大腿外旋且平行於地面
- 膝蓋需對準第2、3個腳趾
- 小腿垂直於地面
- 手扶小腿外側
- 前腳壓實
- 腳的內外側同時下壓
- 前腳跟對準後足弓

功效 強健腿部肌肉,增加膝、髖關節的靈活性;舒展肩膀、背部肌肉,拉伸側腰,塑造腰部曲線。

禁忌 有高血壓、心臟病以及心臟較弱的人不適合在這一體式停留過長時間;感到頸部不適時,不要過度仰頭,可看向斜前方。

髖部穩定，側腰才能拉長！

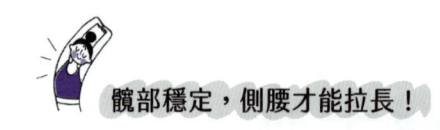

身體保持在一個平面

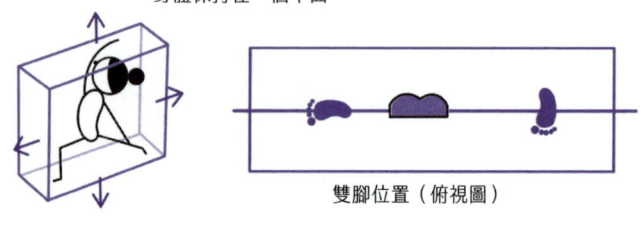

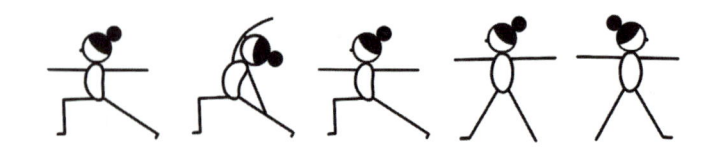

雙腳位置（俯視圖）

口令

1. 進入戰士二式，前腳跟對準後足弓，保持髖部置中，手臂延展。
2. 吸氣，右臂帶動脊椎向上方延展，左手自然向下扶左小腿上方，胸腔展開，側腰拉長，眼睛看向上方手指（或斜上方），頸部保持舒展，雙腿發力，髖部下沉，保持5個呼吸。
3. 吸氣，手臂平舉，上半身回正。
4. 呼氣，蹬直右腿。
5. 雙腳左轉，換反側重覆口令2、口令3，再回到山式。

輔助練習

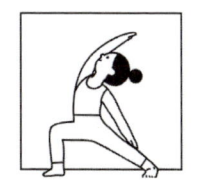

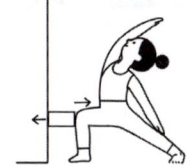

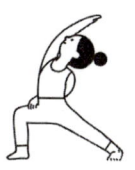

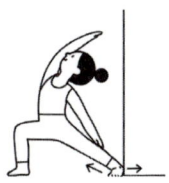

注意下方腿的形態不要變

1. 靠牆，身體保持在同一個平面，髖、腿保持穩定，上半身做側彎，延展脊椎，拉長側腰。
2. 前膝抵住瑜伽磚，啟動大腿的力量找向髖，上半身伸展時注意保持髖正。
3. 左手從背後繞過，向外撥前大腿根，幫助大腿外旋，同時伸展肩膀前側。
4. 後腳外緣貼牆，腳外側壓實，啟動雙腿力量。雙腿的力收向髖，身體重心在兩腿之間。

以上練習各保持5個呼吸，再換反側。

3 | 體式的秘密在細節

戰士三式

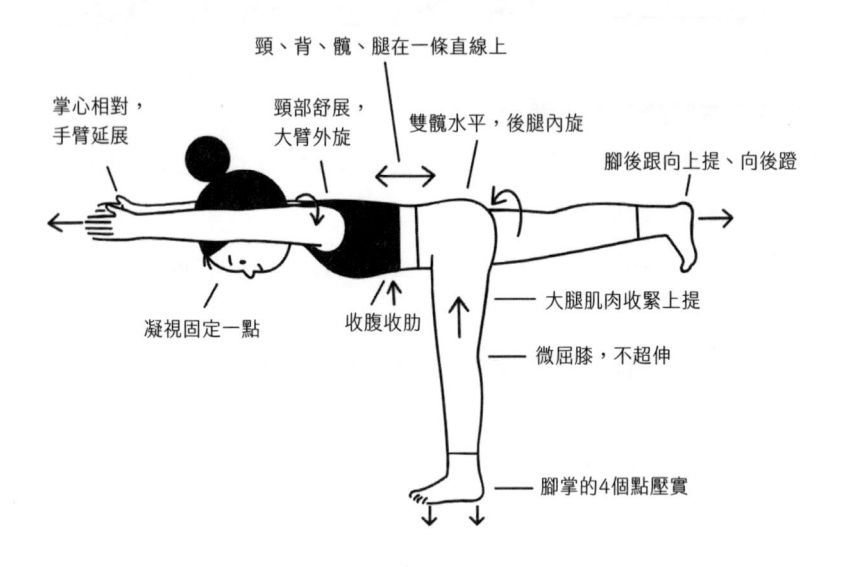

掌心相對，手臂延展

頸部舒展，大臂外旋

頸、背、髖、腿在一條直線上

雙髖水平，後腿內旋

腳後跟向上提、向後蹬

凝視固定一點

收腹收肋

大腿肌肉收緊上提

微屈膝，不超伸

腳掌的4個點壓實

功效 增強腳踝、小腿、膝蓋和大腿的力量，提高身體的平衡感與控制力；增強核心肌群、背部、臀部的力量，塑造臀腿部線條；延展脊椎，使體態變挺拔。

禁忌 膝蓋、腳踝、肩膀、背部受過傷的人要避免練習此體式。

穩住！

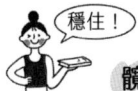

髖後側放一本書，檢測一下平不平！

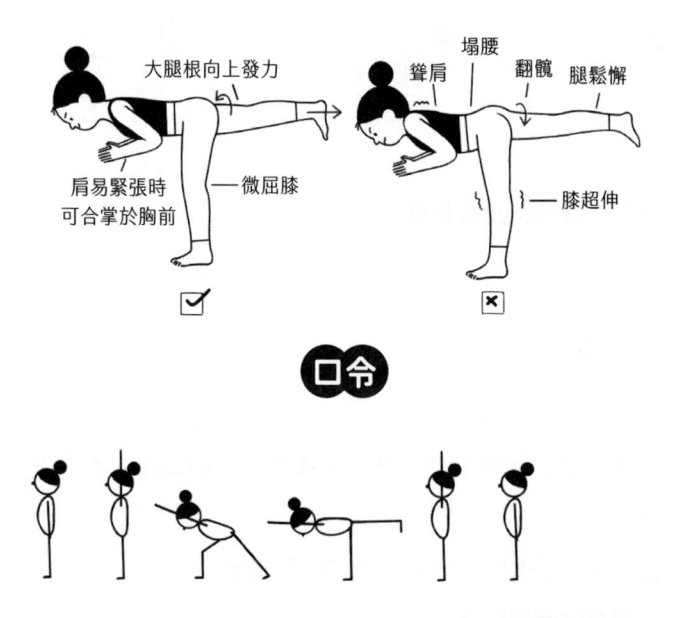

大腿根向上發力　　聳肩　塌腰　翻髖　腿鬆懈

肩易緊張時
可合掌於胸前　　微屈膝　　　　　　　膝超伸

☑　　　　　　　✗

口令

1. 山式站立。
2. 吸氣，雙臂向上伸展，掌心相對。
3. 呼氣，重心轉移至右腳，右膝微屈，大腿肌肉收緊，手臂帶動脊椎向前延長，左腳點地。
4. 右腿保持穩定，左腿慢慢離地；左腿伸直，勾腳向後蹬；左腿內旋，擺正雙髖，身體向兩端延長，保持5個呼吸。
5. 吸氣，手臂帶動身體回正，左腿收回。
6. 呼氣，雙手落回，換反側練習。

輔助練習

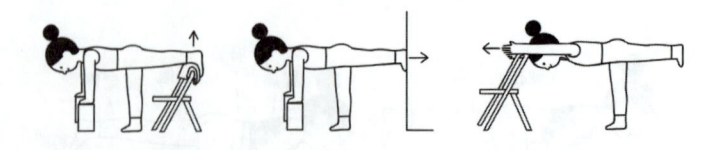

借一個支點,找到穩定與伸展

1. 手推瑜伽磚,背部保持伸展,左腳回勾搭放在椅背上,向上提、向後蹬,身體呈一條直線。
2. 手推瑜伽磚,收腹收肋骨,腳垂直向後蹬牆,啟動大腿前側和臀部的肌肉,主動向後伸展。
3. 雙臂伸直,掌心相對放於椅背上,後腿勾腳向後蹬,胸腔上提,舒展背部。

以上練習各保持5~8個呼吸,別忘了做反側唷!

戰士三式還有哪些變化?

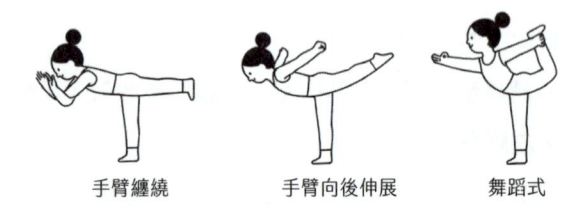

手臂纏繞　　　手臂向後伸展　　　舞蹈式

三角伸展式

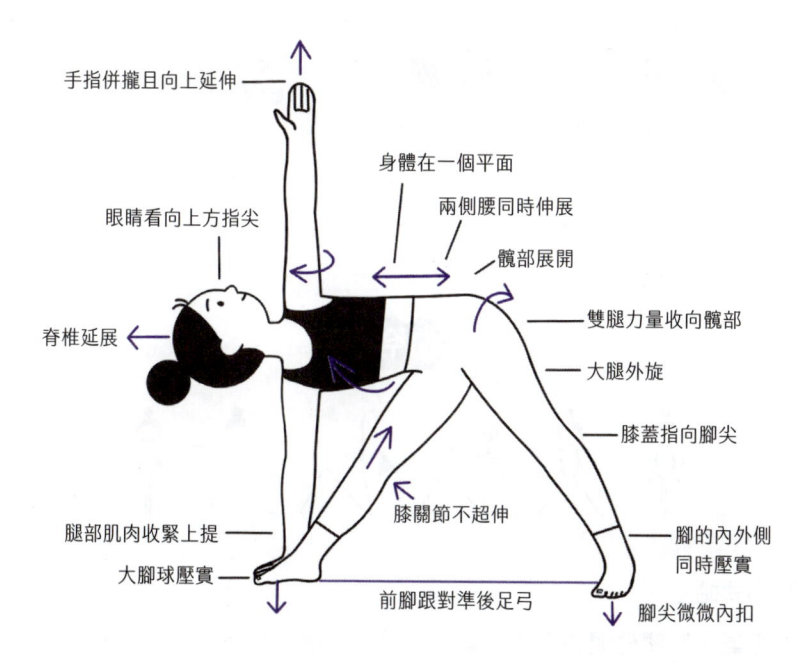

- 手指併攏且向上延伸
- 身體在一個平面
- 兩側腰同時伸展
- 髖部展開
- 眼睛看向上方指尖
- 雙腿力量收向髖部
- 大腿外旋
- 脊椎延展
- 膝蓋指向腳尖
- 腿部肌肉收緊上提
- 膝關節不超伸
- 腳的內外側同時壓實
- 大腳球壓實
- 前腳跟對準後足弓
- 腳尖微微內扣

功效 增強腿部力量，拉伸腿後側肌群，緩解腿部與臀部的僵硬；舒展背部，減輕肩背壓力；增強腳踝力量，使骨盆保持穩定，還能使軀幹得到伸展。

手的不同選擇

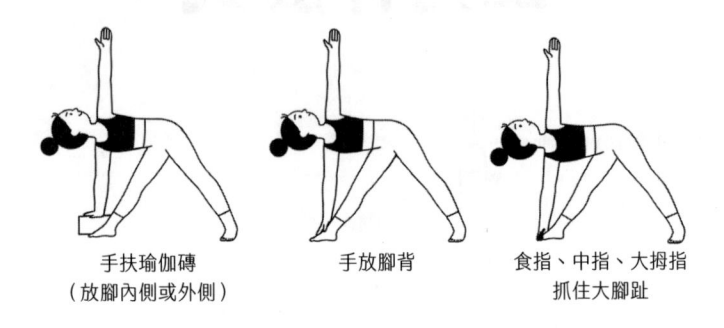

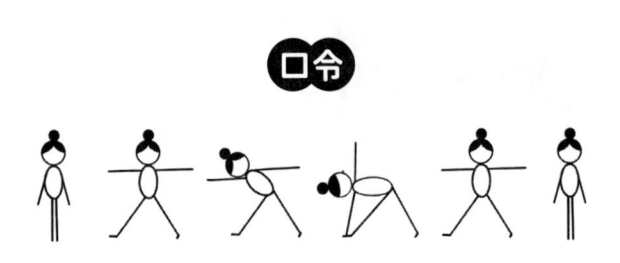

手扶瑜伽磚
（放腳內側或外側）　　　手放腳背　　　食指、中指、大拇指
抓住大腳趾

口令

1. 山式站立。
2. 吸氣，雙腳分開約兩倍肩寬，手臂側平舉，掌心朝下，從右髖開始外旋，右腳右轉90度，膝蓋指腳尖方向，左腳內扣，雙腿有力收向髖部。
3. 呼氣，右臂帶動身體向右側延長，拉伸側腰，脊椎往頭頂方向延長。
4. 右手放在右腳外側，左手有力向上延伸，頸部保持延長，眼睛看向上方手指，保持5個呼吸。

5. 吸氣，腳蹬腿發力，手臂帶動上半身回正。
6. 收雙腳，回到山式。

輔助練習

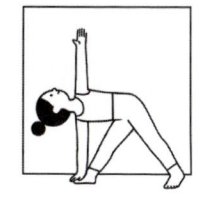

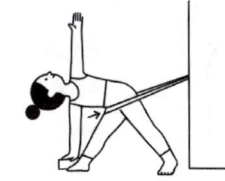

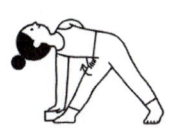

身體在同一個平面上做伸展

1. 靠牆練習，伸展髖部，展開背部，向後靠牆。
2. 手扶瑜伽磚，牆繩可以幫助大腿送向髖部，打開側腰與髖部的空間。
3. 左手繞到身後，向外撥大腿根，展開髖部、肩膀，胸腔向上轉，背部往後靠。

以上練習各保持5個呼吸，再換反側。

扭轉三角式

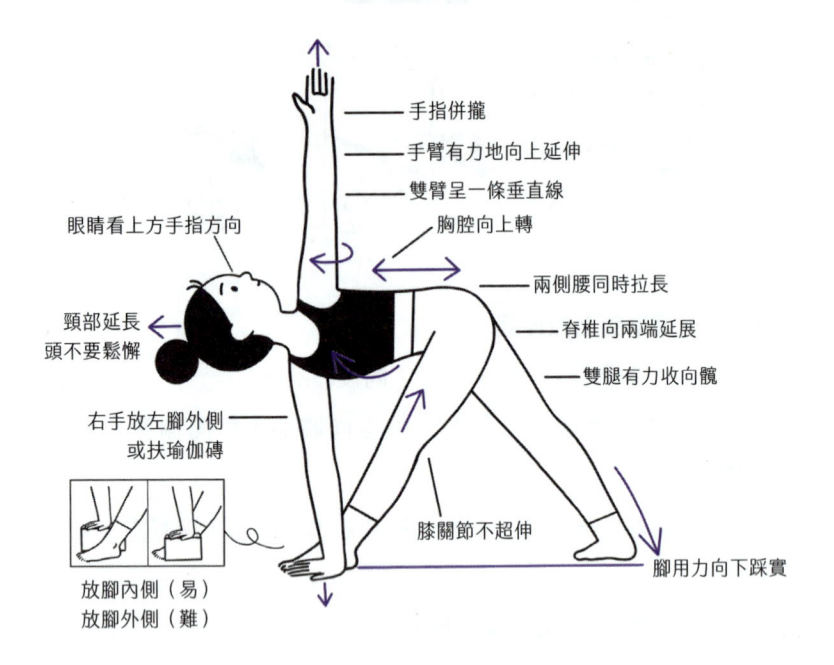

- 手指併攏
- 手臂有力地向上延伸
- 雙臂呈一條垂直線
- 胸腔向上轉
- 兩側腰同時拉長
- 脊椎向兩端延展
- 雙腿有力收向髖
- 膝關節不超伸
- 腳用力向下踩實

- 眼睛看上方手指方向
- 頸部延長
- 頭不要鬆懈
- 右手放左腳外側 或扶瑜伽磚

放腳內側（易）
放腳外側（難）

功效 強化大腿、小腿的肌肉，建立腿部力量；增加脊椎的靈活性，保持脊椎健康；鍛鍊腹部、背部的肌肉，消除背部酸痛；能夠伸展、擴張胸部，可改善體態。

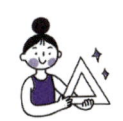

雙腿有力收向髖,「三角」才會更穩定!

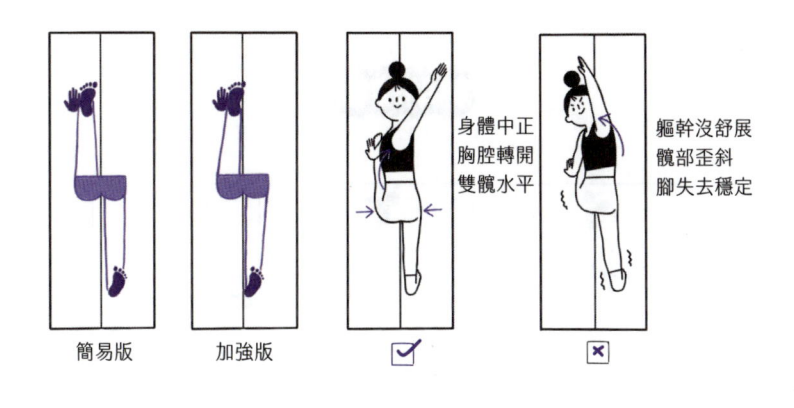

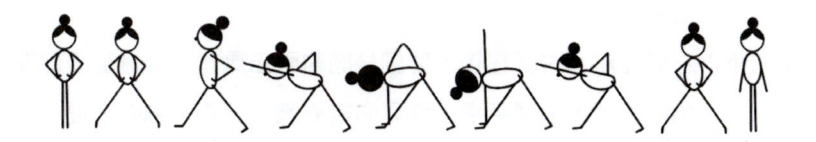

簡易版　　加強版

身體中正
胸腔轉開
雙髖水平　☑

軀幹沒舒展
髖部歪斜
腳失去穩定　☒

口令

1. 山式站立,手扶髖,肩向後展。
2. 吸氣,雙腳分開約兩倍肩寬。
3. 左腳內扣,右腳右轉90度,雙腳的腳後跟對齊,髖部水平向前。
4. 下一次吸氣,左手上提;呼氣,身體向前向下。
5. 左手放右腳外側,吸氣,延長脊椎;呼氣,身體繼續扭轉。
6. 吸氣,手臂向上打開,雙臂呈一條垂直線,胸腔向上轉開,雙腿有力收向髖,眼睛看上方手指方向,保持5個呼吸。

7. 吸氣，手扶髖，慢慢起身。
8. 身體回正。
9. 收腳回到山式，換反側繼續練習。

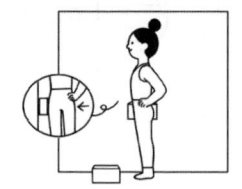

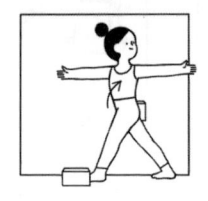

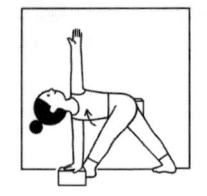

輔助練習

找到正確的延展和扭轉方式

第一步：身體側面靠牆，右髖與牆面之間夾瑜伽磚，骨盆保持穩定、置中。

第二步：左腳在前，右腳在後，雙腳分開約兩倍肩寬，身體從腹部開始向左轉，手臂平舉，雙肩向後靠牆。吸氣，胸腔上提，延展脊椎。

第三步：呼氣，右手放左腳外側，手扶瑜伽磚，身體靠向牆，雙髖保持置中向前，左腿主動發力，注意膝關節不超伸，雙腿像剪刀一樣往中間收。

站立前屈式

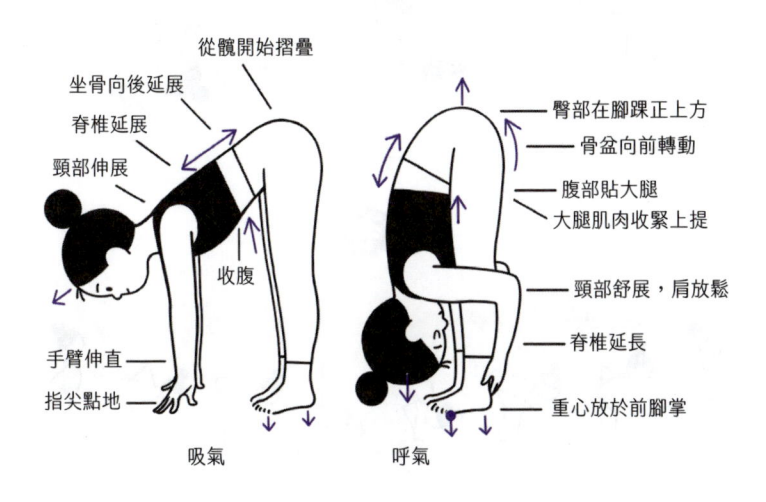

從髖開始摺疊
坐骨向後延展
脊椎延展
頸部伸展
手臂伸直
指尖點地
收腹
吸氣

臀部在腳踝正上方
骨盆向前轉動
腹部貼大腿
大腿肌肉收緊上提
頸部舒展，肩放鬆
脊椎延長
重心放於前腳掌
呼氣

功效 伸展腿部後側肌群；建立腿部根基，強健腹部器官，鍛鍊脊椎神經；使大腦保持平靜，緩解疲勞和壓力，減輕頭痛、失眠症狀。

禁忌 有腰椎間盤突出的人建議練習前先諮詢醫生，並在專業老師的指導下進行練習。

3 | 體式的秘密在細節

一定要保持舒適地伸展喲！

保持背部延展
髖在腳踝正上方

屈膝
腹部貼大腿

在腰摺疊

手扶瑜伽磚

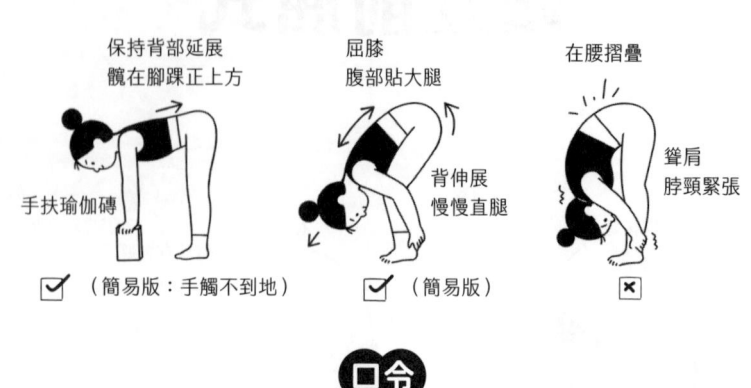

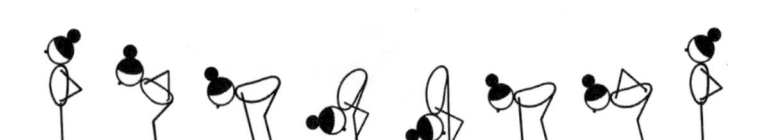

背伸展
慢慢直腿

聳肩
脖頸緊張

☑（簡易版：手觸不到地） ☑（簡易版） ✗

口令

1. 山式站立，手扶髖部，吸氣，延長脊椎。
2. 呼氣，微屈膝，從髖部開始折疊，身體向前向下。
3. 吸氣，指尖觸地，延展背部。
4. 呼氣，身體慢慢前屈向下，腹部貼向大腿，放鬆肩膀與頸部。
5. 吸氣，延長脊椎；呼氣，身體重心轉移到前腳掌，坐骨主動向上翻，慢慢伸直腿，頭部放鬆，自然下垂，保持5個呼吸。
6. 吸氣，指尖點地，延長脊椎。
7. 呼氣，手扶髖部。
8. 吸氣，慢慢起身，回到山式。

輔助練習

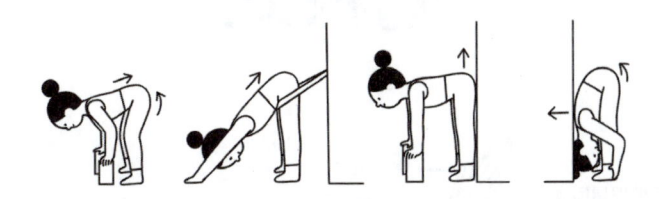

先向前延展,才有空間向下屈

1. 手扶瑜伽磚,保持與肩同寬,微屈膝,身體從髖部開始折疊,腹部貼大腿,延展背部,骨盆向前轉動。
2. 將牆繩拉在腹股溝處,幫助屈髖,同時拉長下腰背,先延長,再向下折疊。
3. 手推瑜伽磚,背部保持平直,腿後側貼牆,臀部在腳踝正上方,伸展腿後側肌肉。
4. 背靠牆保持延展,背與牆互推,頸部放鬆,身體重心在前腳掌上,骨盆向前轉動。

以上練習各保持1~2分鐘,可以依次加深。

　　站坐同樣,坐立前屈式也是先延長再前屈。別忘了轉動骨盆!

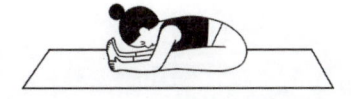

3 | 體式的秘密在細節

幻椅式

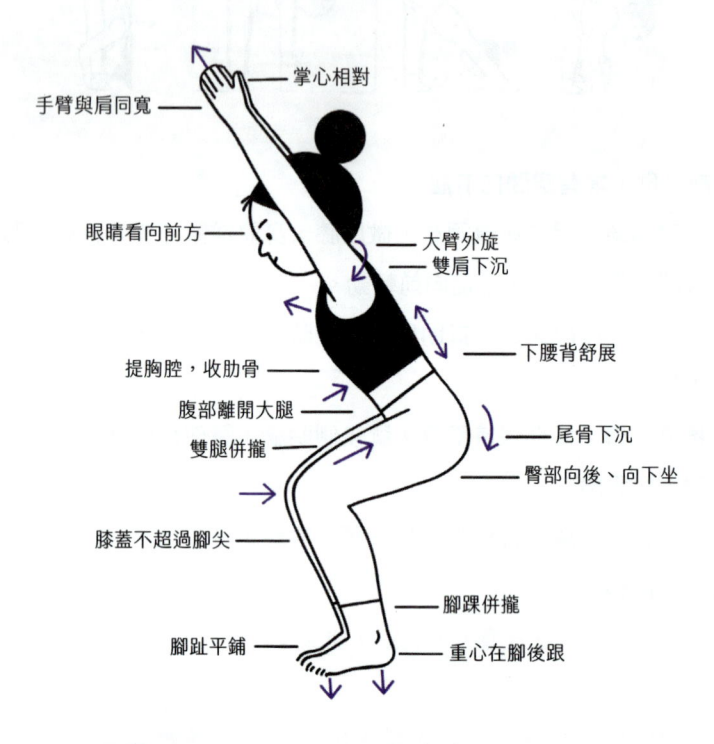

- 掌心相對
- 手臂與肩同寬
- 眼睛看向前方
- 大臂外旋
- 雙肩下沉
- 下腰背舒展
- 提胸腔，收肋骨
- 腹部離開大腿
- 雙腿併攏
- 尾骨下沉
- 臀部向後、向下坐
- 膝蓋不超過腳尖
- 腳踝併攏
- 腳趾平鋪
- 重心在腳後跟

功效 強化腿部力量，鍛鍊腳踝與膝蓋，可改善腿型；伸展背部，擴展胸部，緩解肩背的僵硬。

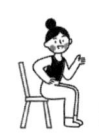

假裝坐在椅子上！

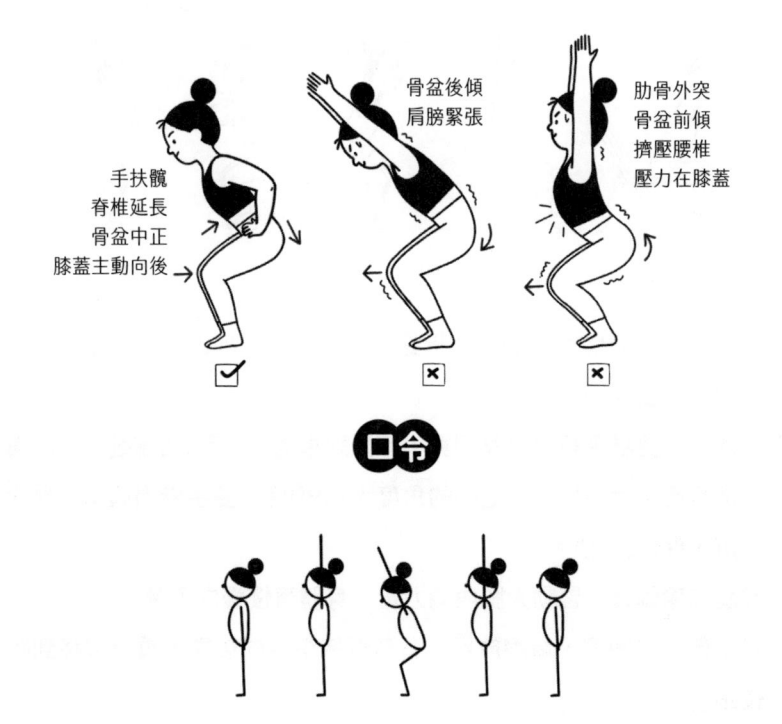

手扶髖
脊椎延長
骨盆中正
膝蓋主動向後

骨盆後傾
肩膀緊張

肋骨外突
骨盆前傾
擠壓腰椎
壓力在膝蓋

口令

1. 山式站立，雙腳併攏或分開與骨盆同寬。
2. 吸氣，雙手沿體側向上伸展，大臂夾靠耳根，掌心相對。
3. 呼氣，屈膝屈髖，保持背部平直，臀部向後向下坐，雙腿併攏夾緊，雙膝向後推；大腿收緊，腹部收緊且遠離大腿，重心在腳後跟，保持5個呼吸。
4. 吸氣，手臂帶動上半身回正，伸直雙腿。
5. 呼氣，手臂落，回到山式。

輔助練習

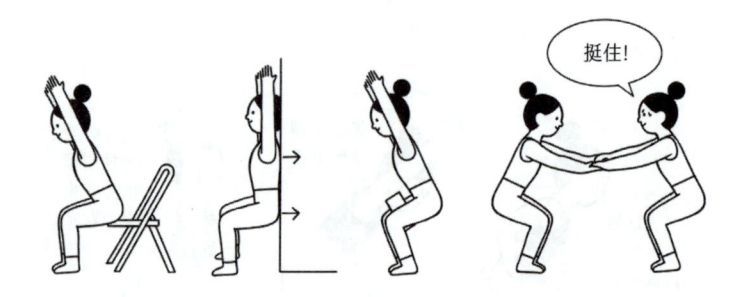

挺住!

建立腿部力量

1. 雙腿併攏,身體從髖部開始折疊,大腿平行於地面,臀部坐在椅子邊緣,啓動腿部肌肉。
2. 背靠牆,雙腳平行與骨盆同寬,膝蓋對準第2、第3個腳趾,小腿與地面垂直,大腿與小腿之間的角度大於90度,雙手舉過頭頂,肩膀下沉,保持30秒。
3. 雙腿夾瑜伽磚,啓動大腿內側力量,身體再慢慢向下蹲。
4. 找夥伴一起練習,肩膀放鬆,背部保持平直向後靠,重心轉移到腳後跟。

以上練習可根據實際情況增加時長和次數。

新月式

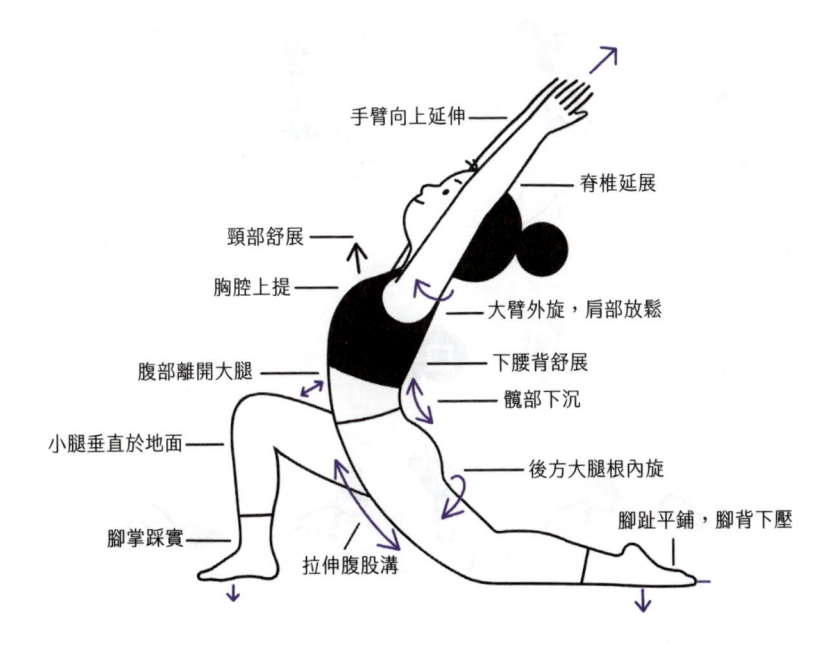

- 手臂向上延伸
- 脊椎延展
- 頸部舒展
- 胸腔上提
- 大臂外旋,肩部放鬆
- 腹部離開大腿
- 下腰背舒展
- 髖部下沉
- 小腿垂直於地面
- 後方大腿根內旋
- 腳掌踩實
- 拉伸腹股溝
- 腳趾平鋪,腳背下壓

功效 拉伸大腿前側、腹股溝的肌肉,舒緩髖部;提高腳踝、膝蓋、大腿的肌肉耐力;舒展肩膀與胸腔,拉伸腹部肌肉,改善體態,同時提高身體的平衡感。

3 | 體式的秘密在細節

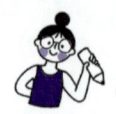

對比下圖，找找還有哪些地方容易出錯？

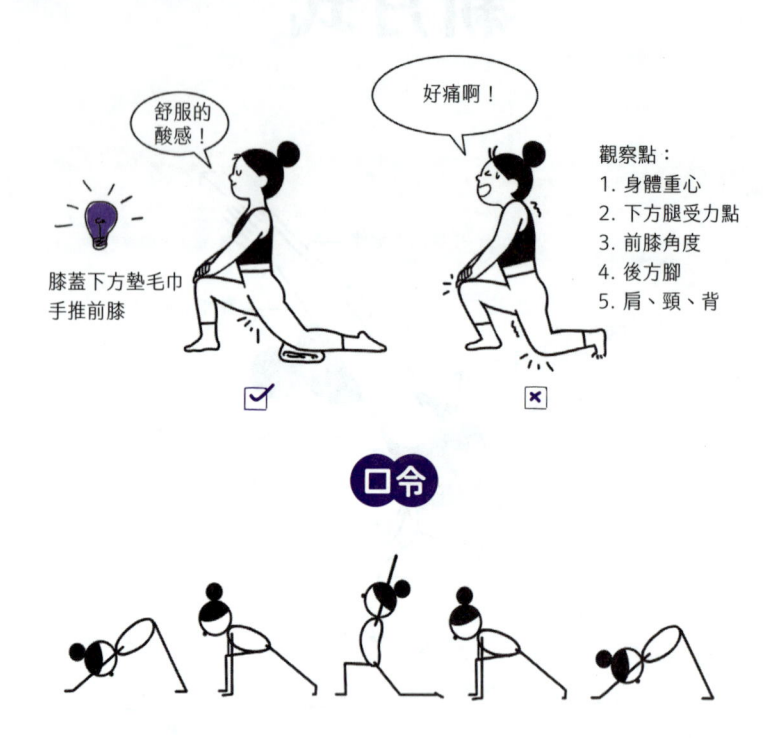

舒服的
酸感！

好痛啊！

膝蓋下方墊毛巾
手推前膝

觀察點：
1. 身體重心
2. 下方腿受力點
3. 前膝角度
4. 後方腳
5. 肩、頸、背

口令

1. 進入下犬式。
2. 右腳向前，踏到雙手之間。
3. 小腿垂直於地面，膝蓋指向第2、第3個腳趾，左膝點地，腳背、腳趾平鋪壓地，骨盆保持置中向前。吸氣，手臂向上舉過頭頂，胸腔上提，脊椎延展，每次呼氣時髖部繼續下沉，腹部遠離大腿，胸腔繼續展開，保持5個呼吸。
4. 手放腳兩側，左腿伸直，左膝蓋離地。
5. 手推地面，撤右腳回到下犬式。調整呼吸，換反側練習。

輔助練習

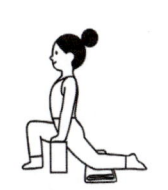

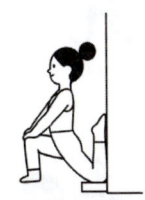

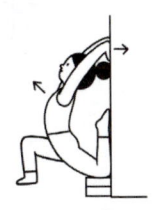

在穩定的基礎上伸展髖部

1. 將兩塊瑜伽磚放於身體兩側，左膝墊毛巾，雙手推瑜伽磚，胸腔上提，腳背、小腿脛骨下壓，髖部下沉，腹股溝伸展。
2. 背靠牆，膝蓋下方墊瑜伽磚，左小腿、腳背貼牆，雙手推右膝，腹部離開大腿，重心向後靠，髖部自然下沉，拉伸大腿前側。
3. 增加瑜伽磚的高度，髖部下沉，雙手有力向後推牆，保持脊椎延展，打開胸腔，同時尾骨下拉，舒展腰椎。

以上練習可保持1分鐘以上，可以疊加練習，緩慢加深。

矛式

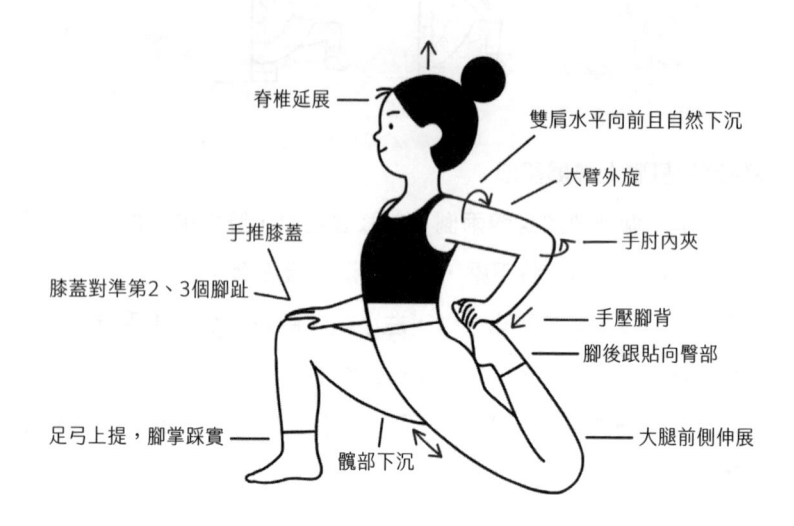

- 脊椎延展
- 雙肩水平向前且自然下沉
- 大臂外旋
- 手推膝蓋
- 手肘內夾
- 膝蓋對準第2、3個腳趾
- 手壓腳背
- 腳後跟貼向臀部
- 足弓上提，腳掌踩實
- 髖部下沉
- 大腿前側伸展

功效 伸展髖關節，拉伸腹股溝和大腿前側肌肉，美化腿部線條，促進骨盆的血液循環。

注意 左膝與地面的接觸點應是膝蓋上方肌肉，而不是膝蓋骨頭。

No! 不要在錯誤的路上越走越遠！

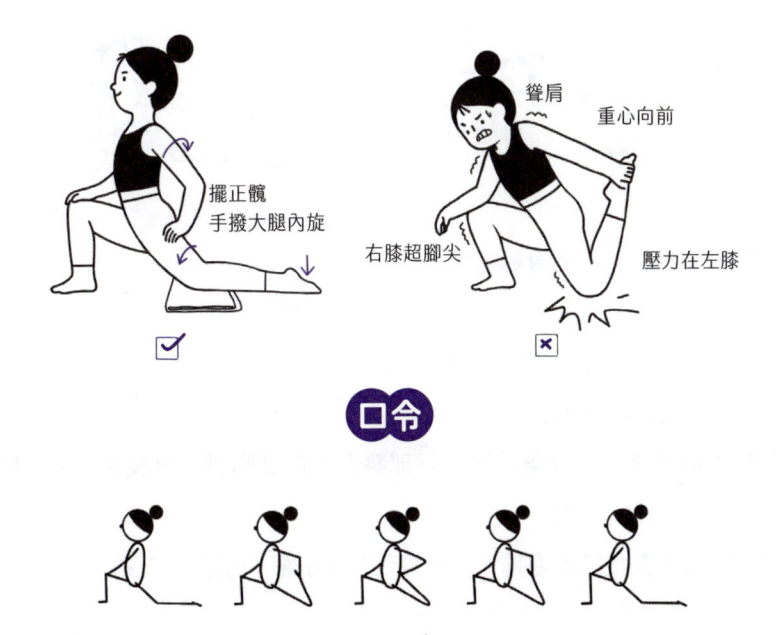

擺正髖
手撥大腿內旋

聳肩
重心向前
右膝超腳尖
壓力在左膝

口令

1. 進入新月式，前方腳掌固定，後方膝蓋、腳背落地。
2. 右手推右膝，左腿彎曲，左手壓左腳背靠向臀部。
3. 胸腔展開，雙肩水平，右髖向後，左髖向前，調整骨盆，進入矛式。每一次吸氣時，胸腔擴展，脊椎延長；每一次呼氣時，髖部繼續下沉，保持5個呼吸。
4. 吸氣，鬆開腳背，左腿伸直向後。
5. 回到新月式，換反側練習。

輔助練習

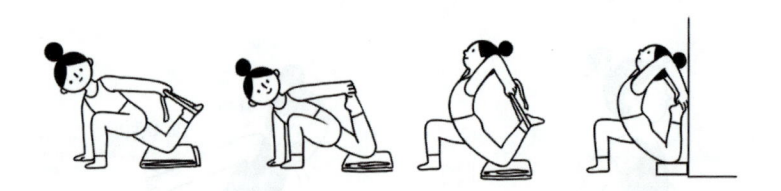

保持脊椎延長，打開身體前側

1. 右手在地，左手從背後拉右腳，可用伸展帶輔助。
2. 右手在地，左手從背後拉右腳，髖部下沉，胸腔向左轉。
3. 伸展帶套腳背，轉肩，手拉伸展帶，胸腔上提，髖部下沉。
4. 瑜伽磚靠牆，後膝落於磚，背部發力，伸展胸腔、腹股溝肌肉，雙手抓腳，加深後彎。

以上練習可在後膝墊毛毯，左右各保持1分鐘，再逐步加深。

高弓步式

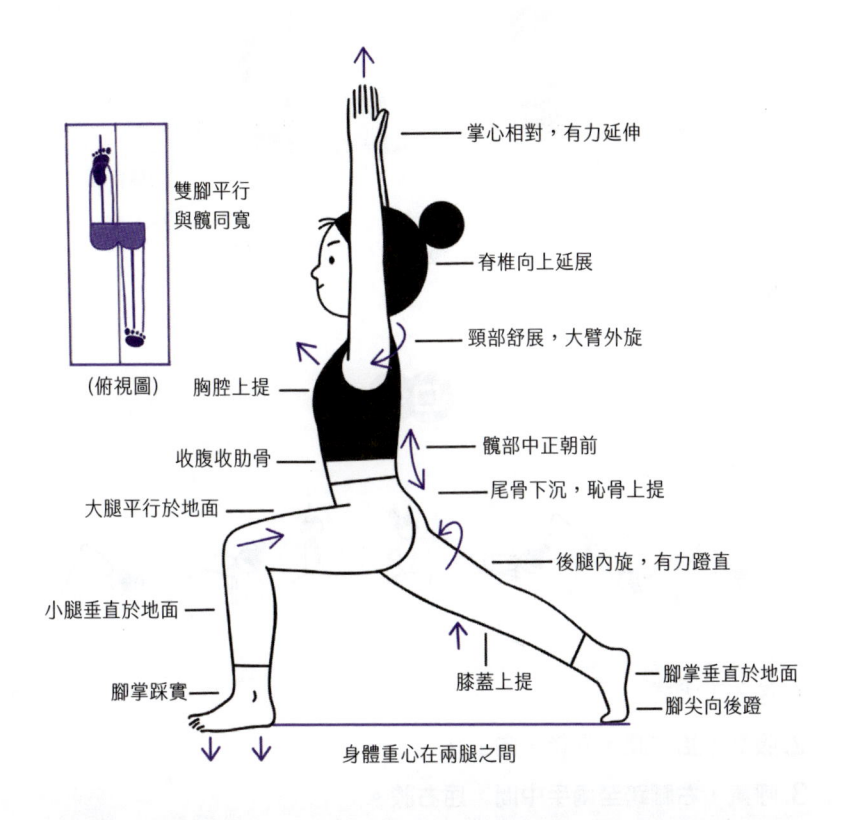

（俯視圖）

雙腳平行與髖同寬

掌心相對，有力延伸

脊椎向上延展

頸部舒展，大臂外旋

胸腔上提

收腹收肋骨

髖部中正朝前

尾骨下沉，恥骨上提

大腿平行於地面

後腿內旋，有力蹬直

小腿垂直於地面

腳掌垂直於地面

膝蓋上提

腳尖向後蹬

腳掌踩實

身體重心在兩腿之間

功效 伸展腿部、髖關節、側腰、手臂的肌肉，建立腿部力量，消除側腰、腿部的多餘脂肪；擴張胸腔，鍛鍊肩背核心，改善體型。

保持骨盆置中是前提

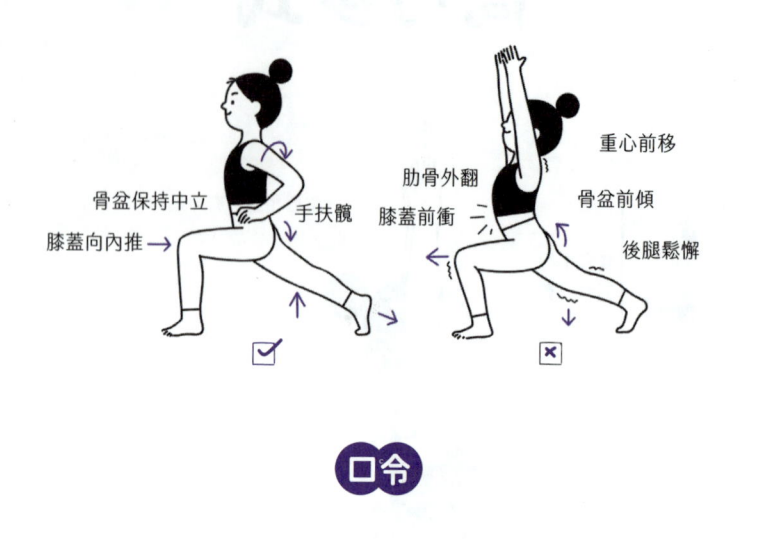

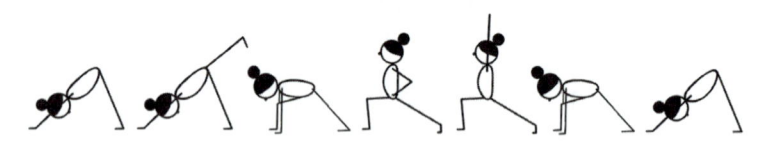

✓ 骨盆保持中立　膝蓋向內推　手扶髖

✗ 肋骨外翻　膝蓋前衝　重心前移　骨盆前傾　後腿鬆懈

口令

1. 進入下犬式。
2. 吸氣，抬右腿，向後、向上。
3. 呼氣，右腳跨至兩手中間，屈右膝。
4. 吸氣，手扶髖直立上半身，右膝屈90度，小腿垂直於地面，膝蓋對準第2、第3個腳趾，後腿有力蹬直，腳後跟垂直於地面。
5. 穩定之後，下一次吸氣，雙手向上舉過頭頂，肩膀放鬆下沉，收腹收肋骨，雙腿有力收向髖部，身體重心在兩腿之間，保持5個呼吸。

6. 退出時，手放腳兩側，手掌推地。
7. 撤右腿，回到下犬式，按照相同步驟練習反側。

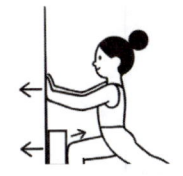

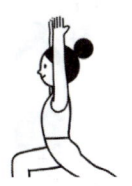

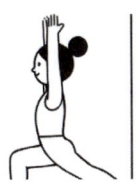

輔助練習

訓練髖的穩定度來做伸展

1. 前膝抵瑜伽磚靠牆，啟動大腿力量，雙髖擺正，手推牆，胸腔展開，腹部離開大腿。
2. 後方小腿撐瑜伽磚，大腿發力，膝蓋主動上提，腿蹬直，不要向下掉。
3. 腳後跟垂直蹬牆，後腿有力伸直，展開腹股溝前側，身體重心在兩腿之間。

3 | 體式的秘密在細節

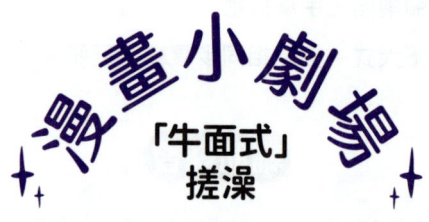

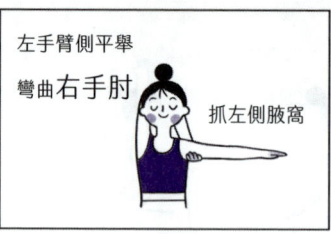

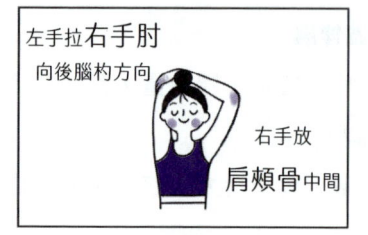

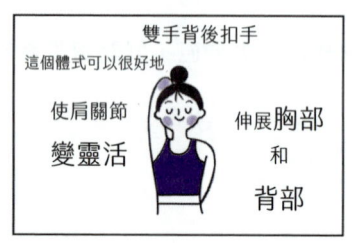

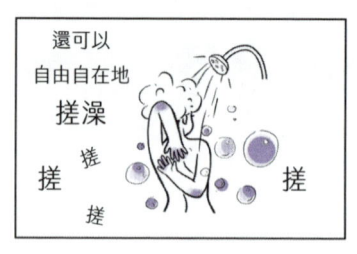

漫畫小劇場
「牛面式」搓澡

左手臂側平舉
彎曲右手肘
抓左側腋窩

左手拉右手肘
向後腦杓方向
右手放
肩頰骨中間

雙手背後扣手
這個體式可以很好地
使肩關節
變靈活
伸展胸部
和
背部

還可以
自由自在地
搓澡
搓 搓 搓
搓

加強側伸展式

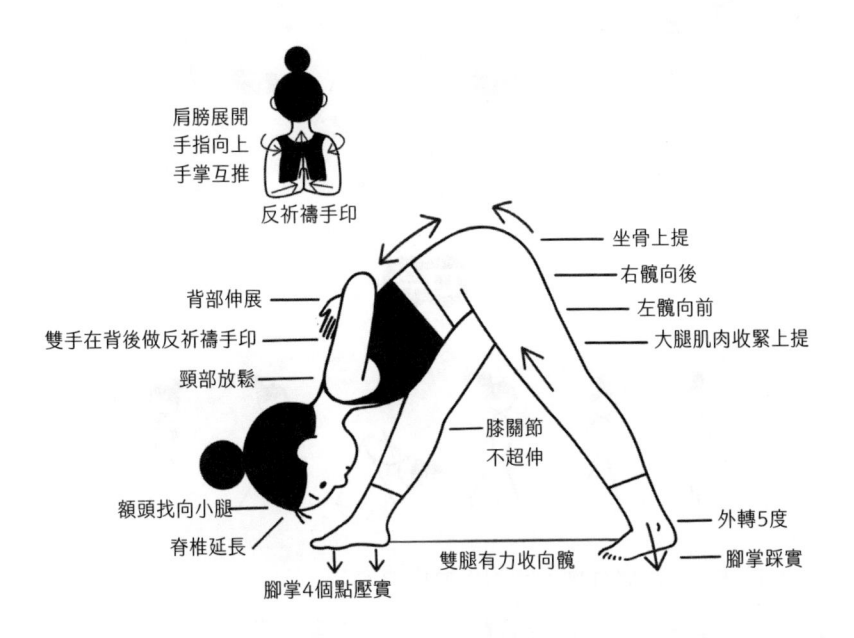

肩膀展開
手指向上
手掌互推
反祈禱手印

背部伸展
雙手在背後做反祈禱手印
頸部放鬆

額頭找向小腿
脊椎延長

坐骨上提
右髖向後
左髖向前
大腿肌肉收緊上提

膝關節不超伸

外轉5度
腳掌踩實

腳掌4個點壓實　雙腿有力收向髖

功效 緩解臀部與腿部的肌肉緊繃，伸展肩膀、手臂、手腕，使肩關節變靈活，增強腿部力量。

注意 雙手無法合十時可選擇在背後互抱手肘，起身時要緩慢，避免產生暈眩。

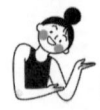

還有3個版本可以選擇！

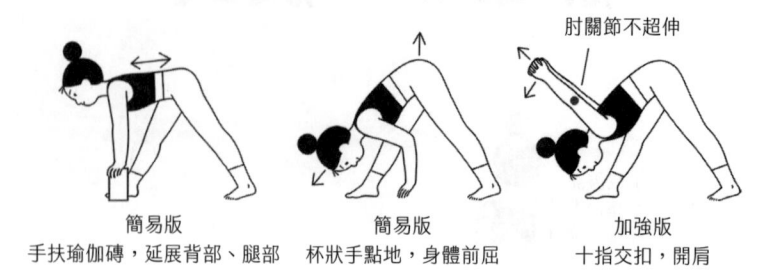

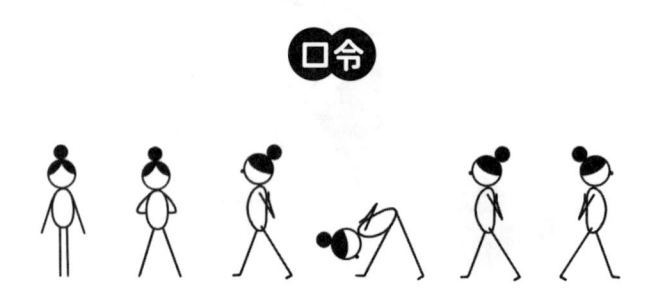

簡易版
手扶瑜伽磚，延展背部、腿部

簡易版
杯狀手點地，身體前屈

加強版
肘關節不超伸
十指交扣，開肩

口令

1. 山式站立，延展脊椎，雙腳受力均勻。
2. 吸氣，雙腳分開約兩倍肩寬，雙手在背後做反祈禱手印，合掌互推，小指和胸椎呈一條直線。
3. 右髖帶動右腳外轉90度，手掌互推，同時向內推胸椎。下一次吸氣，延展胸腔。
4. 呼氣，身體從髖部開始向右腿方向折疊，雙腿有力向上，保持髖部水平，眼睛看向腳趾，保持5個呼吸。
5. 吸氣，直背起身。
6. 呼氣，雙腳轉向左側，繼續反側練習。

輔助練習

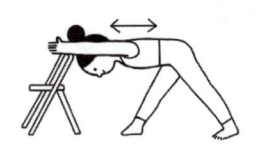

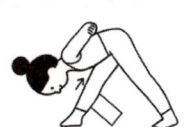

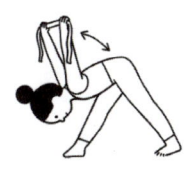

穩定髖腿,延展脊椎

1. 手臂伸直,掌心相對放於椅背上,從髖部開始折疊身體,保持雙髖水平,腿主動發力,收向髖部,注意雙膝不超伸。
2. 小腿後側用瑜伽磚支撐,避免過度壓膝蓋,大腿肌肉收緊上提,手臂緊繃的話可以選擇在背後互抱手肘,先延長脊椎,再前屈伸展。
3. 肩部肌肉緊繃、手指無法相扣時,可借助伸展帶。距離約與肩同寬,手臂伸直向後、向上,避免手肘超伸,停留在適合的位置。

以上練習各保持5個呼吸,換反側繼續練習!

摩天式

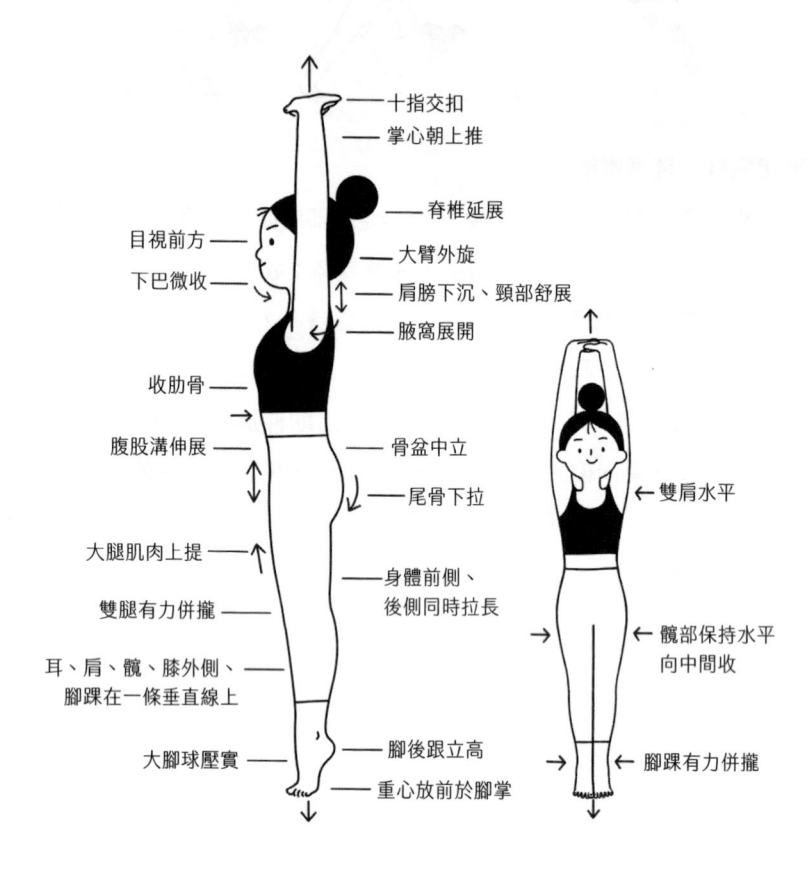

- 十指交扣
- 掌心朝上推
- 脊椎延展
- 目視前方
- 下巴微收
- 大臂外旋
- 肩膀下沉、頸部舒展
- 腋窩展開
- 收肋骨
- 腹股溝伸展
- 骨盆中立
- 尾骨下拉
- 大腿肌肉上提
- 身體前側、後側同時拉長
- 雙腿有力併攏
- 耳、肩、髖、膝外側、腳踝在一條垂直線上
- 大腳球壓實
- 腳後跟立高
- 重心放前於腳掌

- 雙肩水平
- 髖部保持水平向中間收
- 腳踝有力併攏

功效 增強脊椎的柔韌性,可以預防頸椎病,緩解久坐帶來的腰酸背痛;增強大腿、腳的力量,提高專注力、平衡力,美化腿型,塑造全身肌肉線條。

身體保持一個平面,很平很平!

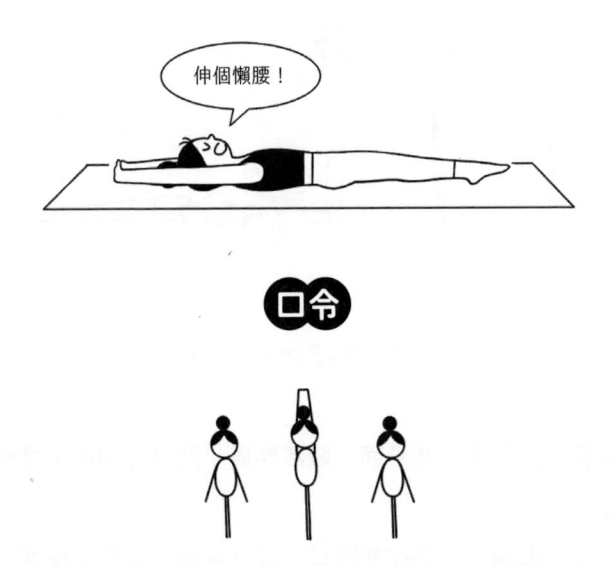

伸個懶腰!

口令

1. 進入山式。
2. 吸氣,雙手十指交扣,翻轉掌心向上推;重心轉移到前腳掌,慢慢立起腳後跟,收腹收肋骨,恥骨上提,尾骨下拉,腳踝向中間併攏收緊;肩膀放鬆下沉,頸部舒展,掌心持續向上推;凝視前方固定一點,保持5~8個呼吸。
3. 呼氣,緩慢落腳,解開雙手,還原山式。

輔助練習

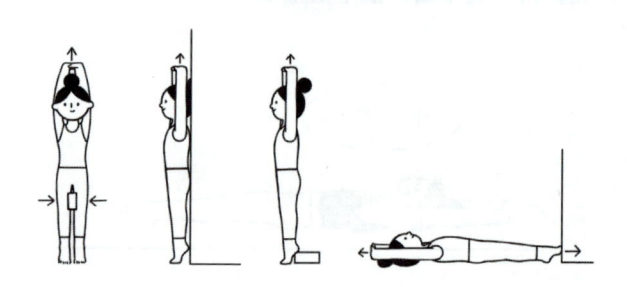

找到身體的穩定與伸展

1. 大腿夾瑜伽磚,啓動大腿內側肌肉,骨盆穩定,膝蓋置中向前,不內扣。
2. 後背靠牆,身體在一個平面,腋窩伸展,肋骨往回收,尾骨下拉,不塌腰。
3. 腳後跟墊瑜伽磚,重心在前腳掌,腳趾平鋪,大腳球踩實,腳踝有力併攏。
4. 仰臥,雙腳蹬牆,十指相扣,向前伸展,身體做縱向拉長,後側保持穩定有支撐。

以上練習各保持30~60秒,在日常生活中也別忘了保持身體挺拔、延展!

鳥王式

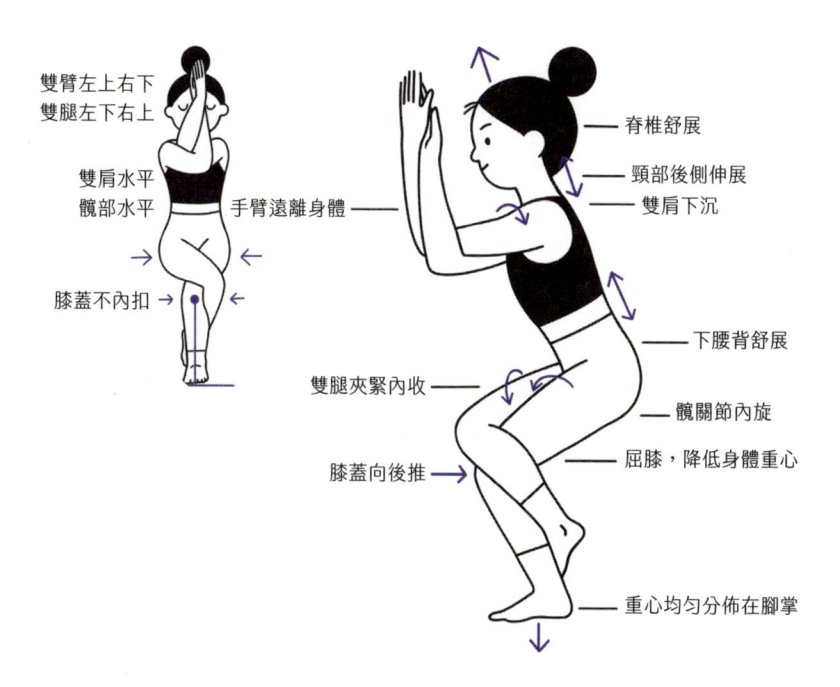

雙臂左上右下
雙腿左下右上

雙肩水平
髖部水平

膝蓋不內扣

手臂遠離身體

脊椎舒展
頸部後側伸展
雙肩下沉

下腰背舒展

雙腿夾緊內收

髖關節內旋
屈膝,降低身體重心

膝蓋向後推

重心均勻分佈在腳掌

功效 強健腳踝,伸展大腿、臀部肌肉;伸展肩膀,拉伸手臂外側肌肉,使手腕變靈活;擴張胸部,消除背部、手臂的多餘脂肪。

禁忌 膝蓋受過傷的人不要練習這個體式。

3 | 體式的秘密在細節

手臂到底是怎麼纏上去的？！

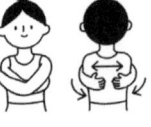

1. 手肘上下交疊
環抱摸肩胛骨
先展開後背

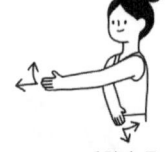

2. 手臂交疊
在肘窩以上
往反方向拉

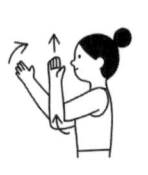

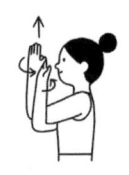

3. 小臂轉為垂直
手掌相背
掌心朝外

4. 下方手繞向前
抓左手虎口
雙手合掌

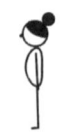

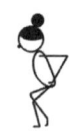

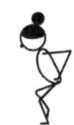

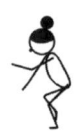

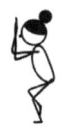

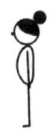

口令

1. 山式站立，雙腳分開，與髖同寬。
2. 手扶髖，骨盆置中，屈膝屈髖，重心轉移至左腿，右腳輕輕點地。
3. 抬右腿，從前側繞過左大腿，右腳背纏在左小腿後側，調正雙膝。
4. 左手在上，右手在下，交叉雙臂，小臂纏繞，雙手掌心相對。
5. 保持髖部置中，延展背部，臀部繼續向下蹲低，抬高手肘遠離胸腔，感受上背部的伸展，保持5個呼吸。
6. 解開雙腿、手臂，回到山式，換反側練習。

輔助練習

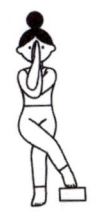

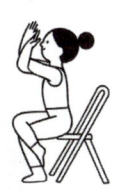

髖部保持置中才能穩定根基

1. 上方腳墊瑜伽磚,雙髖保持水平置中,降低臀部,保持5個呼吸,再交換雙腿雙手的纏繞順序。
2. 臀部坐於椅子邊緣,纏繞雙腿,兩側坐骨均勻向下坐實,保持5個呼吸,再交換雙腿雙手的纏繞順序。

體式的結合與變化,超適合拍照!你學會了嗎?

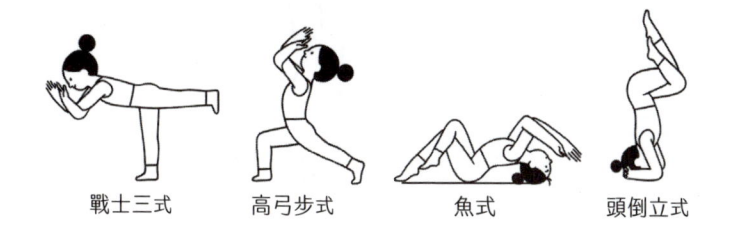

| 戰士三式 | 高弓步式 | 魚式 | 頭倒立式 |

站立手抓大腳趾式

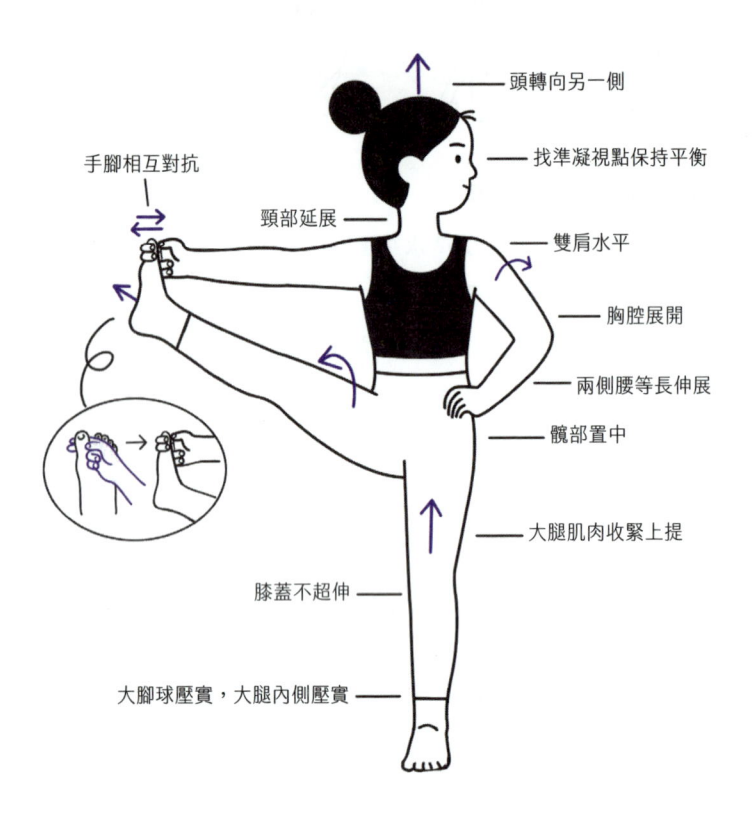

- 頭轉向另一側
- 找準凝視點保持平衡
- 手腳相互對抗
- 頸部延展
- 雙肩水平
- 胸腔展開
- 兩側腰等長伸展
- 髖部置中
- 大腿肌肉收緊上提
- 膝蓋不超伸
- 大腳球壓實，大腿內側壓實

功效 提高身體平衡力和專注力，鍛鍊腿部肌肉和腰腹核心；伸展手臂、肩膀、髖關節、雙腿，塑造腿部線條，疏通身體經絡。

保持平衡有秘訣！

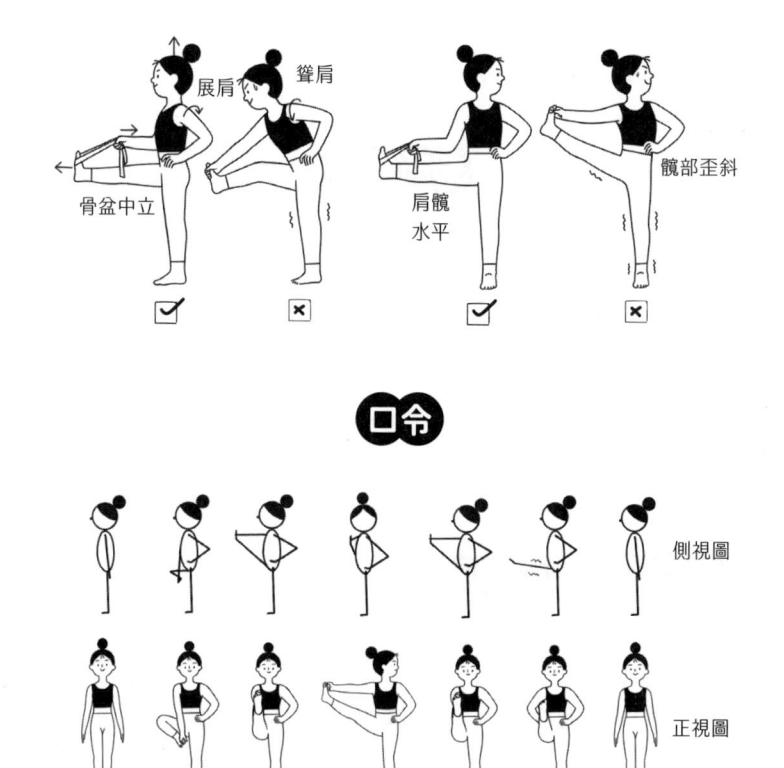

展肩　聳肩

骨盆中立　　　　肩髖水平　　髖部歪斜

☑　✗　　　☑　✗

口令

側視圖

正視圖

1. 山式站立。
2. 重心放於左腳，左手扶髖，屈右膝，右手前三指抓住右腳大腳趾。
3. 吸氣，右手拉右腳向前、向上，伸直右腿，直至手臂平行於地面。
4. 呼氣，右側身體向右打開，頭轉向左找到凝視點，手腳互推，骨盆保持穩定，右髖向下，調正雙髖，保持5個呼吸。

5. 頭轉正，右側身體回正。
6. 雙手扶髖，右腿保持向前伸直，收腹部，提胸腔，右腿有控制地落回。
7. 在山式中調整呼吸，換反側繼續練習。

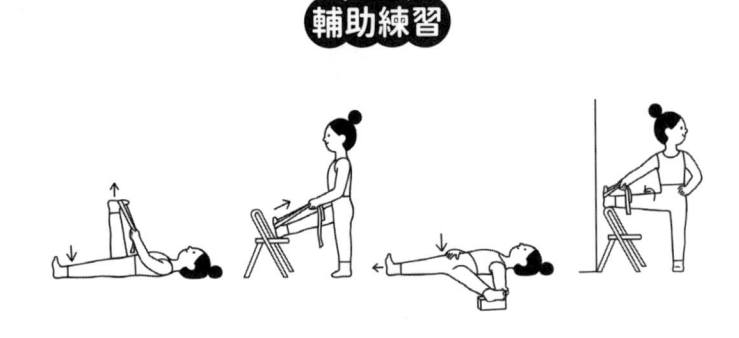

輔助練習

髖部的穩定是腿部伸展的前提

腿後側伸展：

1. 仰臥有助於雙髖保持水平，伸展帶套腳底，腳趾回勾，腿伸直。
2. 伸展帶套腳底，肩膀下沉，脊椎延展，勾腳伸直腿，大腿肌肉收緊上提。

腿橫向伸展：

1. 仰臥，右腿伸直，腳趾回勾，右手扶右髖向下，左腿向外打開，手抓腳或借助伸展帶，瑜伽磚放於左腳下方，確保兩側髖水平。
2. 椅子靠牆，右腿套伸展帶向外打開，勾腳放椅背，頭部轉向左側，右腿外旋，髖向下。

以上練習各保持1分鐘以上，注意要緩慢拉伸。為了避免長短腿，兩側都要練習唷！

側角伸展式

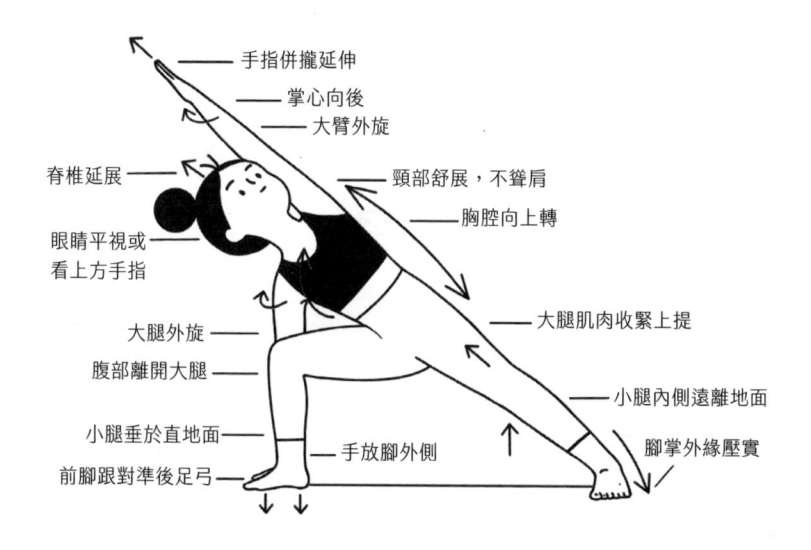

手指併攏延伸
掌心向後
大臂外旋
脊椎延展
頸部舒展，不聳肩
胸腔向上轉
眼睛平視或看上方手指
大腿肌肉收緊上提
大腿外旋
腹部離開大腿
小腿內側遠離地面
小腿垂於直地面
手放腳外側
腳掌外緣壓實
前腳跟對準後足弓

功效 伸展側腰、髖部、腿部和腳踝，使肩膀變靈活，緩解肩背肌肉的緊繃，建立腿部的力量與穩定性，減少側腰和臀部的脂肪，緩解坐骨神經痛及關節疼痛。

3 | 體式的秘密在細節

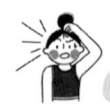

啊？原來有這麼多選擇！

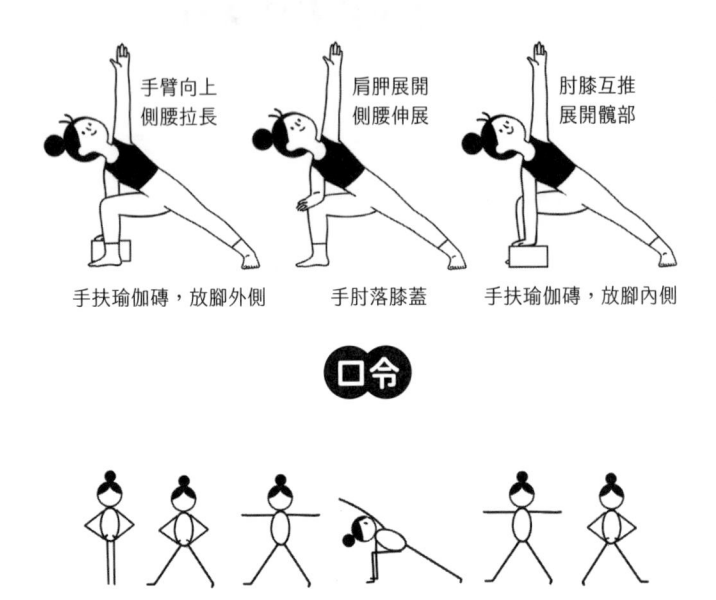

| 手臂向上 | 肩胛展開 | 肘膝互推 |
| 側腰拉長 | 側腰伸展 | 展開髖部 |

手扶瑜伽磚，放腳外側　　手肘落膝蓋　　手扶瑜伽磚，放腳內側

口令

1. 山式準備。
2. 吸氣，雙腳分開大於一條腿，右腳右轉90度，左腳內扣。
3. 下一次吸氣，手臂側平舉。
4. 呼氣，右膝屈90度，小腿垂直於地面，右手放於右腳外側。吸氣，左手貼耳向上伸展，眼睛看指尖方向，保持5個呼吸。
5. 吸氣，頭部回正，腿發力，手臂向上帶動身體回正。
6. 手扶髖，身體轉左，繼續練習反側。

輔助練習

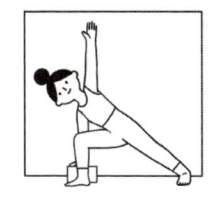

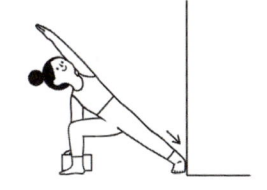

身體在一個平面展開

1. 背靠牆，手推瑜伽磚，延展軀幹，身體在一個平面，背部展開，髖部伸展。
2. 後方腳貼牆，腳外緣壓實，啟動腿部力量，避免重心擠在前腿。

以上練習各保持5個呼吸，換反側繼續練習。

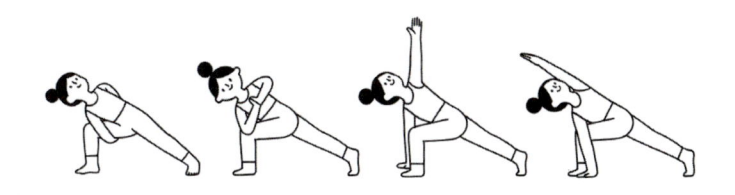

「側角家族」有哪些成員？

1. 側角捆綁，右肩藏到膝蓋窩，雙手在背後相扣，伸展肩膀和腹部。
2. 側角扭轉，右肘抵左膝外側，雙手於胸前合掌，膝蓋與手肘互推，脊椎扭轉。
3. 側角扭轉，右手放左腳內側，左手向上伸直，胸腔向上轉。
4. 側角扭轉，右手放左腳外側，左手沿耳朵方向伸展，加深脊椎扭轉。

側角捆綁式

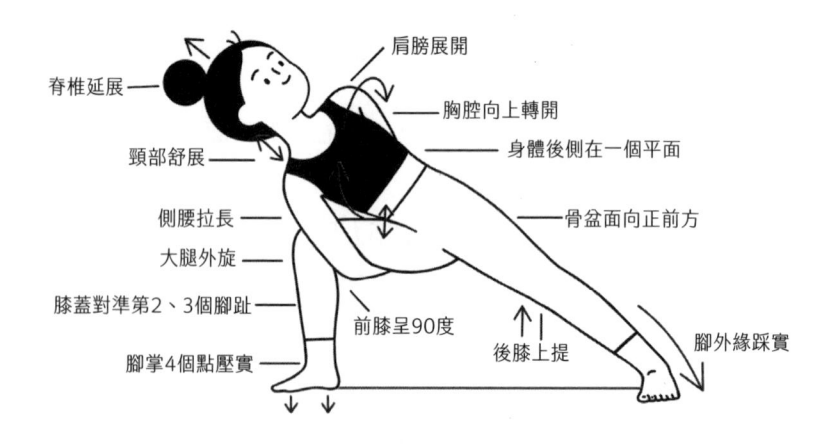

- 脊椎延展
- 肩膀展開
- 胸腔向上轉開
- 頸部舒展
- 身體後側在一個平面
- 側腰拉長
- 骨盆面向正前方
- 大腿外旋
- 膝蓋對準第2、3個腳趾
- 前膝呈90度
- 後膝上提
- 腳外緣踩實
- 腳掌4個點壓實

功效 鍛鍊腿部肌肉力量,伸展髖部、側腰、背部和肩部,擴張胸部,使肩關節變得靈活。

到底是怎麼綁上的？

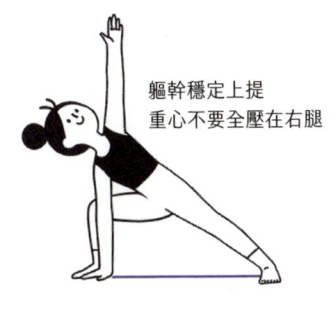

軀幹穩定上提
重心不要全壓在右腿

右髖往前
左髖往後

手的兩種選擇

1. 手落腳內側，肘膝對抗，髖部展開
2. 右臂從腿下方繞到背後抓左手，或藉助伸展帶

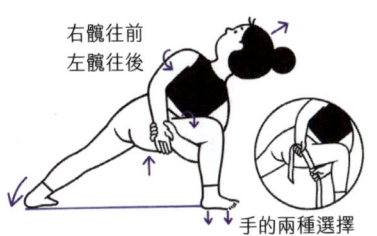

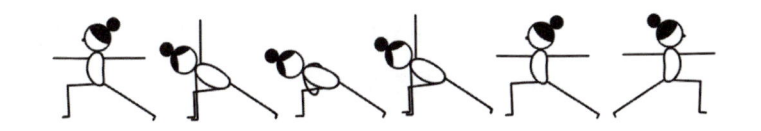

口令

1. 進入戰士二式，吸氣，手臂側平舉。
2. 呼氣，屈右膝，右手放右腳內側，左臂延展向上，保持髖部伸展、腿有力。
3. 右臂從右腿下方繞到背後，雙手交扣且互拉將雙肩展開，不含胸弓背。
4. 吸氣，繼續展開胸腔前側，軀幹向上轉，身體背後靠向一個平面，延展脊椎，保持5個呼吸。

5. 解開雙手，靠腿發力帶動身體回正。
6. 還原至戰士二式，雙腳左轉，進行反側練習。

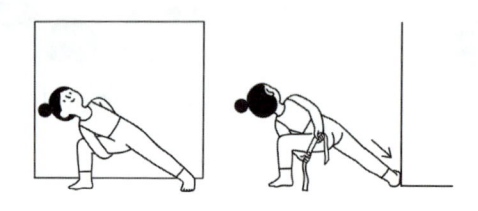

輔助練習

在平面做伸展

1. 身體保持在一個平面，雙肩展開，背向後靠，重心在兩腿之間，胸腔主動向上轉。
2. 腳外緣貼牆，有意識地下壓腳外側。雙手無法交扣的話，可以借助伸展帶，展開肩膀後逐漸縮短雙手距離。

側角扭轉式

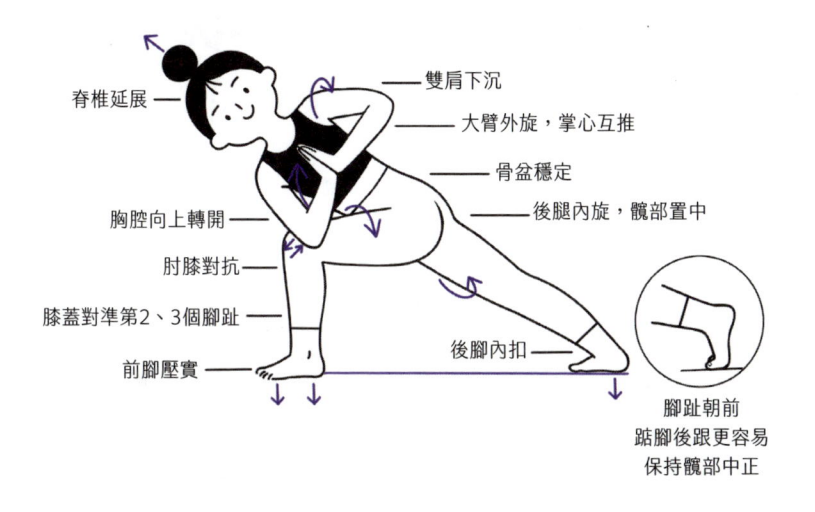

- 脊椎延展
- 胸腔向上轉開
- 肘膝對抗
- 膝蓋對準第2、3個腳趾
- 前腳壓實
- 雙肩下沉
- 大臂外旋，掌心互推
- 骨盆穩定
- 後腿內旋，髖部置中
- 後腳內扣

腳趾朝前
踮腳後跟更容易
保持髖部中正

功效 鍛鍊腿部肌肉，能夠伸展腹股溝，按摩腹部器官，促進腹部和脊椎的血液循環。

注意 處於經期時應避免做深度扭轉。

3 | 體式的秘密在細節

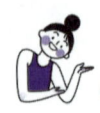

選擇適合自己的版本吧！

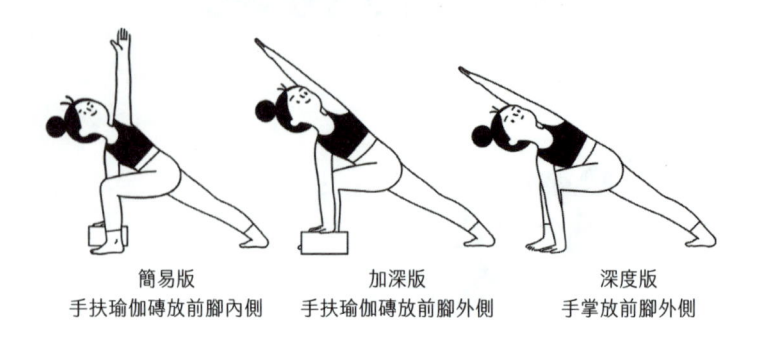

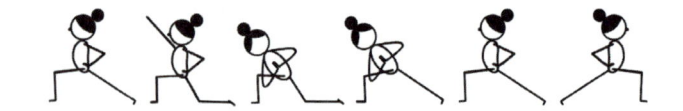

簡易版
手扶瑜伽磚放前腳內側

加深版
手扶瑜伽磚放前腳外側

深度版
手掌放前腳外側

口令

1. 進入戰士一式，左腳在前，右腳在後。
2. 右膝點地，腳背貼地，吸氣，右手伸直，向上拉伸側腰，延長脊椎，為扭轉創造空間。
3. 呼氣，腹部內收，將右肘抵在左膝外側，雙手合掌互推，胸腔向上轉。
4. 手掌互推，保持髖部穩定，慢慢將右腿伸直，腳後跟向後蹬，膝蓋主動上提，保持5個呼吸。

5. 腿不動，轉頭看向地面，軀幹轉回，解開雙手。
6. 身體左轉180度，換反側繼續練習。

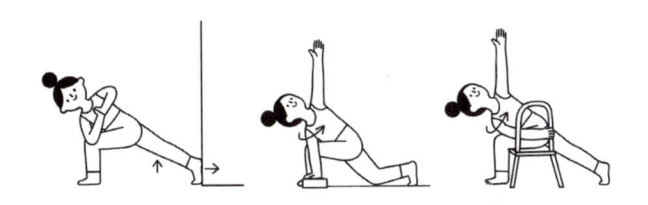

輔助練習

用力量來加深扭轉

1. 右腳垂直蹬牆，啓動腿部力量，右膝上提，雙手合掌抵在左腿外側，胸腔向上轉。
2. 右手放左腳外側扶瑜伽磚，右腿屈膝跪地，左手向上伸直，背向後展開，加深，伸直右腿。
3. 左腿屈膝放於椅子上，右腿向後伸直，右手拉椅背，將胸腔向上轉，左手向上伸直。椅子可以確保雙髖水平，保持骨盆穩定。

以上練習各保持5個呼吸，換反側繼續練習。

半月式

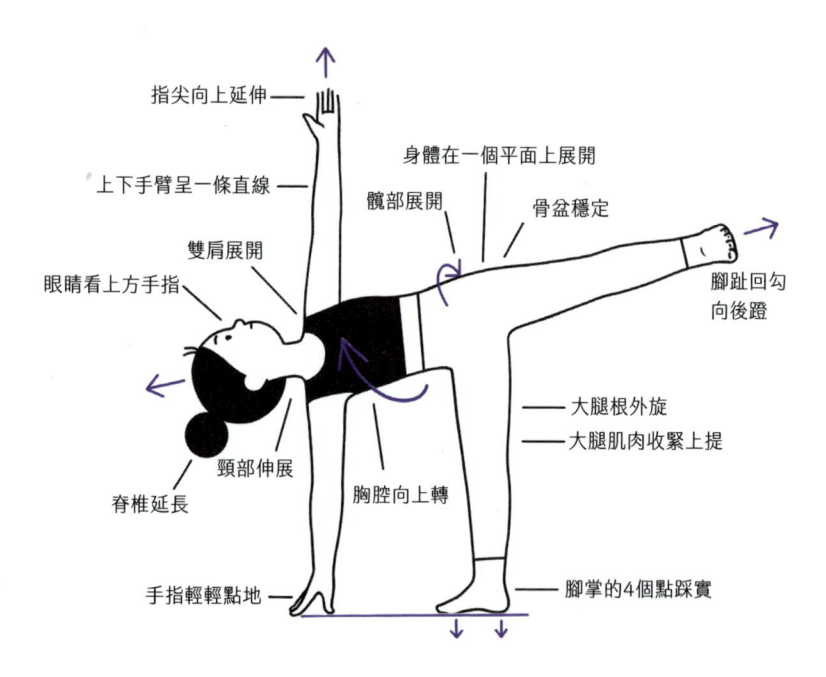

- 指尖向上延伸
- 上下手臂呈一條直線
- 雙肩展開
- 眼睛看上方手指
- 身體在一個平面上展開
- 髖部展開
- 骨盆穩定
- 腳趾回勾向後蹬
- 大腿根外旋
- 大腿肌肉收緊上提
- 頸部伸展
- 脊椎延長
- 胸腔向上轉
- 手指輕輕點地
- 腳掌的4個點踩實

功效 伸展脊椎，拉伸側腰，能夠消除側腰、臀部、大腿外側的多餘脂肪；緩解背痛與坐骨神經痛；增強腿部力量和平衡感，提高專注力。

根基穩定，才能維持平衡！

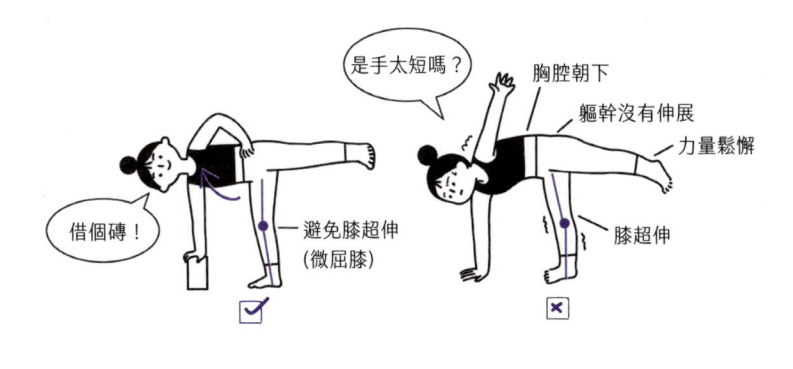

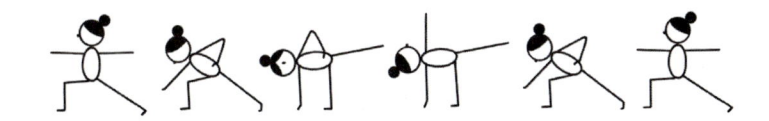

是手太短嗎？　胸腔朝下
軀幹沒有伸展
力量鬆懈
借個磚！　避免膝超伸（微屈膝）
膝超伸

口令

1. 進入戰士二式。
2. 重心落於右腳，左腳變輕，右手放右腳前側約一個腳掌的距離，左手扶髖。
3. 右手指尖點地，吸氣，抬左腳向上，與身體保持一條直線，腳趾回勾，向後蹬。
4. 右腿伸直，胸腔向上轉，身體在一個平面上，左手伸直向上，眼睛看向上方手指，保持5個呼吸。
5. 轉頭看向地面，左腳向後落。
6. 回到戰士二式，身體左轉180度，換反側繼續練習。

輔助練習

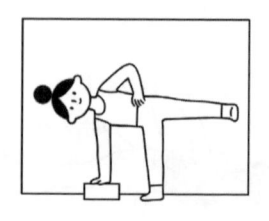

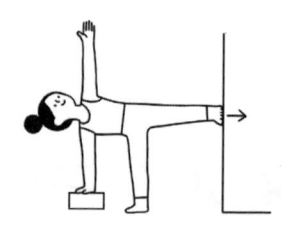

在保持穩定的基礎上不斷伸展

1. 背靠牆，身體保持在一個平面，手扶瑜伽磚（可調整瑜伽磚的高度），背部、髖部貼牆展開，左腿勾腳，腳後跟貼牆，左手扶髖，保持身體的穩定。
2. 左腿伸直，左腳掌有力蹬牆，啓動臀腿的力量，右腿垂直於地面，身體向兩端延展。

右膝微屈，大腳球踩實，身體更容易保持穩定。

半月扭轉式

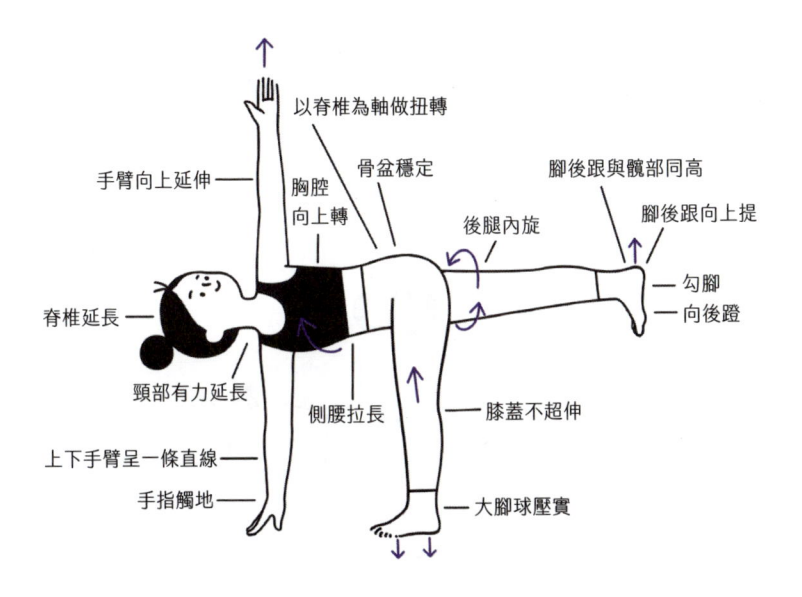

手臂向上延伸 — 以脊椎為軸做扭轉
胸腔向上轉
骨盆穩定
腳後跟與髖部同高
後腿內旋
腳後跟向上提
脊椎延長
勾腳
向後蹬
頸部有力延長
側腰拉長
膝蓋不超伸
上下手臂呈一條直線
手指觸地
大腳球壓實

功效 使脊椎變靈活，伸展肩部、髖部；鍛鍊腿部力量且提高身體的穩定性與平衡力，能夠消除腰部和大腿的多餘脂肪，舒緩下背部的肌肉酸痛。是一個非常有挑戰性的體式。

3 | 體式的秘密在細節

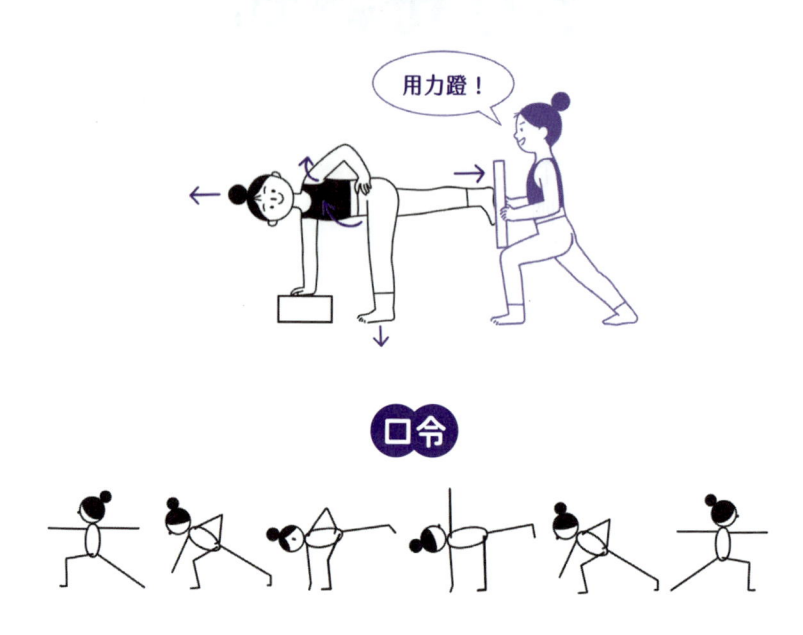

選擇簡易版,一樣可以達到練習目的!

用力蹬!

口令

1. 進入戰士二式,左腳在前,右腳在後,眼睛看左手指尖方向。
2. 吸氣,身體左轉,左手扶髖,重心轉移至左腳,右手落於左腳前側約一個腳掌距離處。
3. 彎曲左腿,左手扶髖保持穩定,右手指尖觸地,右腿向後抬至與臀部持平,從腹部開始軀幹向左轉。
4. 加深體式時可以將左手伸直向上,左腿慢慢伸直,注意膝關節不能超伸,保持5個呼吸。
5. 吸氣,頭轉正,右腳向後一步落回。
6. 回到戰士二式,繼續練習反側。

輔助練習

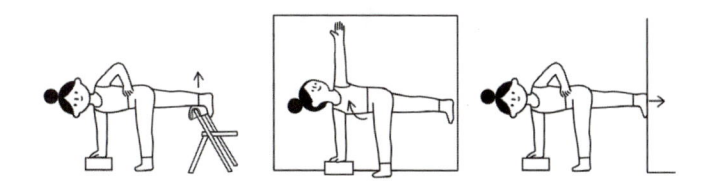

借助輔具為身體扭轉創造空間

1. 右手扶瑜伽磚,右腿伸直勾腳搭在椅背上,借助椅子的支撐力,腳後跟向上提、向後蹬。
2. 右手扶瑜伽磚,身體側面靠牆,脊椎先往兩端延長,再從腹部開始向上做扭轉,左臂向上打開。
3. 右手扶瑜伽磚,右腳向後蹬牆,啟動臀腿的力量,左腿微屈,做到膝蓋不超伸,保持骨盆區域的穩定。

以上練習各保持5~8個呼吸,左右兩側都練習。

雙角式A

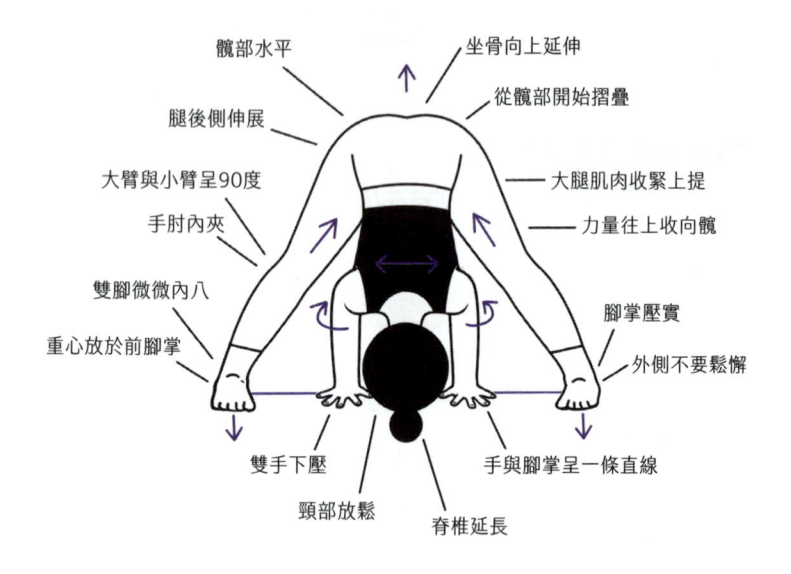

- 髖部水平
- 坐骨向上延伸
- 腿後側伸展
- 從髖部開始摺疊
- 大臂與小臂呈90度
- 大腿肌肉收緊上提
- 手肘內夾
- 力量往上收向髖
- 雙腳微微內八
- 腳掌壓實
- 重心放於前腳掌
- 外側不要鬆懈
- 雙手下壓
- 手與腳掌呈一條直線
- 頸部放鬆
- 脊椎延長

功效 伸展髖關節和腿後側肌肉群，強健腳踝和雙腳，改善腿型。釋放上背和肩膀的壓力，滋養腦部及面部神經，預防面部下垂。

禁忌 處於經期、孕期時應避免練習此體式，腿部、髖部、頸椎受傷者與有偏頭痛者也應避免練習此體式。

學會使用輔助工具，讓身體保持順位！

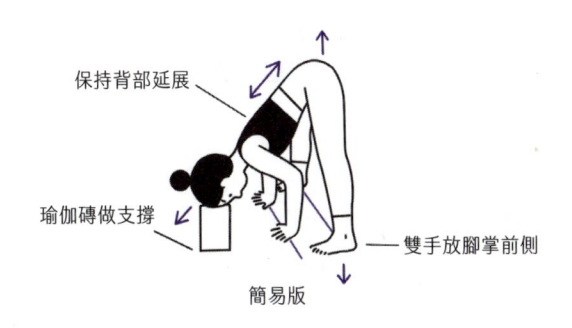

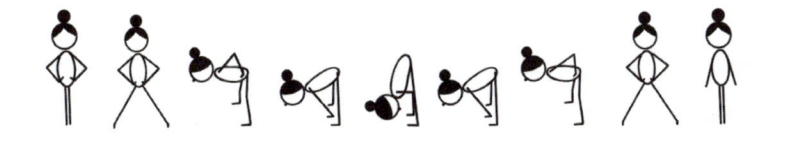

保持背部延展

瑜伽磚做支撐

簡易版

雙手放腳掌前側

口令

1. 進入山式，手扶髖，手肘內夾，胸腔展開。
2. 吸氣，雙腳跳開約一條腿，腳趾微微內扣。
3. 呼氣，微屈膝，身體從髖部開始向前、向下折疊，保持脊椎延展，腹部微收。
4. 雙手放於腳掌內側，手掌壓地，吸氣，延長脊椎。
5. 呼氣，身體向下，手肘向內夾，頭頂找向地面，眼睛看向正後方，保持5個呼吸。
6. 吸氣，手臂伸直，抬頭伸展背部。
7. 呼氣，手扶髖，膝蓋微屈，慢慢起身。

8. 吸氣，身體直立。

9. 呼氣，雙腳併攏回到山式。

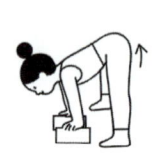

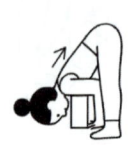

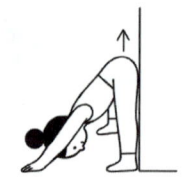

輔助練習

手觸不到地時，可以從簡單到困難、循序練習

1. 雙腳分開約一條腿距離，身體從髖部開始折疊，手扶瑜伽磚，伸展軀幹與腿後側的肌肉。

2. 雙手放於腳內側，與肩同寬，瑜伽磚抵在雙肩下方，軀幹向尾骨方向延伸。

3. 手推地，腿後側貼牆，軀幹向前延長，重心轉移到前腳掌，骨盆在腳踝上方。

以上練習各保持1~2分鐘，可逐漸加深，一點點地打開身體。起身時要緩慢，避免用力過猛導致頭暈。

雙角式B

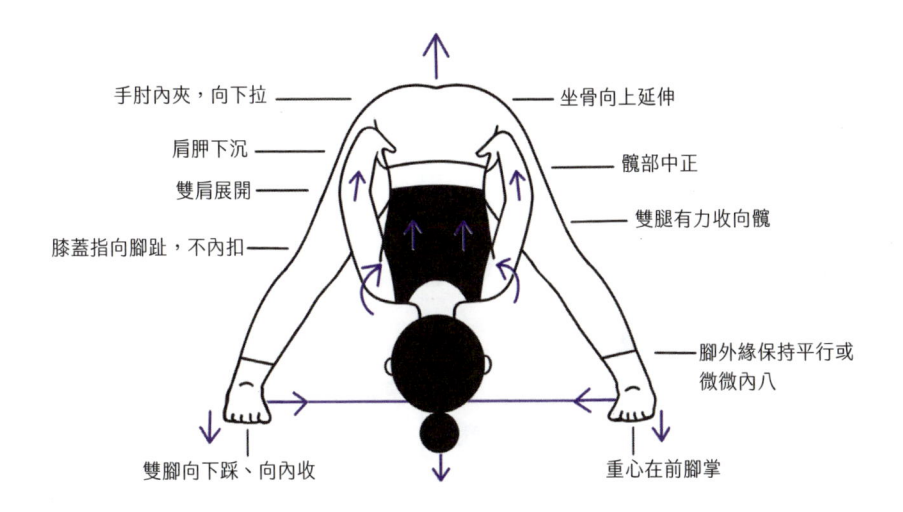

手肘內夾，向下拉
肩胛下沉
雙肩展開
膝蓋指向腳趾，不內扣
雙腳向下踩、向內收

坐骨向上延伸
髖部中正
雙腿有力收向髖
腳外緣保持平行或微微內八
重心在前腳掌

功效 伸展髖關節和腿後側肌肉群，強健腳踝和雙腳，改善腿型；滋養腦部及面部神經，預防臉部下垂，還能克服倒立恐懼。

禁忌 處於經期、孕期時應避免練習此體式，腿部、髖部、頸椎受傷者和有偏頭痛者也應避免練習此體式。

3 | 體式的秘密在細節

記得找準雙腳距離，雙角式的「角度」很重要！

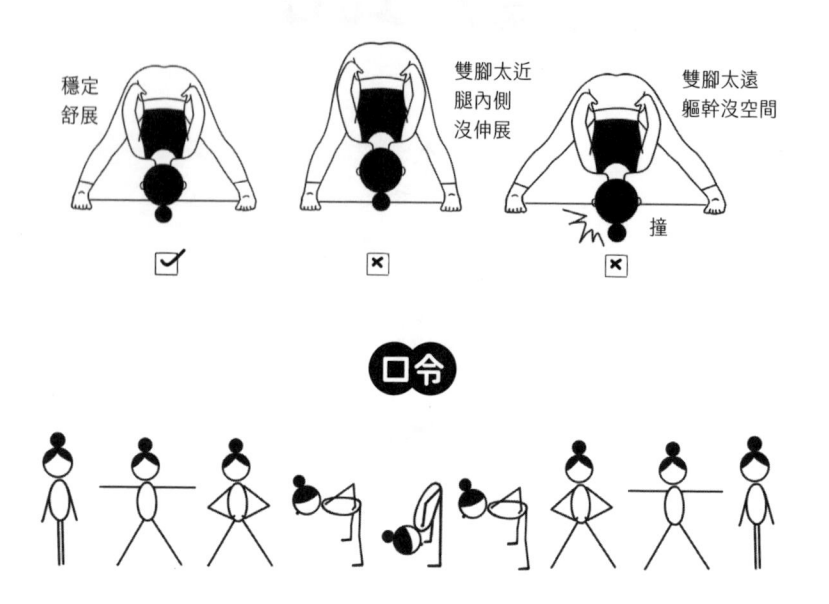

穩定舒展 ☑

雙腳太近 腿內側沒伸展 ✗

雙腳太遠 軀幹沒空間 撞 ✗

口令

1. 進入山式，保持腳掌穩定。
2. 吸氣，雙腳跳開約一條腿距離，手臂展開。
3. 呼氣，手扶髖，沉肩收腹；吸氣，展開胸腔。
4. 呼氣，膝蓋微屈，身體從髖部開始向前、向下折疊，保持背部伸展。
5. 頭放於雙腳之間，頸部保持舒展，軀幹延長，坐骨主動向上，重心在前腳掌，慢慢伸直雙腿，保持5個呼吸。
6. 吸氣，膝蓋微屈，直背起身。

7. 呼氣，身體立直。
8. 吸氣，展開雙臂，感受能量向手臂流動，延伸至指尖。
9. 呼氣，還原到山式。

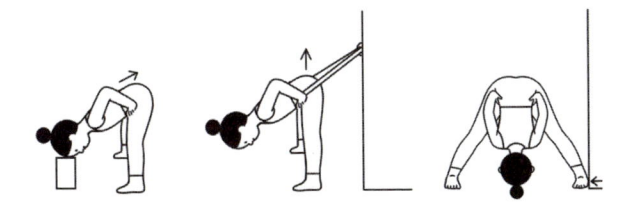

輔助練習

啟動穩定向上的力，有控制力地做伸展

1. 額頭抵瑜伽磚，為頸部提供支撐，力向坐骨延伸。
2. 將牆繩套在腹股溝，打開髖部的空間，腿發力，將坐骨上提。
3. 腳外緣踩實抵住牆，大腿肌肉收緊，雙腿伸展，有向內收的力。

以上練習各保持5~8個呼吸，感受腳向下與坐骨向上的兩種力。

雙角式C

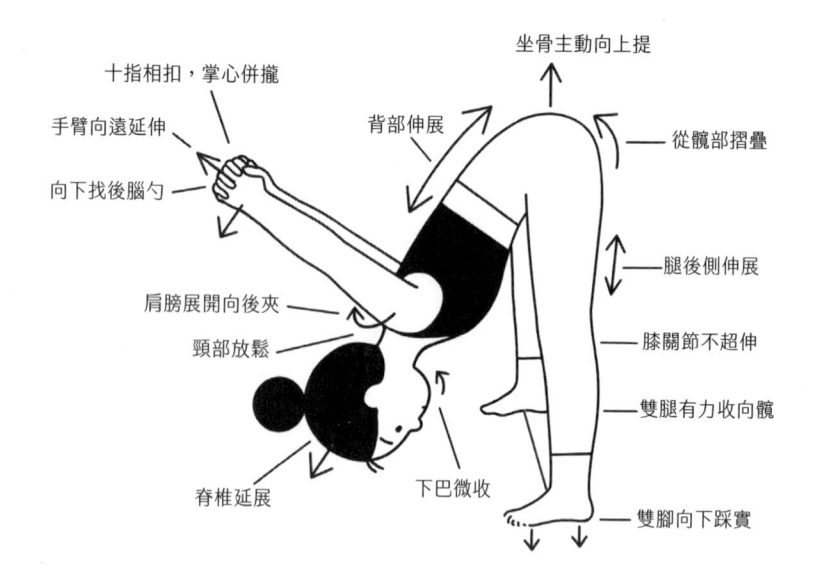

坐骨主動向上提
十指相扣，掌心併攏
手臂向遠延伸
背部伸展
從髖部摺疊
向下找後腦勺
腿後側伸展
肩膀展開向後夾
膝關節不超伸
頸部放鬆
雙腿有力收向髖
脊椎延展
下巴微收
雙腳向下踩實

功效 伸展雙腿後側和內側的肌肉，使肩關節變靈活，還可以拉伸手臂，增強背部力量。

禁忌 處於經期、孕期時應避免練習此體式，腿部、髖部、頸椎受傷者以及有偏頭痛者也應避免練習此體式。

做不到的話就先降一點難度吧!

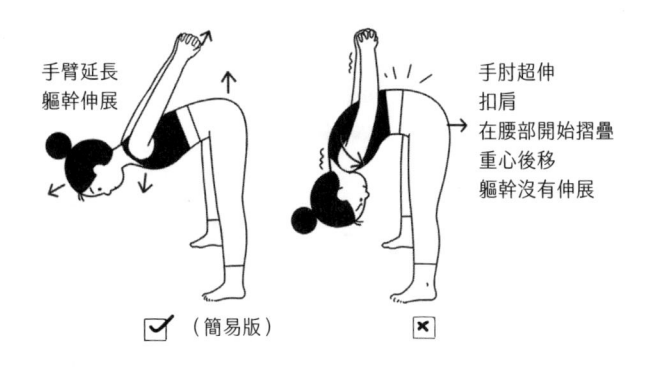

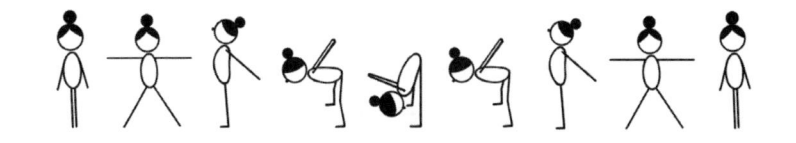

手臂延長　　　　　　　　　　　　手肘超伸
軀幹伸展　　　　　　　　　　　　扣肩
　　　　　　　　　　　　　　　　在腰部開始摺疊
　　　　　　　　　　　　　　　　重心後移
　　　　　　　　　　　　　　　　軀幹沒有伸展

☑（簡易版）　　　✘

口令

1. 進入山式。
2. 吸氣，雙腳跳開約一條腿距離，雙腳微微內八，手臂平舉。
3. 呼氣，肩關節向後旋，雙手在背後交扣，手臂伸直，遠離臀部；吸氣，胸腔上提。
4. 呼氣，微屈膝蓋，身體從髖部開始向前、向下折疊。
5. 頭在兩腿之間，下巴微收，頸部舒展，雙手朝地板方向下壓，眼睛看向雙腿後方，坐骨上提，保持5個呼吸。
6. 吸氣，腿發力，雙手帶動軀幹向上，慢慢直背起身。

7. 呼氣，保持十指交扣的狀態，雙肩下沉。
8. 吸氣，手臂向外展開，感覺能量從下至上在流動。
9. 呼氣，回到山式。

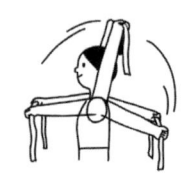

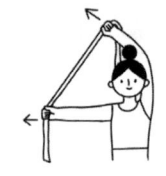

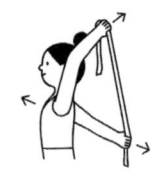

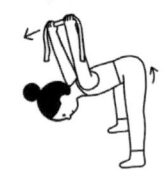

輔助練習

在以下練習中請保持手腕垂直！

1. 手握伸展帶，雙手距離大於肩寬，沉肩，手臂前平舉；吸氣，雙手向上舉過頭頂，轉肩向後；呼氣，原路返回（轉不過去時可調寬雙手距離，確保有拉伸感）。
2. 雙手向上舉過頭頂，雙臂向右，後腦勺向後推手臂，保持5個呼吸，解開，換反側繼續練習。
3. 手臂伸直，一上一下，手向後拉，遠離身體，保持5~8個呼吸，解開，交換雙手的上下方向。
4. 肩膀變靈活以後嘗試手抓伸展帶進入雙角式C，可以確保手肘不超伸，手臂有力地伸展。

雙角式D

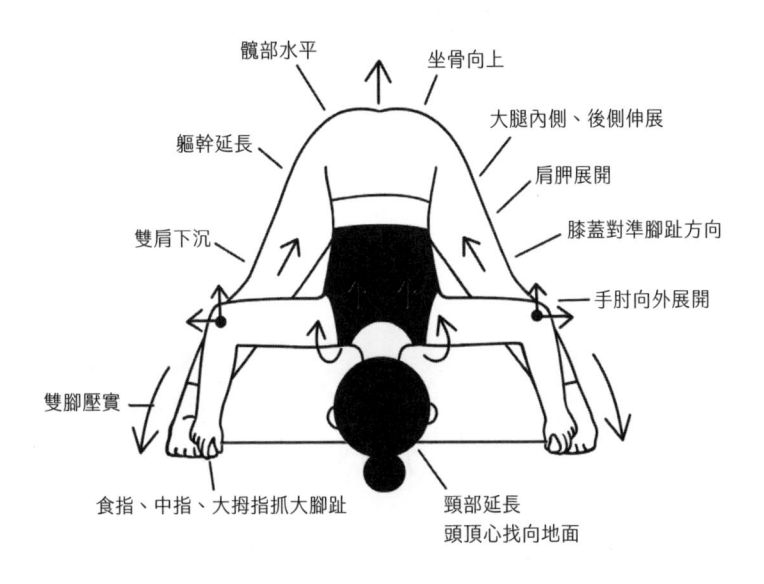

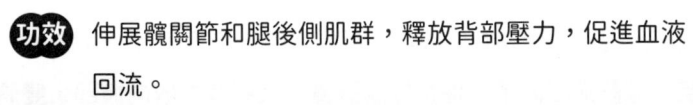

髖部水平
坐骨向上
大腿內側、後側伸展
軀幹延長
肩胛展開
雙肩下沉
膝蓋對準腳趾方向
手肘向外展開
雙腳壓實
食指、中指、大拇指抓大腳趾
頸部延長
頭頂心找向地面

功效 伸展髖關節和腿後側肌群，釋放背部壓力，促進血液回流。

禁忌 處於經期、孕期時應避免練習此體式，腿部、髖部、頸椎受傷者，以及有偏頭痛者也應避免練習此體式。

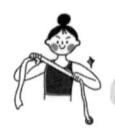

長度不夠，伸展帶來湊！

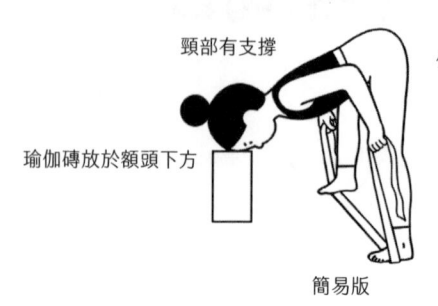

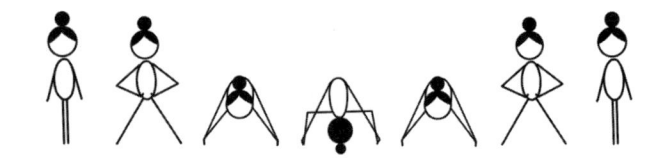

頸部有支撐
保持背部伸展
瑜伽磚放於額頭下方
簡易版

口令

1. 進入山式。
2. 吸氣，雙腳跳開約一條腿距離，腳微微內八。
3. 呼氣，手扶髖，微屈膝，身體從髖部開始向前、向下折疊，食指、中指、大拇指抓大腳趾；吸氣，展開胸腔，伸直手臂和雙腿。
4. 呼氣，身體前屈向下，保持雙腳踩實，大腿有力收向髖部，雙肩向外展開且向上提，頭頂心找向地面，頸部放鬆，保持5個呼吸。
5. 吸氣，抬頭，胸腔展開。
6. 呼氣，手扶髖，直背起身。
7. 吸氣，雙腳收回，還原山式。

輔助練習

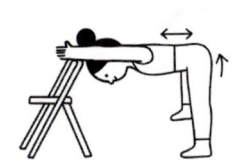

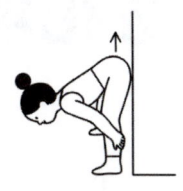

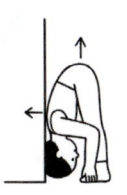

借助工具,在舒適的狀態中加深伸展

1. 雙腳分開,手臂伸直放於椅背,身體從髖部開始折疊,延展背部。
2. 微屈膝,臀部貼牆,手放小腿處,延展脊椎,然後慢慢伸直膝蓋,坐骨沿著牆向上伸展。
3. 背靠牆,手抓大腳趾,軀幹放鬆向下,坐骨繼續向上延伸,重心在前腳掌。

以上練習各保持1~2分鐘,可疊加練習,不斷加深伸展。

簡易花環式

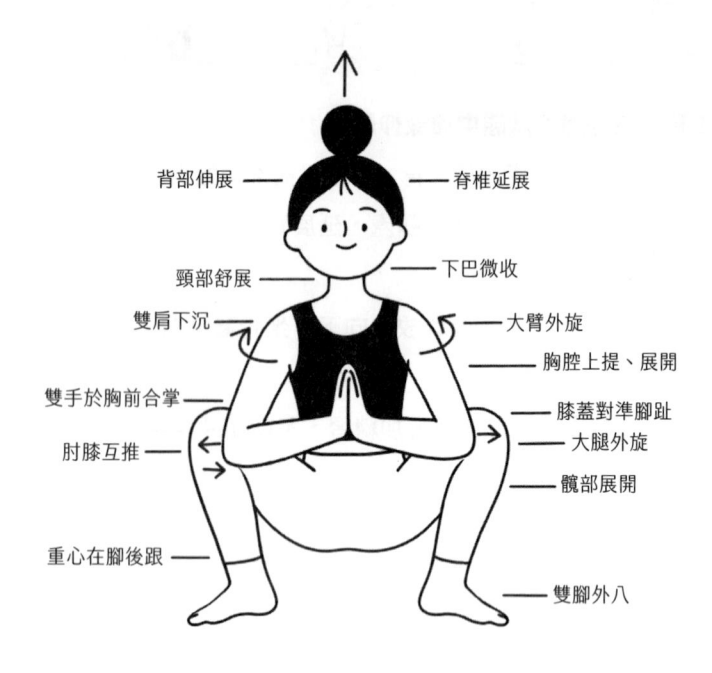

- 背部伸展
- 脊椎延展
- 頸部舒展
- 下巴微收
- 雙肩下沉
- 大臂外旋
- 胸腔上提、展開
- 雙手於胸前合掌
- 膝蓋對準腳趾
- 肘膝互推
- 大腿外旋
- 髖部展開
- 重心在腳後跟
- 雙腳外八

功效 拉伸跟腱、小腿、大腿內側、腹股溝，伸展髖關節，還能按摩腹部器官。

有能「屈」能「伸」的腳踝，才有靈活、健康的小腿

多蹲一蹲就下去了。

好難啊！

腳踝緊繃
重心在前腳掌

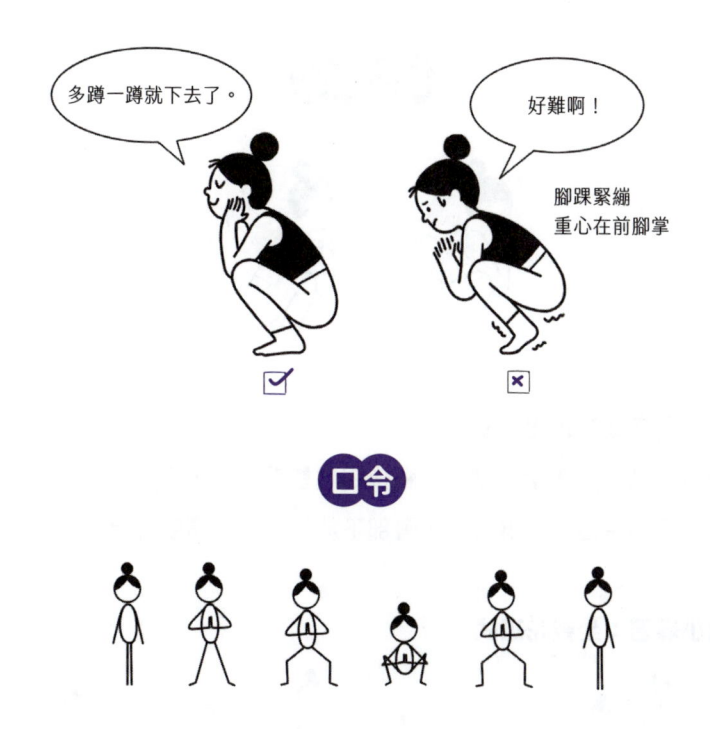

口令

1. 山式準備。
2. 雙腳分開，與骨盆同寬，腳掌向外打開，吸氣，雙手合掌於胸前，小臂端平。
3. 呼氣，屈髖屈膝，向下蹲。
4. 膝蓋向外打開，與腳尖方向一致，手肘抵住膝蓋內側，掌心互推，手肘、膝互相對抗，雙肩下沉，髖部伸展，進入簡易花環式，保持5個呼吸。

5. 腳向下推地，雙腿發力慢慢起身。
6. 回到山式。

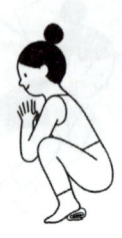

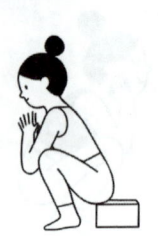

輔助練習

借助輔具完成腳踝的屈曲

1. 雙腳外八，膝蓋指向腳尖，腳後跟處墊毛巾，可緩解腳背僵緊。
2. 背部保持平直，延展脊椎，臀部下放瑜伽磚，高度可自行調整。

日常小練習：坐姿花環式

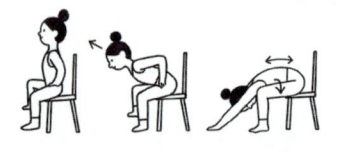

1. 坐在椅子邊緣，雙膝分開，身體從髖部開始向前摺疊，手向前伸展，延展脊椎，保持5~8個呼吸。

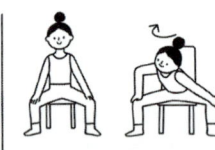

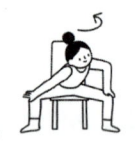

2. 坐在椅子邊緣，雙膝大大地分開，手向外推膝蓋，以脊椎為軸，扭轉胸腔，保持5~8個呼吸，換反側繼續練習。

工作空檔坐著也可以練習伸展髖腿和腰背。

漫畫小劇場
被窩瑜伽

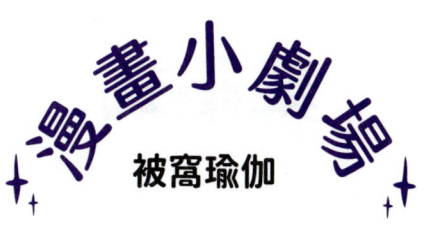

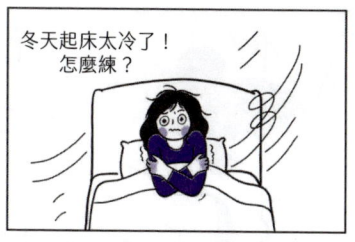

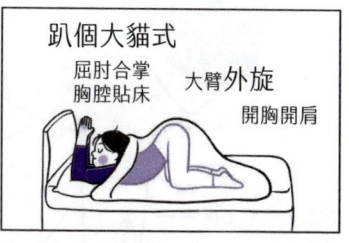

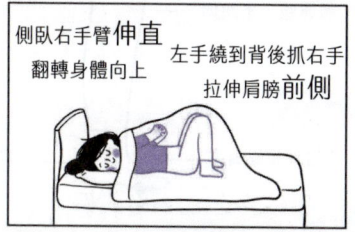

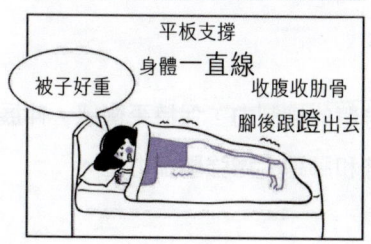

冬天起床太冷了！怎麼練？

趴個大貓式

屈肘合掌
胸腔貼床

大臂外旋
開胸開肩

側臥右手臂**伸直**
翻轉身體向上

左手繞到背後抓右手
拉伸肩膀**前側**

平板支撐
身體一直線
收腹收肋骨
腳後跟**蹬**出去

被子好重

3 | 體式的秘密在細節

舞蹈式

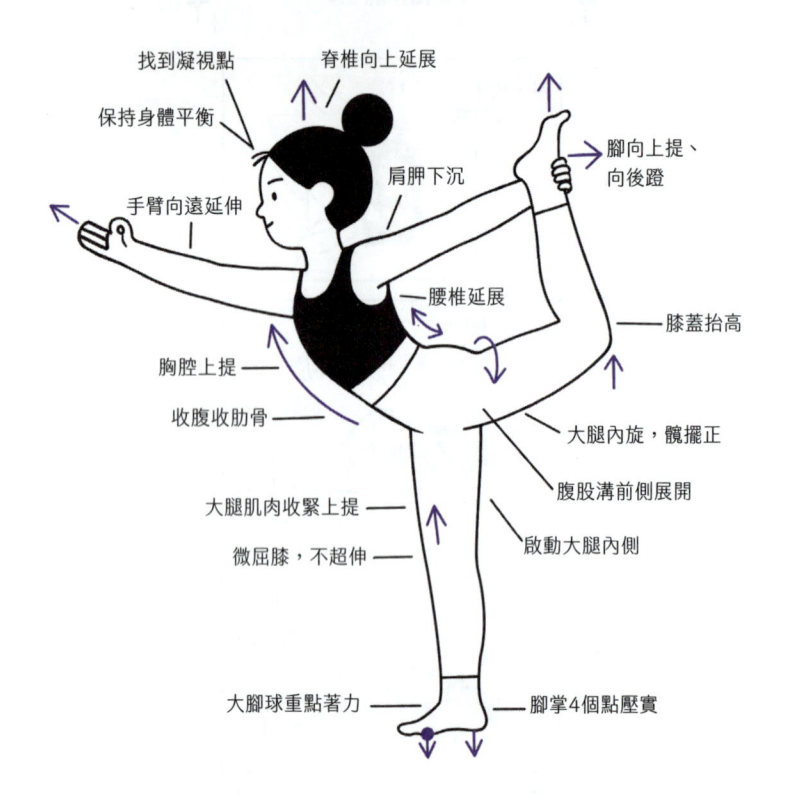

- 找到凝視點
- 脊椎向上延展
- 保持身體平衡
- 腳向上提、向後蹬
- 肩胛下沉
- 手臂向遠延伸
- 腰椎延展
- 膝蓋抬高
- 胸腔上提
- 收腹收肋骨
- 大腿內旋，髖擺正
- 腹股溝前側展開
- 大腿肌肉收緊上提
- 啟動大腿內側
- 微屈膝，不超伸
- 大腳球重點著力
- 腳掌4個點壓實

功效 增強對身體的控制力，保持平衡感，伸展肩、髖、大腿前側、膝和腳踝，增強腿部力量。

保持平衡有秘訣！

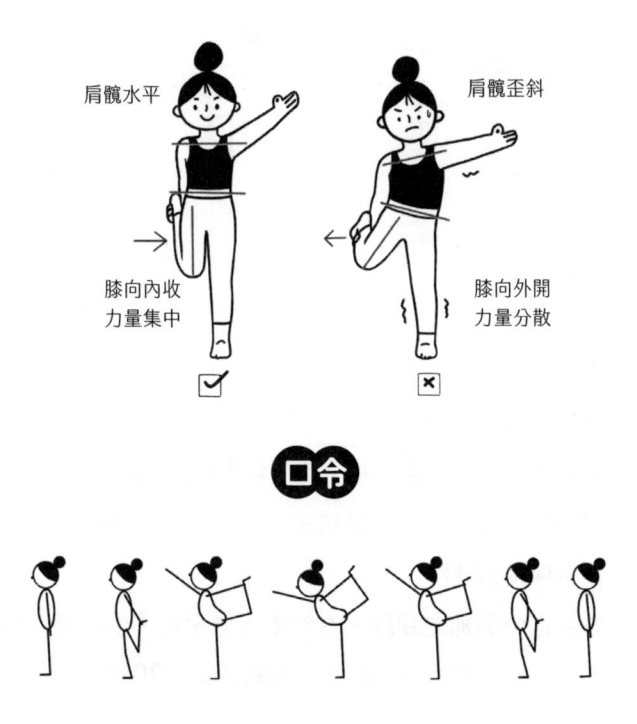

肩髖水平　　　　　　　肩髖歪斜

膝向內收　　　　　　　膝向外開
力量集中　　　　　　　力量分散

口令

1. 山式站立，腳掌均勻受力，保持腿部根基穩定。
2. 屈左膝，左手從內側抓腳背。
3. 吸氣，脊椎向上伸展，右手伸直，左腳向上、向後抬高。
4. 呼氣，身體向前，腹部平行於地面，膝蓋繼續向上抬高，腳後跟遠離軀幹，同時注意雙髖水平朝前，保持5個呼吸。
5. 吸氣，手臂帶動身體回正。
6. 呼氣，落左腿。
7. 還原山式，換反側繼續練習。

輔助練習

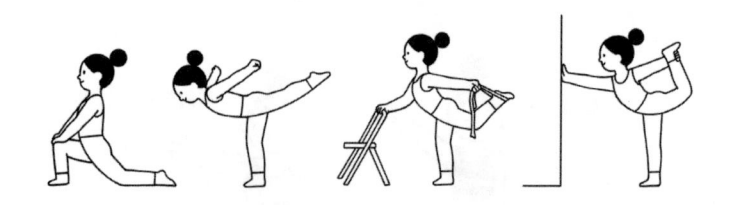

準備充分再練習吧

第一步：做新月式，左膝蓋、左腳背貼地，手推右膝蓋，每次呼氣時髖部下沉，伸展髖部，兩側各保持60秒。

第二步：做戰士三式，後腿內旋，雙髖調正，後背發力，雙手握拳向後展開，建立腿部力量，兩側各保持30秒。

第三步：用伸展帶套腳背，手扶椅子，右腿微屈，左腿向上拉高，兩側各保持30秒。

第四步：左手從內側抓左腳踝，右腳掌內側壓實，手扶牆保持身體平衡，之後慢慢嘗試手離牆，兩側各保持30秒。

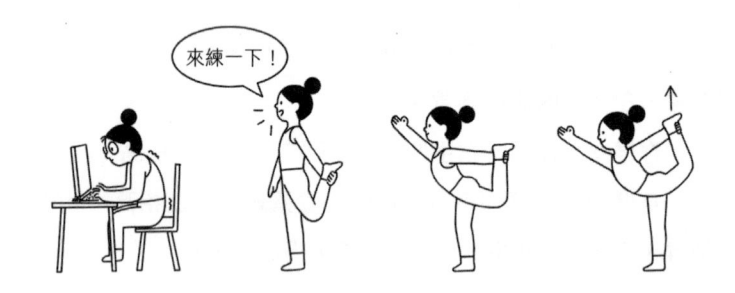

　　日常久坐會導致身體前側縮短、後側無力，而舞蹈式剛好可以改善這一問題，注意身體兩側都要練習哦！

舞王式

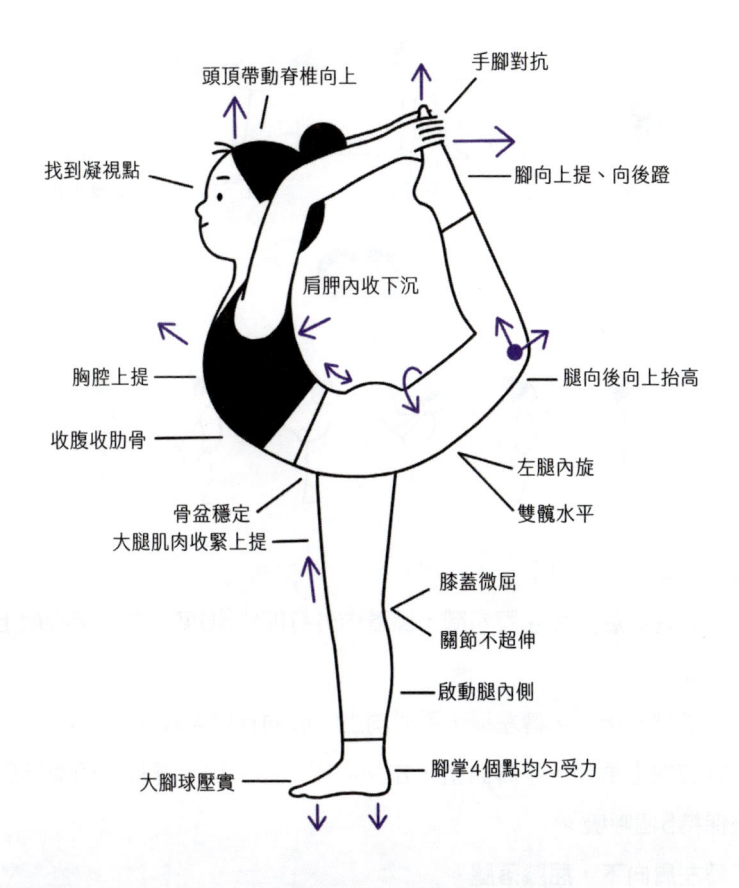

- 頭頂帶動脊椎向上
- 手腳對抗
- 找到凝視點
- 腳向上提、向後蹬
- 肩胛內收下沉
- 胸腔上提
- 腿向後向上抬高
- 收腹收肋骨
- 左腿內旋
- 雙髖水平
- 骨盆穩定
- 大腿肌肉收緊上提
- 膝蓋微屈
- 關節不超伸
- 啟動腿內側
- 大腳球壓實
- 腳掌4個點均勻受力

功效 可以提高身體平衡能力，強健腿部和腳踝；伸展肩膀、胸腔、腹部、腹股溝和大腿前側的肌肉；脊椎獲得向後的伸展，從而恢覆彈性。

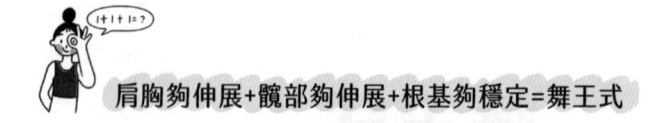

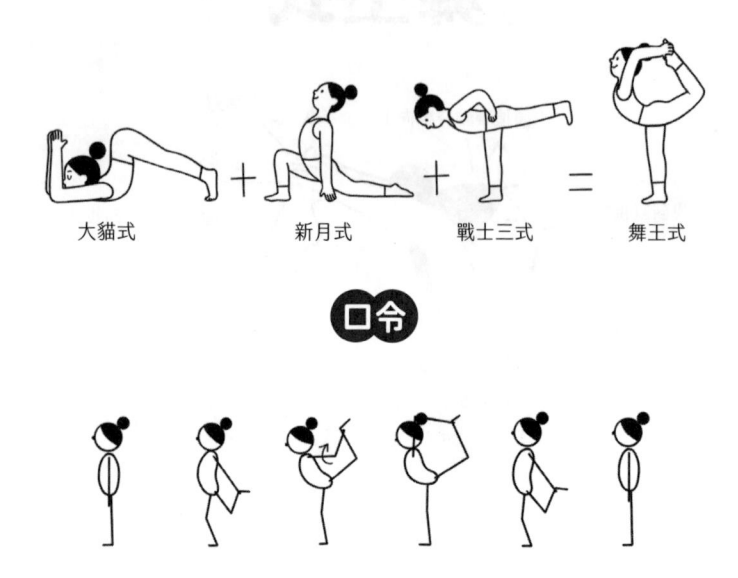

肩胸夠伸展+髖部夠伸展+根基夠穩定=舞王式

大貓式 + 新月式 + 戰士三式 = 舞王式

口令

1. 進入山式。
2. 重心在右腳，屈左膝勾腳，膝蓋向外打開約30度，左手掌心朝上抓左腳背。
3. 膝蓋轉向後方，轉左肩，手肘向上，收向身體中線。
4. 胸腔向上展開，手腳對抗，左腳向後、向上蹬，脊椎向兩端延展，保持5個呼吸。
5. 轉左肩向下，屈膝落腿。
6. 回到山式，換反側繼續練習。

輔助練習

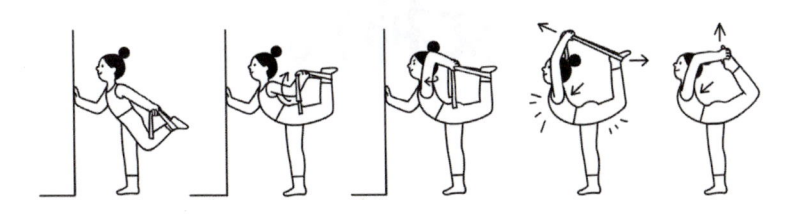

借助牆壁和伸展帶

1. 手扶牆,大腳球壓實,保持右腳掌根基穩定,將伸展帶套左腳踝上。
2. 彎曲手肘從內向外轉動(多練習轉肩或調長伸展帶)。
3. 大臂外旋,手肘靠近耳朵,左腿向後、向上蹬,脊椎保持挺拔,胸腔展開。
4. 身體穩定以後嘗試用雙手抓伸展帶,保持骨盆水平,沒有產生歪斜,脊椎向兩端延展。
5. 保持胸腔展開,背部發力,髖前側伸展,慢慢縮短手腳距離,直到手抓住腳背,完成體式。

可停留在適合自己的位置上,做到有力量、有伸展就行,即使沒有做到最終體式,也能收獲體式功效。

女神式

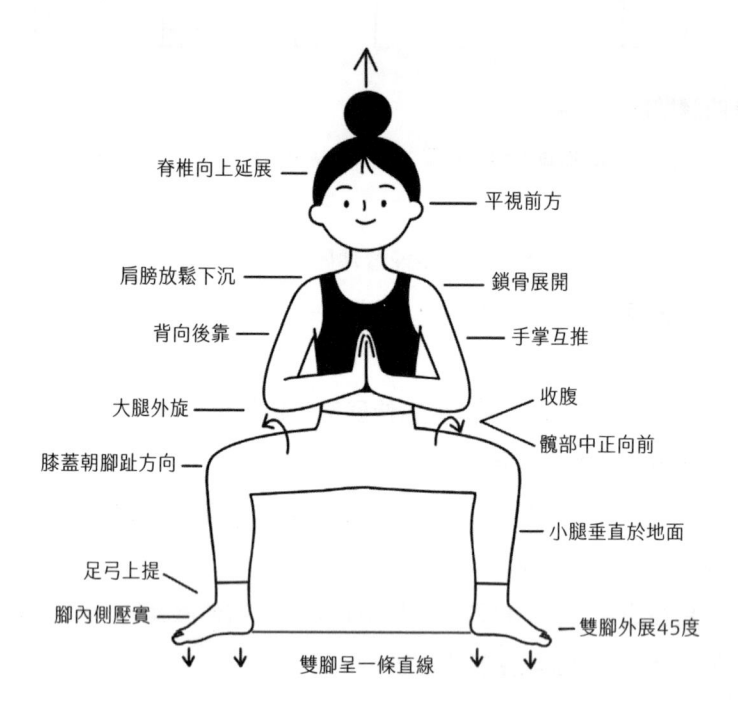

- 脊椎向上延展
- 平視前方
- 肩膀放鬆下沉
- 鎖骨展開
- 背向後靠
- 手掌互推
- 大腿外旋
- 收腹
- 髖部中正向前
- 膝蓋朝腳趾方向
- 小腿垂直於地面
- 足弓上提
- 腳內側壓實
- 雙腳外展45度
- 雙腳呈一條直線

功效 伸展髖關節，還能使膝關節變靈活；鍛鍊腰腹肌肉群，改善體態，緊致雙腿線條，提高膝蓋、腳踝的穩定性。

大腿蹲不了太低，就先抬高一點！

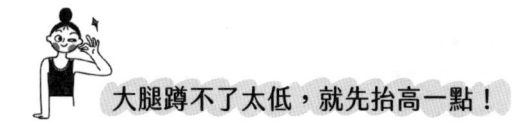

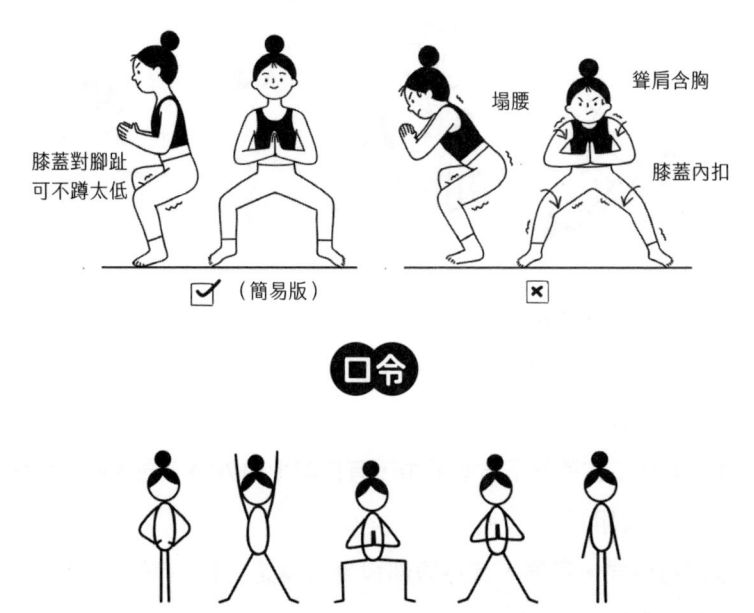

膝蓋對腳趾可不蹲太低 ☑（簡易版）

塌腰　聳肩含胸　膝蓋內扣 ✗

口令

1. 進入山式，手扶髖準備。
2. 雙腳分開約一條腿距離，雙腳外展45度（角度可根據髖部打開程度來決定）；吸氣，手臂向上伸展，胸腔上提。
3. 呼氣，屈膝下蹲，大腿平行於地面，小腿垂直於地面，雙手在胸前合十，背部挺直，大腿內側肌肉收緊，髖部保持穩定，保持5個呼吸。
4. 腳蹬，腿發力，起身。
5. 雙腳收回，還原山式。

輔助練習

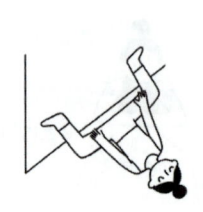

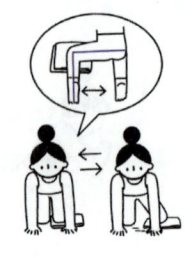

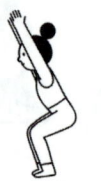

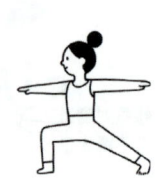

髖部伸展與腿部力量的結合

1. 靠牆開髖:雙膝對準腳趾方向,腳踩牆,大腿外旋,雙膝下沉,靜態保持1~3分鐘。
2. 動態開髖:在膝蓋下方墊毛巾,有控制地向外滑、向內收,動態練習3組(每組15個)。
3. 練習幻椅式,屈膝,保持腹部與骨盆穩定,臀向下蹲,靜態保持5~8個呼吸。
4. 練習戰士二式,前腿外旋,後腿有力,伸展與力量並存,兩側各保持5~8個呼吸。

坐姿體式

坐姿體式可以讓髖部、腹股溝區域、膝蓋、腳踝的肌肉變得靈活、有彈性，可以讓脊椎保持穩定。一般用於冥想姿勢，彎曲雙腿時下半身血液循環變緩，上半身的血液循環充足，從而加速頭部的供氧。

手杖式

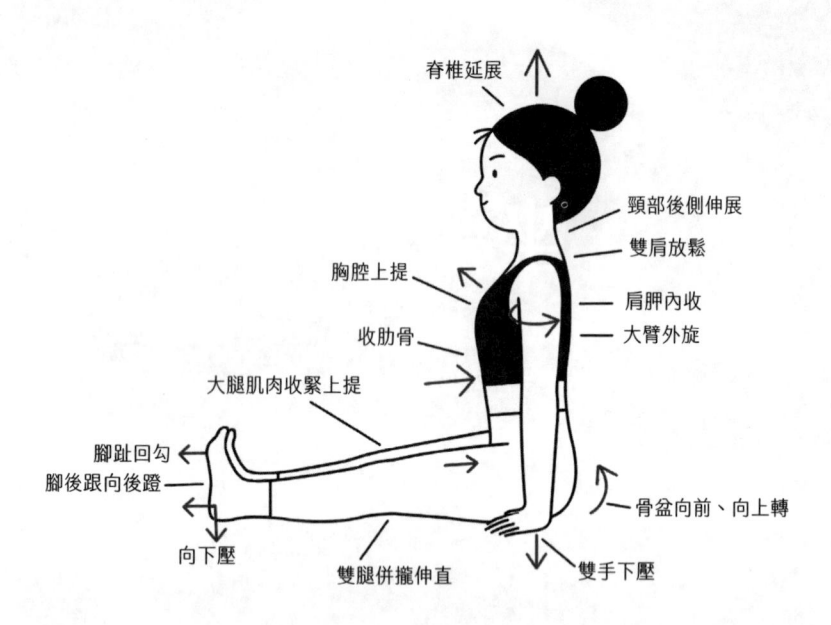

脊椎延展

頸部後側伸展

雙肩放鬆

胸腔上提

肩胛內收

收肋骨

大臂外旋

大腿肌肉收緊上提

腳趾回勾

腳後跟向後蹬

骨盆向前、向上轉

向下壓

雙腿併攏伸直

雙手下壓

功效 增強腿部力量，穩定骨盆；按摩腹部器官，促進腹部和脊椎的血液循環。

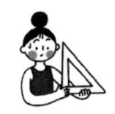

原來保持「直角」這麼難！

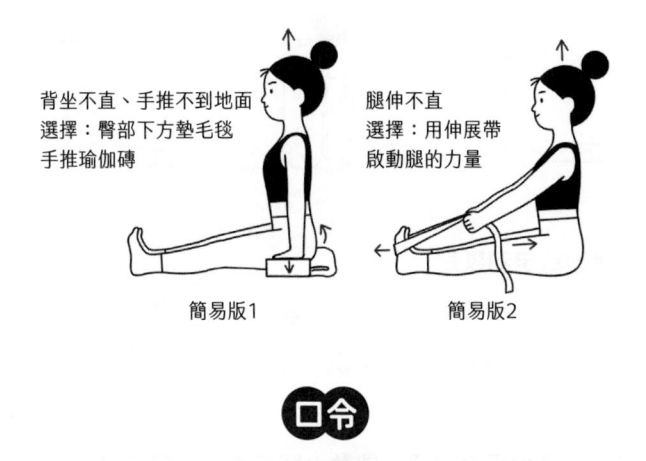

背坐不直、手推不到地面
選擇：臀部下方墊毛毯
手推瑜伽磚

簡易版1

腿伸不直
選擇：用伸展帶
啟動腿的力量

簡易版2

口令

1. 坐立，臀部肌肉向後、向外撥，兩側坐骨均勻向下；雙腿伸直，雙腳併攏，腳趾回勾，大腿肌肉收緊上提，腿後側展開貼向墊子。
2. 雙肩展開，手掌放臀部兩側，指尖朝前，掌心下壓；腹部微微內收，脊椎向上延展，維持1分鐘。

輔助練習

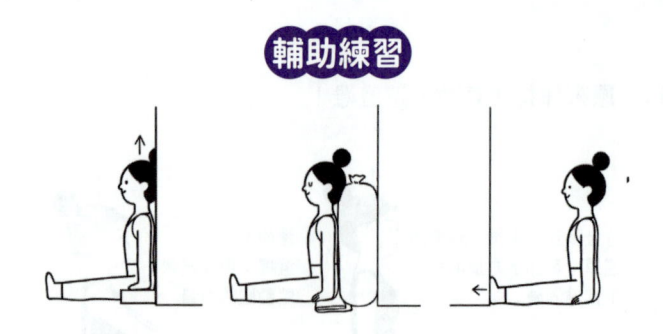

使用輔具找到穩定和延展

1. 背靠牆,手推瑜伽磚,脊椎向上延展,整個背部垂直於地面。
2. 臀部坐在毯子邊緣,雙肩下沉,下腰背舒展,抱枕爲後背提供支撐。
3. 雙腿併攏,雙腳用力蹬牆,啓動大腿的力量,雙腿進髖。

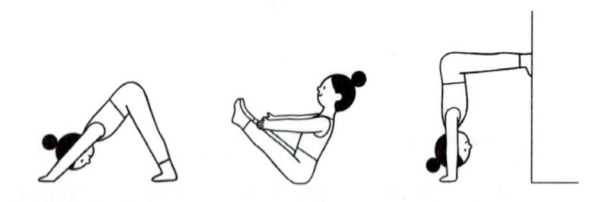

換個方向,看看它們和手杖式有什麼不同

1. 下犬式:大腿肌肉上提,骨盆向前轉,腿後側肌肉伸展。
2. 船式:保持坐骨穩定,骨盆微微前傾,雙腿進髖。
3. 一半的手倒立:髖部保持穩定,大腿向上提,雙腿有力地蹬出去。

單腿背部伸展式

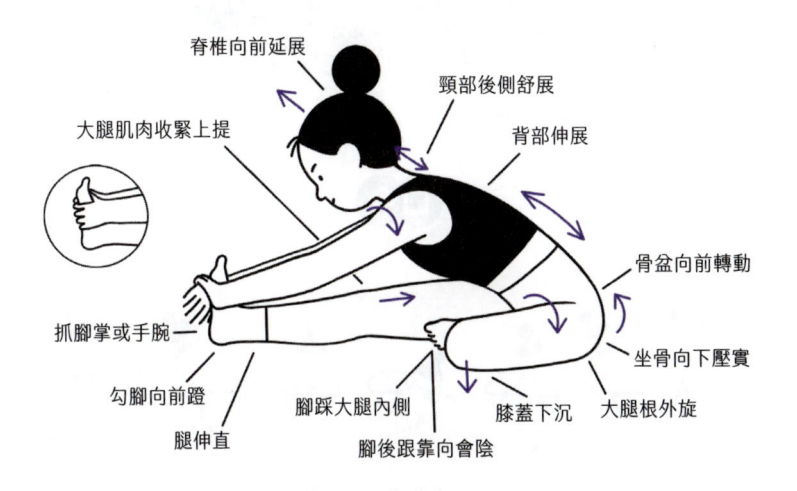

脊椎向前延展
頸部後側舒展
大腿肌肉收緊上提
背部伸展
骨盆向前轉動
抓腳掌或手腕
坐骨向下壓實
勾腳向前蹬
腳踩大腿內側
膝蓋下沉
大腿根外旋
腿伸直
腳後跟靠向會陰

功效 伸展背、髖、腿、手、踝部的肌肉，緩解坐骨神經痛，保護腎臟，提升肝脾機能。

注意 背部疼痛或有腰椎間盤突出的人，可保持背部伸展，避免做過多前屈。

3 | 體式的秘密在細節

屈髖骨盆向前轉動，不要總想臉貼腿！

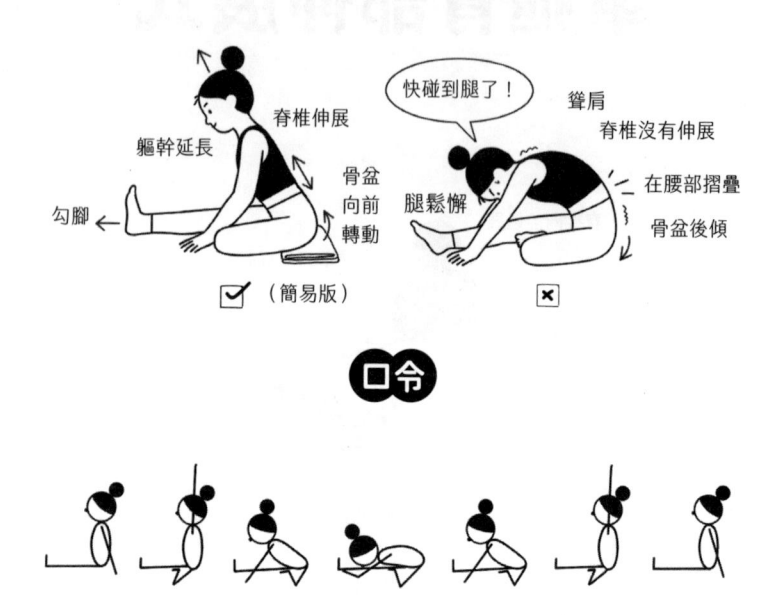

- 軀幹延長
- 脊椎伸展
- 勾腳
- 骨盆向前轉動
- （簡易版）✓

- 快碰到腿了！
- 聳肩
- 脊椎沒有伸展
- 在腰部摺疊
- 腿鬆懈
- 骨盆後傾
- ✗

口令

1. 坐在墊子上，坐骨坐實，臀部肌肉向外撥。
2. 屈左膝，腳踩右大腿內側，右腳回勾，吸氣，雙臂向上，延展脊椎。
3. 呼氣，身體從髖部開始折疊，直背向前、向下，手扶地，雙肩下沉，脊椎延展。
4. 加深前屈，下一次呼氣時，腹部貼向大腿，臉貼向小腿，保持頸部舒展，停留5個呼吸。
5. 抬頭，脊椎延展。
6. 下一次吸氣時，雙手向上，帶動軀幹回正。
7. 左腿伸直向前，放鬆雙腿，調整呼吸，換反側繼續練習。

輔助練習

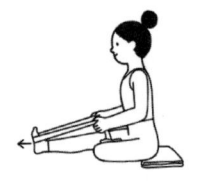

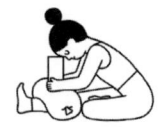

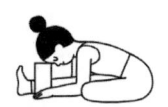

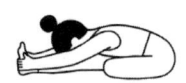

循序漸進地伸展

1. 臀部下墊毛巾,有助於骨盆向前轉動。將伸展帶套腳掌上,始終保持勾腳狀態,手腳力量互相對抗。
2. 身體從髖部開始折疊,拉長下腰背,抱枕加上瑜伽磚用來支撐頸部,保持脊椎延展向前。
3. 調整瑜伽磚高度,手肘落地,雙肩放鬆,軀幹延長,骨盆向前轉動。
4. 雙手抓腳,拉長側腰,腹部貼向大腿,臉貼向小腿。

以上練習,左右兩側各保持2~3分鐘,可疊加練習,逐漸加深伸展。保持深長的呼吸,停留在有拉伸感的位置,即使身體沒有完全下去,也一樣可以收獲體式的功效。

金剛坐式

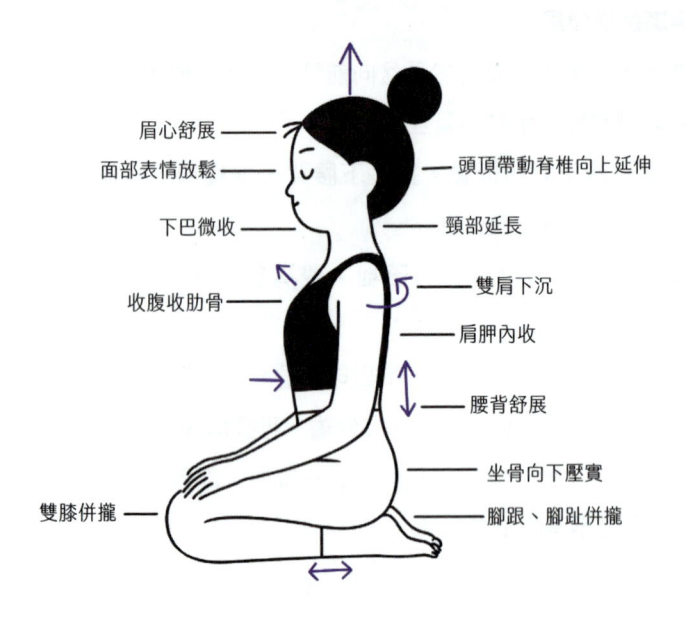

- 眉心舒展
- 面部表情放鬆
- 下巴微收
- 收腹收肋骨
- 雙膝併攏
- 頭頂帶動脊椎向上延伸
- 頸部延長
- 雙肩下沉
- 肩胛內收
- 腰背舒展
- 坐骨向下壓實
- 腳跟、腳趾併攏

功效 伸展腳背、腳踝，促進下肢的血液循環，有利於塑造纖細腿型；可促進消化，排出身體廢氣。

好不容易坐下去，竟然沒坐對？

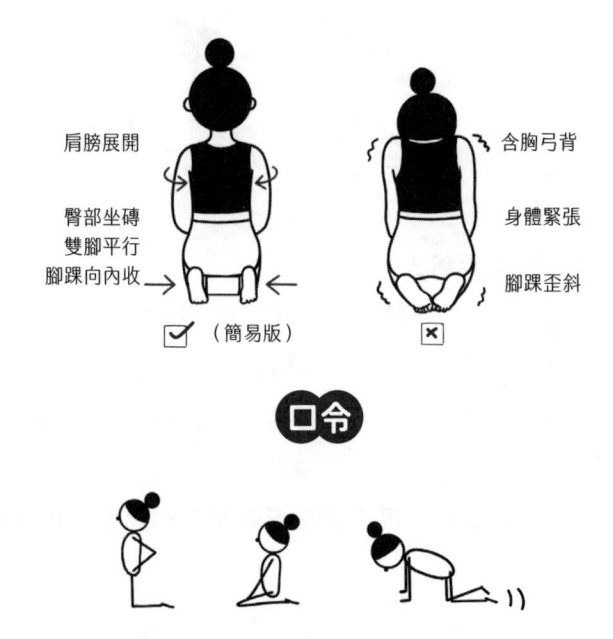

肩膀展開
臀部坐磚
雙腳平行
腳踝向內收

☑（簡易版）

含胸弓背
身體緊張
腳踝歪斜

✗

口令

1. 跪在墊子上，雙腿雙腳併攏，腳背壓地。
2. 臀部坐於腳後跟上，手各自放大腿上，背部保持挺直向上，吸氣，延展脊椎，胸腔上提；呼氣，肩膀放鬆下沉，深長、緩慢地呼吸，保持3~5分鐘。
3. 緩慢退出，拍打腳背，轉動放鬆腳踝。

輔助練習

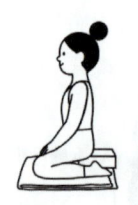

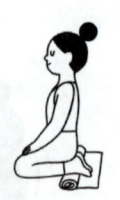

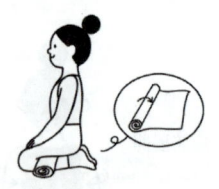

坐不下去，試試這幾個辦法！

1. 身體下方墊毛毯，雙膝分開，臀部坐於瑜伽磚上，腳踝與小腿呈一條直線。如果膝蓋痛，可增加一塊瑜伽磚，確保膝蓋沒有壓力。
2. 捲一個毛巾墊在腳踝下方，可根據情況調整毛巾厚度，以減輕腳踝壓力。
3. 毛巾墊在膝蓋窩後方，可根據情況調整毛巾厚度，以減輕膝蓋壓力。

每日小練習

　　金剛跪姿進入冥想練習，每天5分鐘。隨著練習次數的增多，可逐漸增加時長。

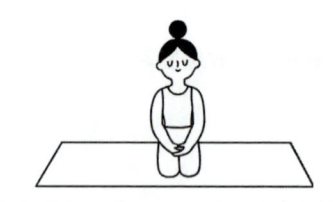

冥想初體驗——像一杯混濁的水慢慢沉澱下來

英雄坐姿

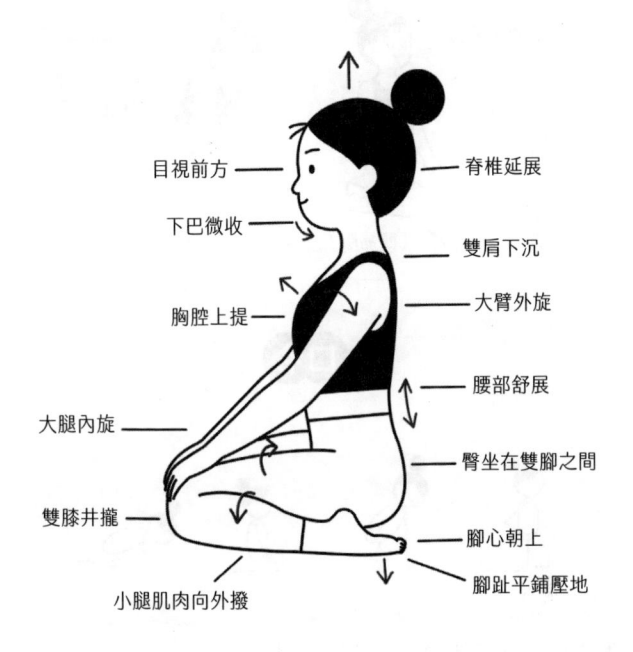

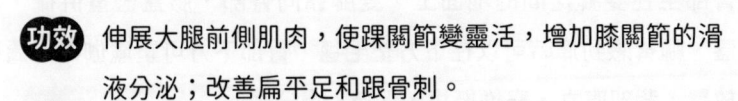

目視前方 —
下巴微收 —
胸腔上提 —
大腿內旋 —
雙膝并攏 —
小腿肌肉向外撥 —

脊椎延展
雙肩下沉
大臂外旋
腰部舒展
臀坐在雙腳之間
腳心朝上
腳趾平鋪壓地

功效 伸展大腿前側肌肉，使踝關節變靈活，增加膝關節的滑液分泌；改善扁平足和跟骨刺。

禁忌 膝蓋受過傷的人不要練習這個體式。

拒絕傷害，學習正確的練習方式！

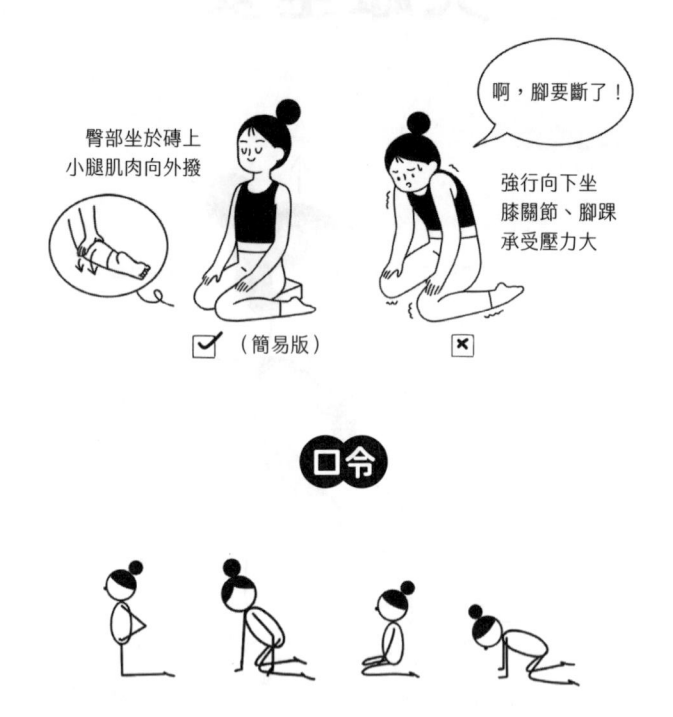

臀部坐於磚上
小腿肌肉向外撥

☑（簡易版）

啊，腳要斷了！

強行向下坐
膝關節、腳踝
承受壓力大

☒

口令

1. 雙膝併攏跪地，腳趾向後，腳背壓地。
2. 小腿肌肉向外撥。
3. 臀部坐在雙腳之間的地面上，雙腳靠向臀部，膝蓋盡量併攏，膝蓋、腳背感到痛時可以在下方墊毛毯，臀部下方可墊瑜伽磚，肩膀放鬆，背部直立，脊椎挺拔，保持3~5分鐘。
4. 退出時，慢慢起身，活動放鬆雙腿。

輔助練習

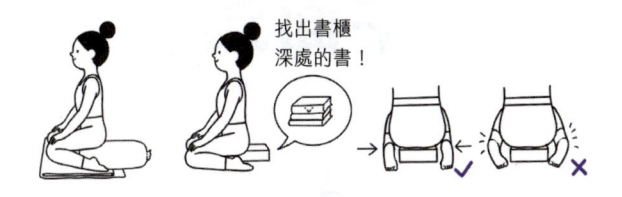

借助輔具，在舒適的位置保持坐姿！

1. 身體下方墊毛毯，臀部坐在抱枕上，可緩解膝蓋、腳背疼痛。初練時膝蓋可以稍微分開，減輕膝關節的壓力。
2. 臀部坐於瑜伽磚上，膝蓋有壓力的話可增加一塊瑜伽磚，也可用書來代替。坐在瑜伽磚上時，腳踝平行向後，保持舒展且沒壓力。

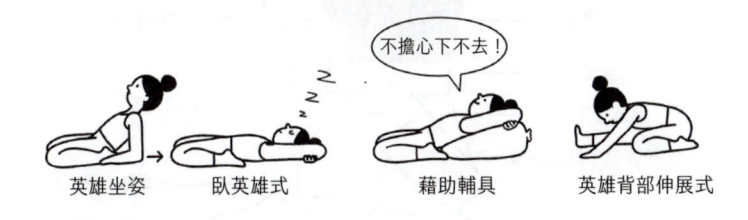

1. 臥英雄式：從英雄坐姿開始，手肘依次撐地，慢慢躺下進入臥英雄式。
2. 借助輔助：下不去時可躺抱枕或瑜伽磚上。
3. 英雄背部伸展式：一半是坐立前屈式，一半是英雄式。

牛面式

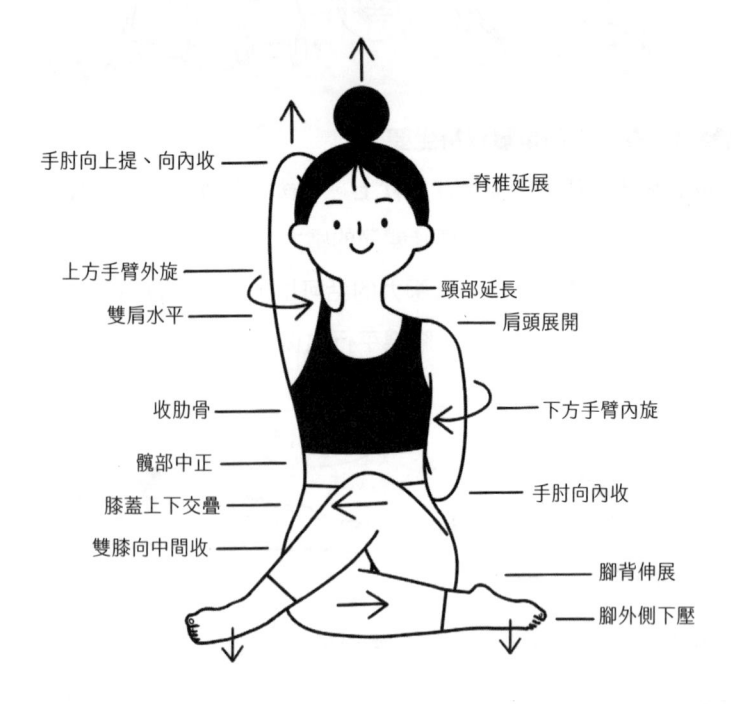

- 手肘向上提、向內收
- 脊椎延展
- 上方手臂外旋
- 頸部延長
- 雙肩水平
- 肩頭展開
- 收肋骨
- 下方手臂內旋
- 髖部中正
- 膝蓋上下交疊
- 手肘向內收
- 雙膝向中間收
- 腳背伸展
- 腳外側下壓

功效 伸展臀部、大腿和腳踝，也使肩關節變得靈活；能夠伸展胸部、背部，使人保持良好體態。

建議 做完青蛙趴、橫叉等開髖練習之後，收髖可以做牛面式來使身體保持平衡。

難道抓手才是最重要的嗎？！

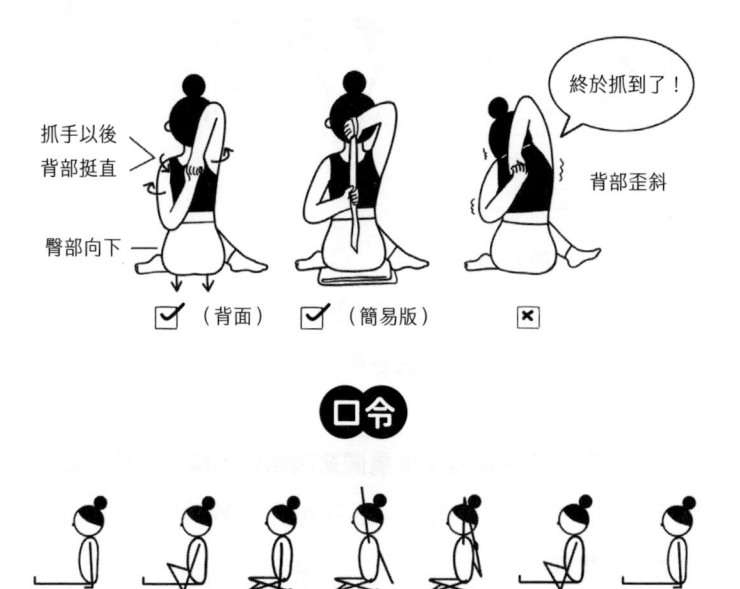

抓手以後背部挺直

臀部向下

終於抓到了！

背部歪斜

☑（背面）　☑（簡易版）　✗

口令

1. 坐在墊子上，雙腿伸直向前。
2. 右腳向後，屈右膝，放於左膝外側。
3. 屈左膝，左腳跟放於右臀的外側，雙膝上下交疊，雙髖保持置中。
4. 吸氣，抬左手臂向上，右手臂向下。
5. 屈左手肘，掌心放於背後的肩胛中間；呼氣，右手臂從下向上彎曲，雙手相扣；吸氣，胸腔上提；呼氣，肩胛下沉，保持1分鐘。
6. 下一次呼氣，手解開，雙腿依次還原。
7. 調整放鬆，換反側練習。

輔助練習

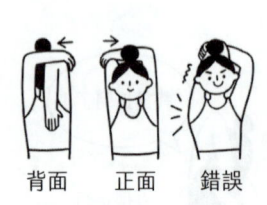

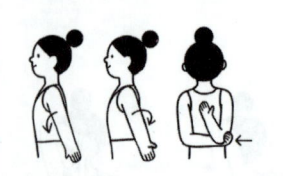

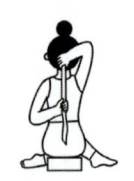

背面　　正面　　錯誤

鍛鍊關節時也要保持脊椎伸展！

1. 手臂外旋練習：屈右肘，掌心放同側肩胛處，左手向內拉右肘，大臂垂直向上，保持1分鐘，左右兩側交替練習（避免用力過猛，肩胛向外突）。

2. 手臂內旋練習：手臂伸直，從肩關節開始做內旋、外旋，做20次；再屈手肘，手背貼脊椎向上，左手可作為輔助托右肘。保持1分鐘，兩側交替練習。

3. 做完以上熱身後，再次進入牛面式，臀部可坐瑜伽磚，肩與髖保持水平，手抓伸展帶，挺直腰背。

鍛鍊肩與髖時不要急，每天5分鐘，堅持下來一定會有驚喜！

方塊式

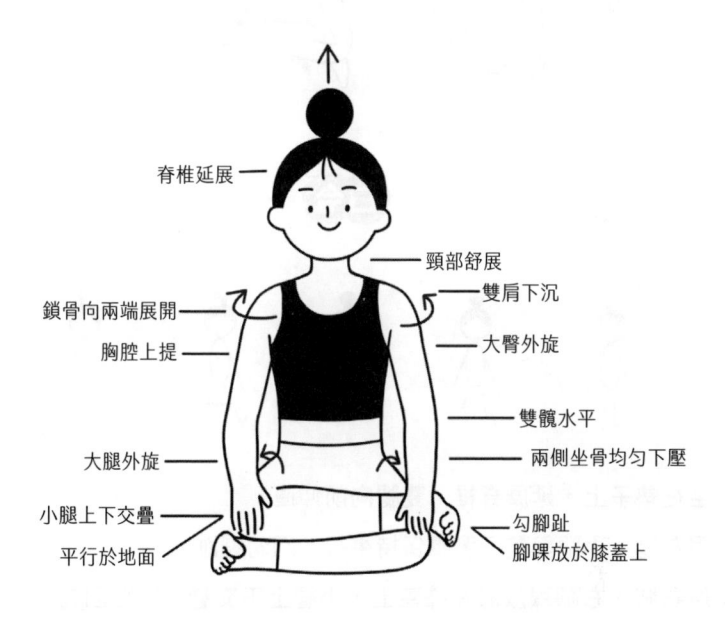

脊椎延展

頸部舒展

鎖骨向兩端展開

雙肩下沉

胸腔上提

大臀外旋

雙髖水平

大腿外旋

兩側坐骨均勻下壓

小腿上下交疊
平行於地面

勾腳趾
腳踝放於膝蓋上

功效 伸展髖關節，促進骨盆區域的血液循環；拉伸臀腿外側肌肉，能美化腿型。

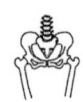

看似跟膝蓋有關，其實練的還是髖！

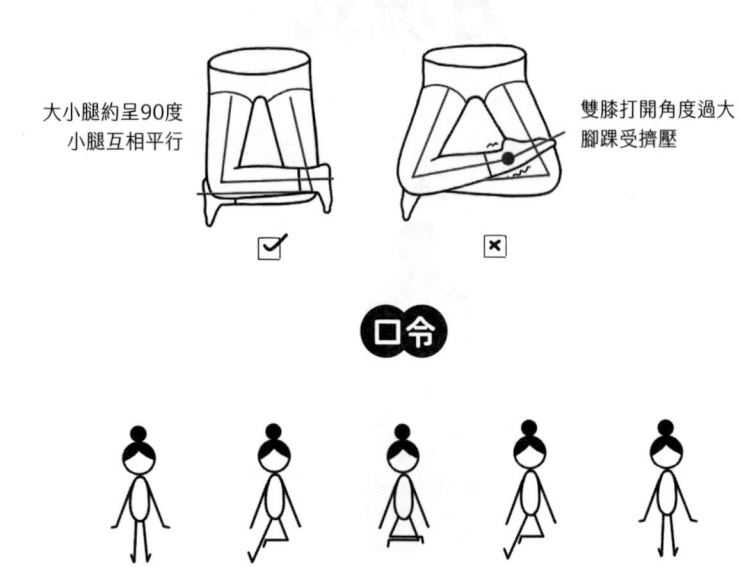

大小腿約90度
小腿互相平行

雙膝打開角度過大
腳踝受擠壓

☑　　　✗

口令

1. 坐在墊子上，延展脊椎，雙腿向前伸直。
2. 屈左腿，小腿與墊子邊緣保持平行，回勾腳趾。
3. 屈右膝，右腳踝放於左膝蓋上，小腿上下交疊，腳趾回勾；兩腳踝呈一條直線，兩側臀部同時下壓。
4. 依次解開雙腿，退出體式。
5. 抖動放鬆雙腿，更換左右腿的上下交疊順序，練習反側。

輔助練習

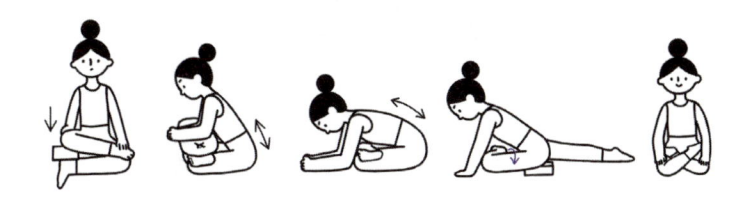

保持在有拉伸感的位置

1. 雙腿交疊，膝蓋無法貼合時，可在腿下方墊瑜伽磚或毛巾，大腿外旋，膝蓋下沉。
2. 手肘下方放抱枕，背部保持平直，上半身向前、向下，慢慢壓低。
3. 屈手肘，放於雙腿前側，脊背延展，繼續加深前屈，注意腰部不承受壓力。
4. 方塊式也叫雙鴿式，如果大腿外旋力度不夠，也可多練習鴿子式，靠身體重量加深體式。
5. 雙腿充分伸展，解鎖全蓮花式或半蓮花式，臀部有拉伸感，膝蓋沒有不適感才算做對。

以上練習各保持1~3分鐘，循序漸進地放鬆和伸展身體。

蓮花坐姿

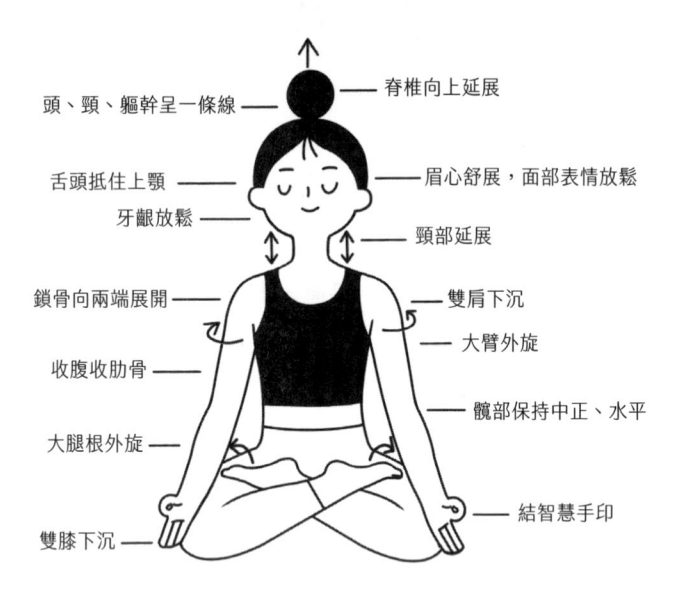

頭、頸、軀幹呈一條線
脊椎向上延展
舌頭抵住上顎
眉心舒展，面部表情放鬆
牙齦放鬆
頸部延展
鎖骨向兩端展開
雙肩下沉
大臂外旋
收腹收肋骨
髖部保持中正、水平
大腿根外旋
結智慧手印
雙膝下沉

功效 使髖關節、踝關節變靈活，使骶髂關節得到放鬆；下半身血液流動變緩，促進胸腔和大腦的血液循環；作為冥想練習體式，能夠放鬆身心，使大腦獲得平靜。

注意 膝蓋受過傷的人應避免練習此體式。

循序漸進地使關節變靈活，切勿硬掰膝蓋！

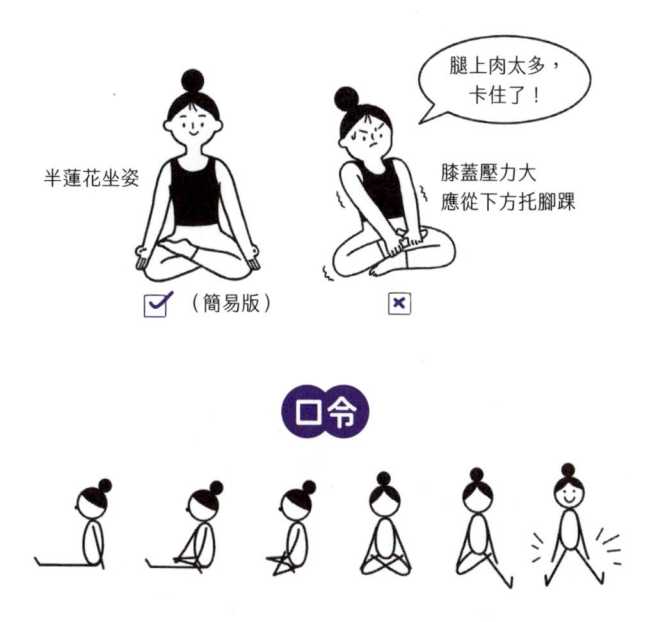

半蓮花坐姿　（簡易版）

腿上肉太多，卡住了！

膝蓋壓力大應從下方托腳踝

口令

1. 坐姿準備。
2. 放鬆右腿，雙手從下方托住右腳踝，放至左大腿根部。
3. 用同樣的方式將左腳踝放至右大腿根部，雙膝向中間收，膝蓋不承受壓力。
4. 雙手結智慧手印放於膝蓋上，微閉雙眼，吸氣，胸腔上提，延展脊椎；呼氣，放鬆肩膀，雙膝下沉，保持3~5分鐘。
5. 依次解開雙腿。
6. 抖動放鬆雙腿，改變雙腿交疊順序，重覆練習反側。

輔助練習

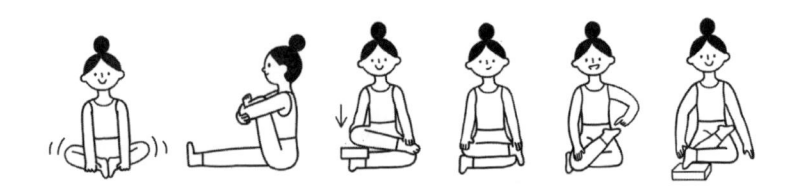

「髖緊星人」的全蓮花式通關之路！

1. 練習束角式，腳掌相對，膝蓋上下抖動，使髖部變靈活，做20次。
2. 屈膝，左小腿平行於地面，雙手環抱左腿至胸前，伸展髖關節，保持5~8個呼吸。
3. 練習方塊式，勾腳，小腿保持平行，左右腿上下交疊，膝蓋下不去的話可以墊瑜伽磚，保持1分鐘。
4. 練習方塊式，勾腳，小腿上下平行交疊，保持1分鐘。
5. 下方小腿先保持平行，上方腳拉向大腿根，進入半蓮花式，保持1分鐘。
6. 下方腳繞到上方膝蓋處掛住，繞不上去時就先在腳踝下方墊瑜伽磚，保持1分鐘，再將腳拉向大腿根部，完成全蓮花式。

因為每個人的關節空間不同，所以無法完成體式也沒關係，一定要在膝蓋不承受壓力的前提下練習。

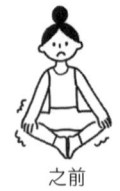

之前　　之後

束角式

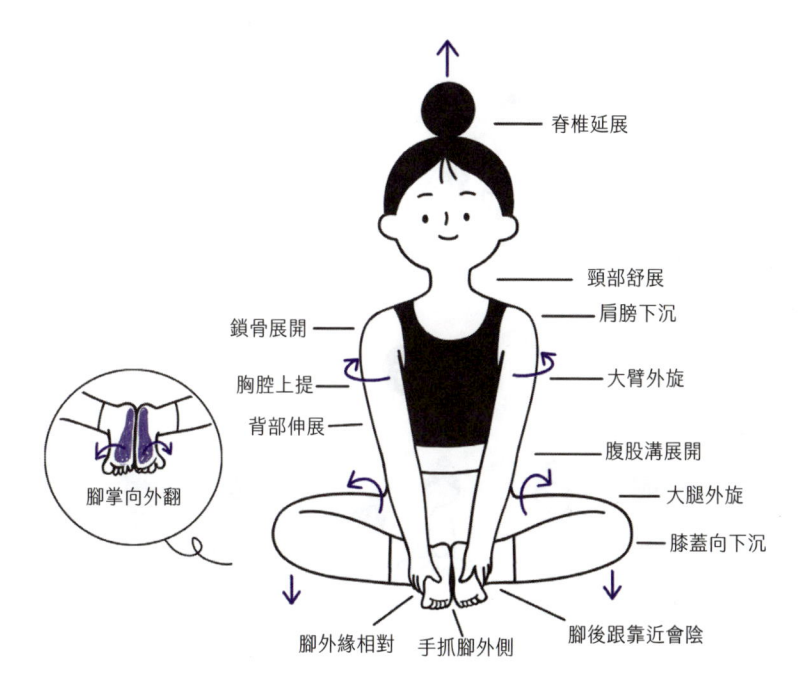

- 脊椎延展
- 頸部舒展
- 肩膀下沉
- 鎖骨展開
- 大臂外旋
- 胸腔上提
- 背部伸展
- 腹股溝展開
- 大腿外旋
- 膝蓋向下沉
- 腳掌向外翻
- 腳外緣相對
- 手抓腳外側
- 腳後跟靠近會陰

功效 促進骨盆區域的血液循環，滋養子宮和卵巢，使激素的分泌變得平衡，緩解經期疼痛；伸展腿部，可預防靜脈曲張，緩解坐骨神經痛。

適合自己的，才是最好的！

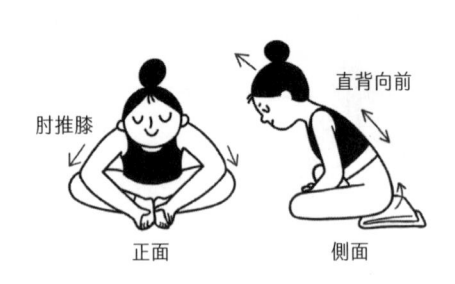

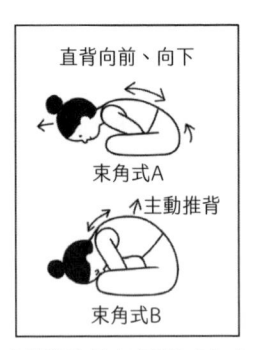

直背向前、向下
束角式A
↑主動推背
束角式B
阿斯湯伽固定序列的束角式

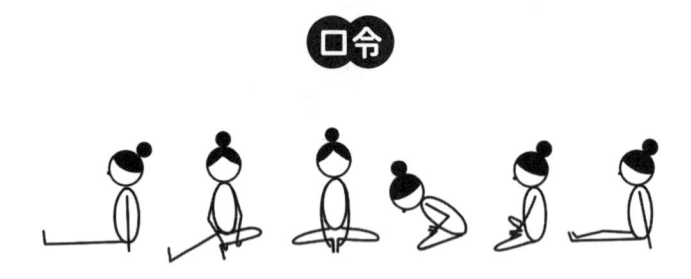

肘推膝　　　　直背向前
正面　　　側面

口令

1. 坐立於墊子上，雙腿向前伸直。
2. 屈左膝，髖外展，手從下方托左腳踝向後。
3. 雙腳掌心相對，腳後跟靠向會陰，雙手環抱住腳掌，吸氣，延展脊椎，胸腔上提；呼氣，雙肩下沉，膝蓋找向地面。
4. 下一次呼氣，身體前屈，手肘向外推膝蓋，背部延展，頸部放鬆，注意坐骨不要離地，保持1分鐘。
5. 吸氣，身體回正。
6. 解開雙腿，放鬆身體。

輔助練習

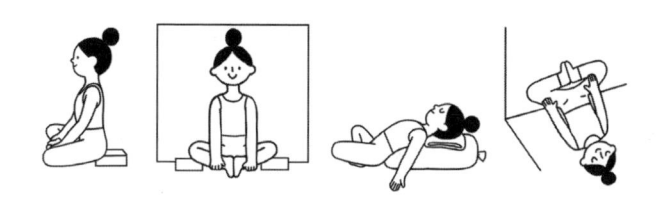

安全舒適,緩慢伸展!

1. 臀部坐在瑜伽磚的1/3處,延展脊椎,緩解下背部壓力,避免骨盆後傾。
2. 背靠牆,身體坐高坐直,雙膝下方墊瑜伽磚,注意大腿外旋,雙膝下沉。
3. 躺在抱枕上,雙膝打開,腳掌相對,借助重力慢慢打開髖關節。
4. 臀部和雙腿靠牆,雙膝打開,腳掌相對,雙膝慢慢向下沉。
5. 退出時,雙腿併攏,環抱膝蓋,收髖。

以上練習各保持 3~5 分鐘,緩慢加深伸展。

3 | 體式的秘密在細節

坐角式

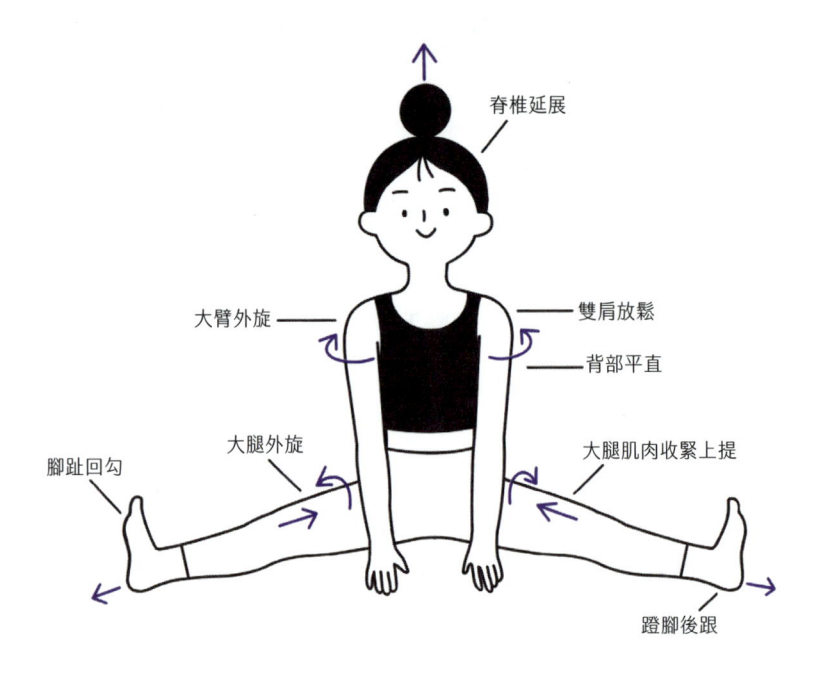

- 脊椎延展
- 大臂外旋
- 雙肩放鬆
- 背部平直
- 腳趾回勾
- 大腿外旋
- 大腿肌肉收緊上提
- 蹬腳後跟

功效 拉伸腿的後側和內側肌肉，能夠美化腿部線條；促進骨盆處的血液循環，緩解坐骨神經痛；能夠控制月經量並使經期規律，經期中也可練習。

在適合的位置保持，安全且有效！

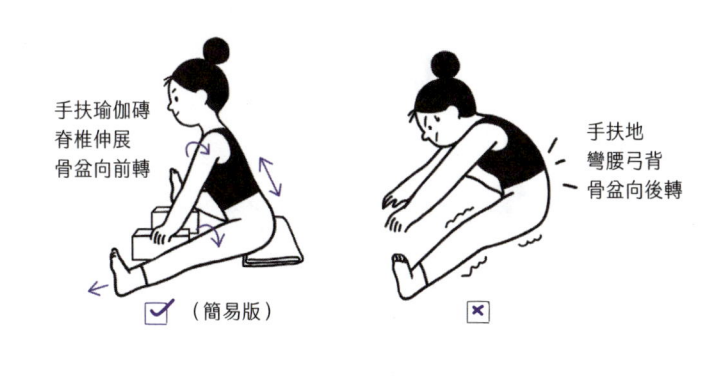

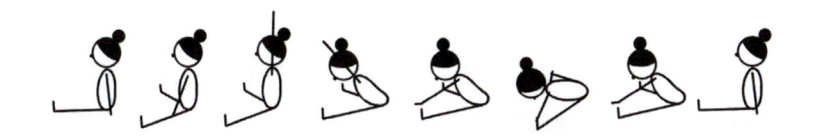

手扶瑜伽磚
脊椎伸展
骨盆向前轉

☑（簡易版）

手扶地
彎腰弓背
骨盆向後轉

☒

口令

1. 坐在墊子上。
2. 雙腿向兩邊打開，背部保持直立，坐骨坐實，大腿外旋，勾腳，膝蓋的力指向天空。
3. 吸氣，手臂上舉，延展脊椎。
4. 呼氣，保持背部平直，骨盆向前轉動，身體向前、向下。
5. 杯狀手點地，繼續保持前屈狀態。
6. 加深時可選擇胸腔、下巴貼地，雙手的食指、中指、大拇指抓大腳趾，腳後跟向遠蹬，保持5個呼吸。

7. 手推地，直背起身。
8. 收回雙腿。

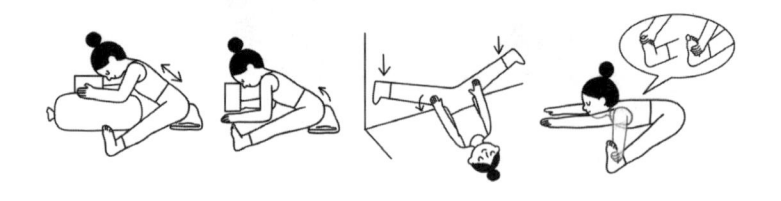

輔助練習

請勿用力過猛，注意循序漸進，預防拉傷

1. 抱枕豎放，瑜伽磚放於額頭下方，頸部有支撐，可調節瑜伽磚的高度。
2. 臀下墊毛巾，骨盆向前轉動，瑜伽磚放於額頭下方，跟隨呼吸做加深，可逐漸降低瑜伽磚的高度。
3. 仰臥，臀部靠牆，雙腿伸直並向兩側打開，勾腳，雙腿借助地心引力慢慢向下沉。
4. 胸腔貼地，雙手向前伸直，或橫向打開抓大腳趾腳心外側。
5. 以上練習，各保持3~5分鐘，保持腿的發力，有控制地加深幅度、降低高度，退出後做牛面式收髖。

前屈體式有助於鎮定神經，尤其適合在睡前練習。

坐姿側伸展式

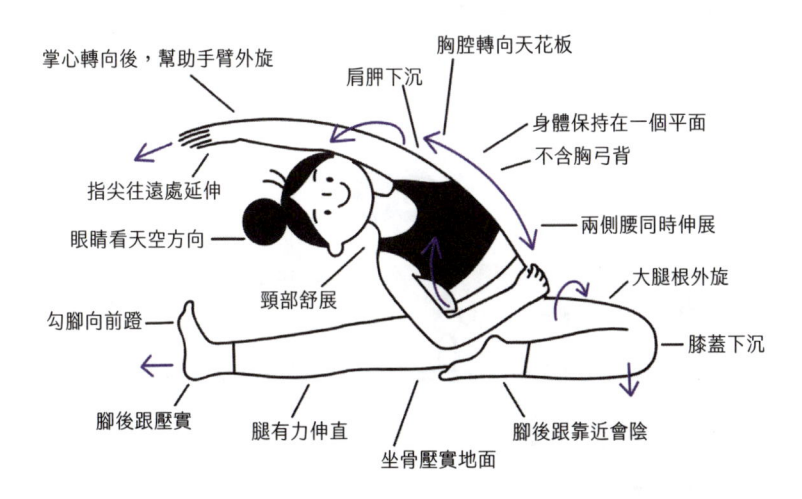

掌心轉向後，幫助手臂外旋
肩胛下沉
胸腔轉向天花板
身體保持一個平面
不含胸弓背
指尖往遠處延伸
兩側腰同時伸展
眼睛看天空方向
大腿根外旋
頸部舒展
膝蓋下沉
勾腳向前蹬
腳後跟壓實
腿有力伸直
坐骨壓實地面
腳後跟靠近會陰

功效 拉伸側腰，消除腰部兩側的多餘脂肪；恢覆脊椎的彈性，緩解頸椎、腰椎、背部的疼痛；伸展手臂和腿部、髖部，能美化身體線條。

保持兩側腰同時拉長！

手扶腿
展胸腔

勾腳
腿發力

含胸聳肩
腳鬆懈

☑（簡易版）　✗

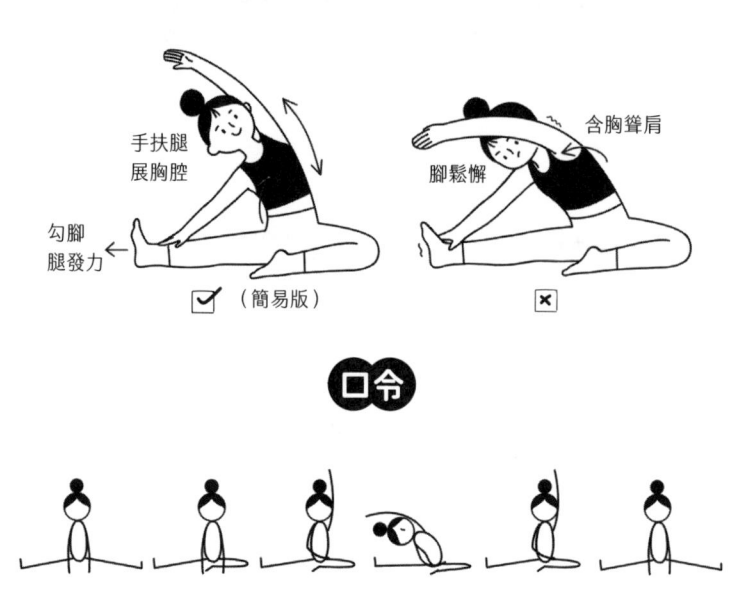

口令

1. 坐在墊子上，雙腳向兩側打開，回勾腳趾。
2. 左腿彎曲，腳後跟靠近會陰。
3. 吸氣，左手伸直向上，右手扶左側腰。
4. 呼氣，左手向右，帶動側腰伸展，兩側坐骨牢牢壓實地面，脊椎伸展，胸腔展開，肩膀下沉，下方腰不受到擠壓；右腳保持回勾，向外蹬，大腿肌肉收緊上提，保持5個呼吸。
5. 吸氣，手臂帶動軀幹回正。
6. 左膝伸直，換反側繼續練習。

輔助練習

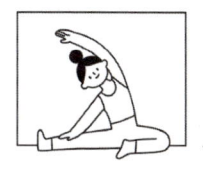

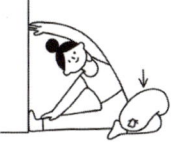

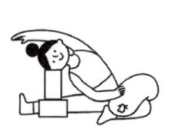

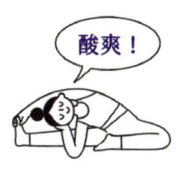

保持髖部根基穩定,延展側腰和脊椎!

1. 背靠牆,身體保持在同一個平面,展開胸腔,伸展側腰。
2. 腳蹬牆,啓動腿部力量,抱枕壓大腿根,保持坐骨均勻壓實,避免一側翹起。
3. 頭下方墊瑜伽磚作爲支撐,保持雙肩下沉,頸部舒展不緊繃。
4. 循序漸進地練習,最終離開輔具,加深延展。

想想側伸展的體式還有哪些,它們都有什麼共通點呢?

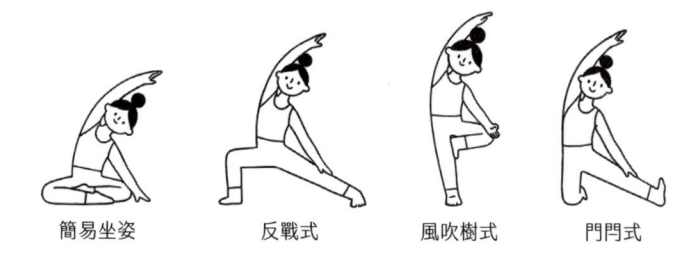

| 簡易坐姿 | 反戰式 | 風吹樹式 | 門閂式 |

3 | 體式的秘密在細節

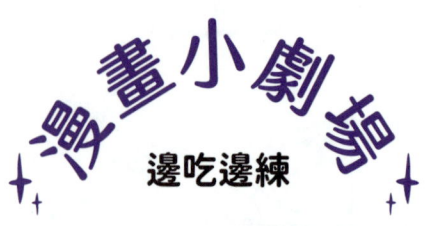

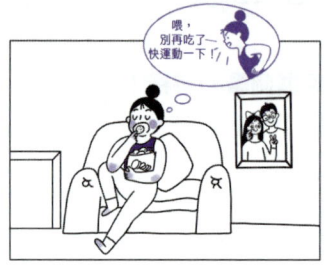

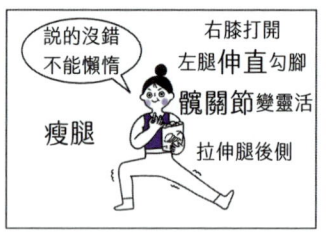

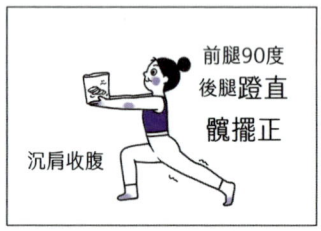

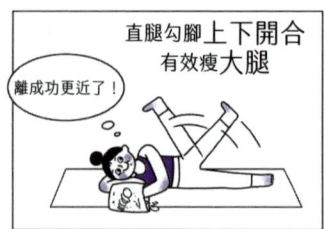

漫畫小劇場
邊吃邊練

喂，別再吃了，快運動一下！

說的沒錯不能懶惰

瘦腿

右膝打開
左腿伸直勾腳
髖關節變靈活
拉伸腿後側

前腿90度
後腿蹬直
髖擺正

沉肩收腹

直腿勾腳上下開合
有效瘦大腿

離成功更近了！

坐姿扭轉式

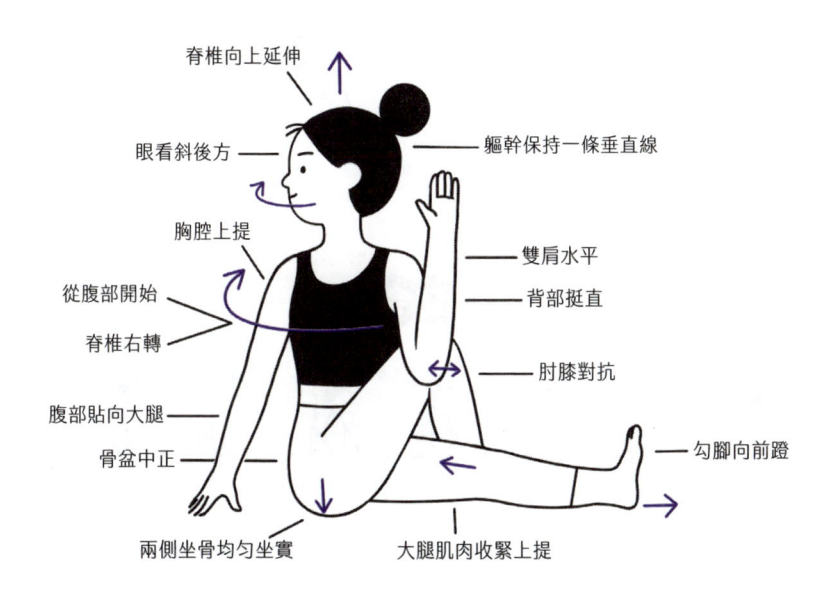

脊椎向上延伸
眼看斜後方
軀幹保持一條垂直線
胸腔上提
雙肩水平
從腹部開始
背部挺直
脊椎右轉
肘膝對抗
腹部貼向大腿
勾腳向前蹬
骨盆中正
兩側坐骨均勻坐實
大腿肌肉收緊上提

功效 使脊椎變靈活,為脊椎創造更多空間;消除肩頸、腰背處的肌肉緊繃;促進骨盆區域的血液循環,改善坐骨神經痛。

3 | 體式的秘密在細節

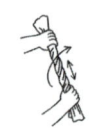

先延長脊椎空間，再加深扭轉

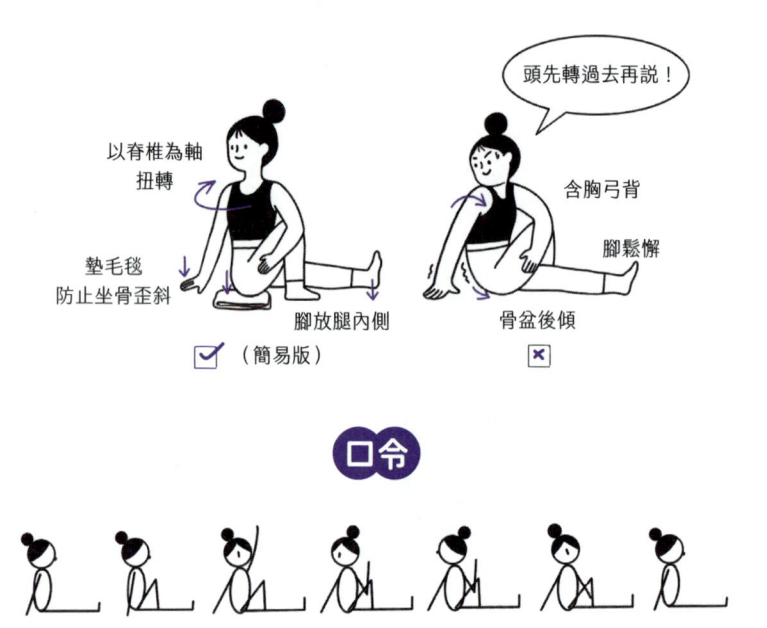

以脊椎為軸扭轉

墊毛毯
防止坐骨歪斜

腳放腿內側

（簡易版） ☑

頭先轉過去再說！

含胸弓背

腳鬆懈

骨盆後傾 ✗

口令

1. 坐在墊子上，雙腿向前伸直，坐骨均勻壓實，腳趾回勾。
2. 屈右膝，右腳放於左膝外側，腳掌踩實。
3. 右手斜放在身體後方，吸氣，左手臂伸直向上。
4. 呼氣，左手肘抵在右膝外側，腋窩貼緊膝蓋（簡易版是左手抱右膝）。
5. 吸氣，脊椎往上延伸，拉長側腰；呼氣，以脊椎為軸，身體從腹部開始向右扭轉，手肘與膝蓋的力相互對抗。每一次呼氣時加深扭轉，保持3~5個呼吸。

6. 吸氣，身體轉正。
7. 右腳收回，調整呼吸，換反側繼續練習。

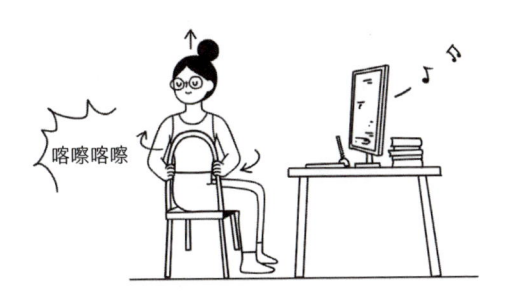

輔助練習

用椅子幫助骨盆保持穩定，加深扭轉

1. 側坐在椅子上，雙膝打開與骨盆同寬，坐骨均勻坐實，雙手扶椅背。
2. 吸氣，延展脊椎，拉長側腰；呼氣，從腹部開始脊椎一節節扭轉，手推椅背加深扭轉，臀部坐實，保持骨盆穩定，雙膝始終呈水平狀態，沒有一前一後。

保持5~8個呼吸，換反側繼續練習。

鴿子式

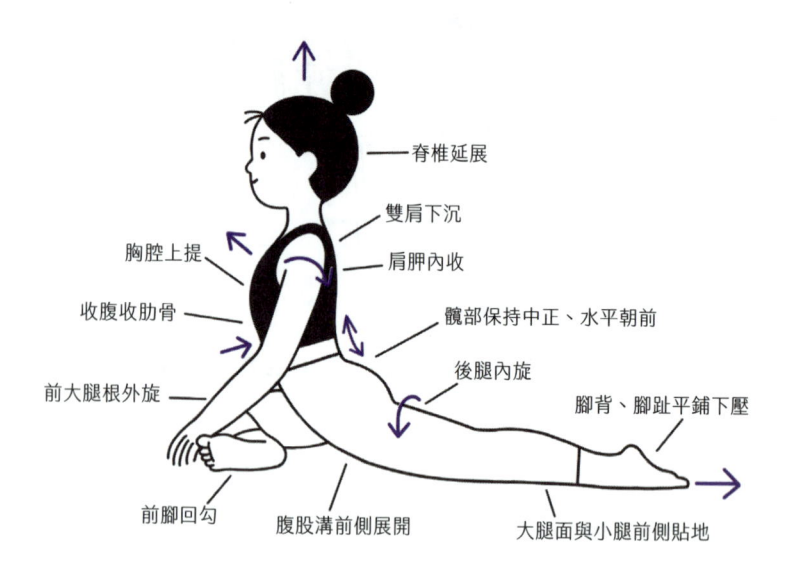

- 脊椎延展
- 雙肩下沉
- 胸腔上提
- 肩胛內收
- 收腹收肋骨
- 髖部保持中正、水平朝前
- 前大腿根外旋
- 後腿內旋
- 腳背、腳趾平鋪下壓
- 前腳回勾
- 腹股溝前側展開
- 大腿面與小腿前側貼地

功效 使髖關節變得靈活，伸展大腿前側、臀部、腹股溝、胸部、肩部和頸部的肌肉；改善因久坐引起的髖、臀、腿緊繃，促進下肢的血液循環。

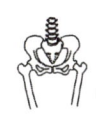

下不去不著急，髖正才能不傷腰！

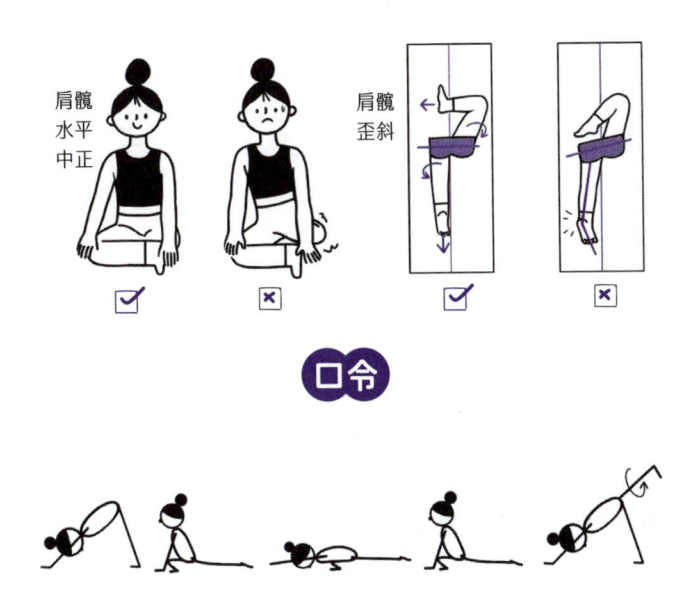

肩髖水平中正 ✓　✗　肩髖歪斜 ✓　✗

口令

1. 進入下犬式。
2. 右腳向前一步，小腿橫放在身體前側，勾腳，盡量與墊子平行；左腿伸直，膝蓋與腳背貼地，骨盆保持置中。吸氣，延展脊椎。
3. 呼氣，手臂向前延展，身體俯臥，額頭點地，兩側臀部下沉，充分伸展臀部外側肌肉，保持1~3分鐘。
4. 收回雙手，慢慢起身。
5. 雙手推地，左腳勾腳踩地，撤右腿回到單腿下犬式，放鬆腿部，換反側繼續練習。

輔助練習

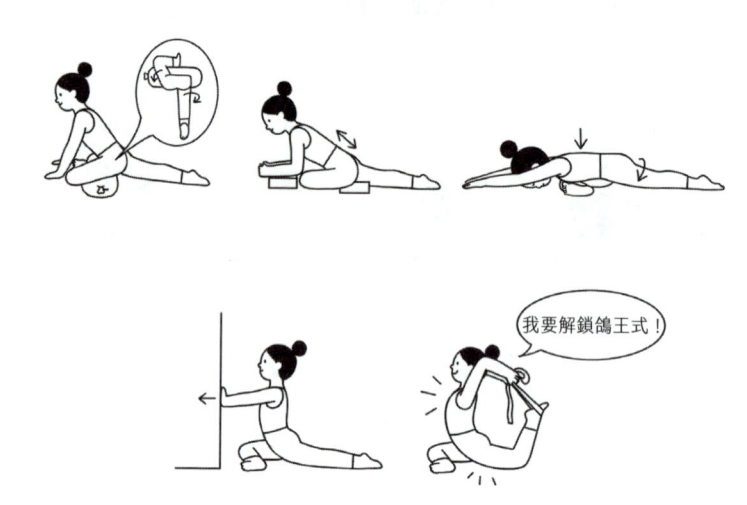

我要解鎖鴿王式!

這樣練前側臀腿和後側腹股溝

1. 前腿彎曲90度,勾腳,抱枕橫放於小腿後側,有助於雙髖保持置中,減少前膝承受的壓力。
2. 臀部下方墊瑜伽磚,調正骨盆,手肘撐瑜伽磚,有助於伸展背部,將身體重心放在髖部。
3. 俯身,手臂向前伸展,拉長側腰,用體重加深臀外側肌肉的伸展。
4. 上半身直立,雙手推牆,身體重心向後,拉伸腹股溝前側肌肉。
5. 只有髖正,才能不傷腰。雙手抓伸展帶,手腳力量對抗,伸展腹股溝,打開胸腔與腋窩。

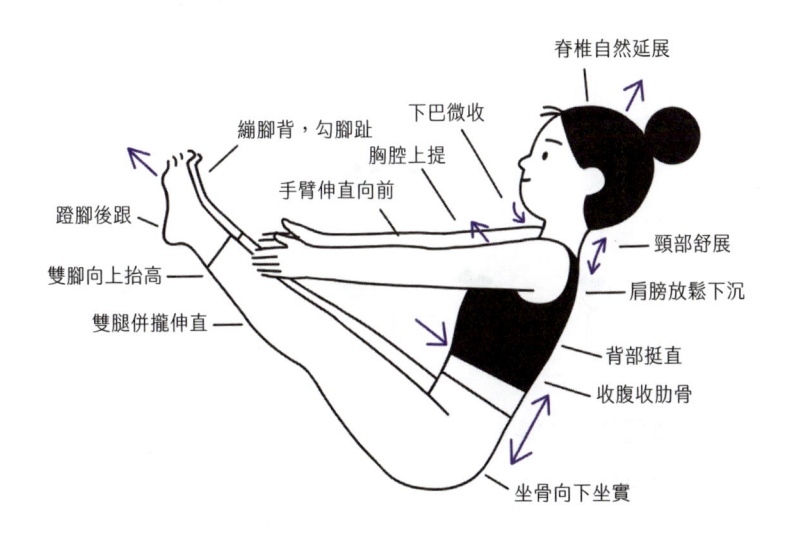

船式

繃腳背，勾腳趾
下巴微收
胸腔上提
手臂伸直向前
脊椎自然延展
頸部舒展
肩膀放鬆下沉
背部挺直
收腹收肋骨
坐骨向下坐實
蹬腳後跟
雙腳向上抬高
雙腿併攏伸直

功效 啓動腹部、大腿的肌肉群，增強核心控制力，鍛鍊腹部深層肌肉群，消除腰部多餘脂肪。

3 ｜體式的秘密在細節

坐在坐骨上，「小船」才能穩定哦！

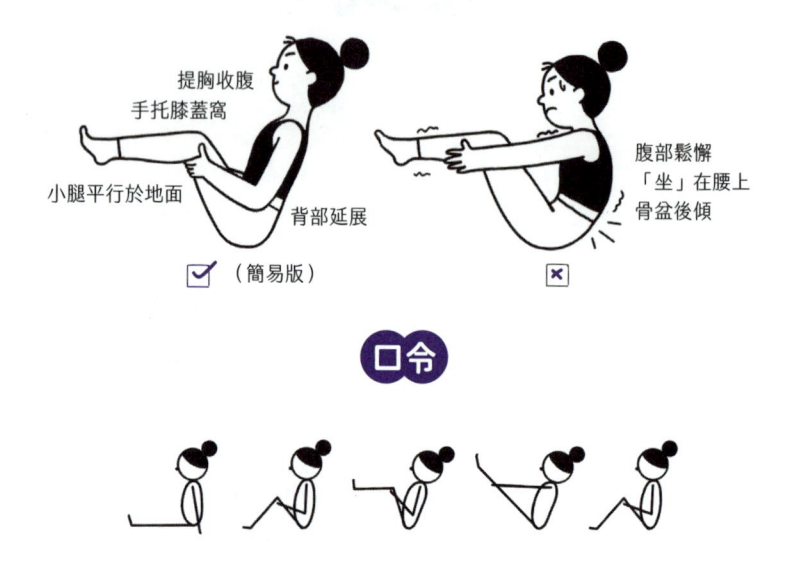

提胸收腹
手托膝蓋窩
小腿平行於地面
背部延展
☑（簡易版）

腹部鬆懈
「坐」在腰上
骨盆後傾
✗

口令

1. 坐立，雙腿伸直併攏。
2. 屈膝，雙手托膝蓋窩，吸氣，胸腔上提，脊椎向上延展。
3. 呼氣，上半身向後傾，雙腳離地，小腿與地面保持平行。
4. 吸氣，伸直雙腿，腳掌向前、向上蹬，手臂伸直與地面平行，掌心相對，腹部向內收，脊椎繼續伸展，保持5個呼吸。
5. 呼氣，屈膝落回。

輔助練習

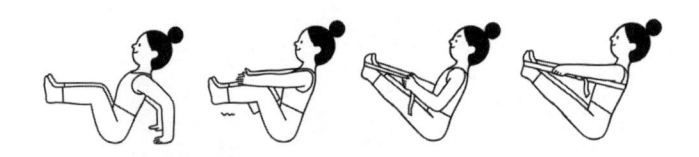

找到控制核心和腿的方式

1. 雙手放在臀部後方,手肘內夾,指尖朝前,胸腔上提,腹部內收,小腿上抬與地面平行。
2. 雙腿併攏夾瑜伽磚,啓動腿的內側,肩膀下沉,手臂向前伸直。
3. 用伸展帶套腳掌,雙手與腳相互對抗,坐骨保持穩定,脊椎向上延展。
4. 將伸展帶扣好,套在胸骨後方,另一端放腳掌中間,腳掌踩伸展帶,背與腳的對抗力幫助胸腔上提。

船式重點

1. 雙腿後側要充分伸展,否則腿很難向上伸直。
2. 屈髖,腹部貼向大腿,骨盆向前轉動,這樣才不會「坐」在腰上。
3. 收腹,可以穩定髖部與腿部。

試試這幾個變體體式,感受一下有什麼不同。

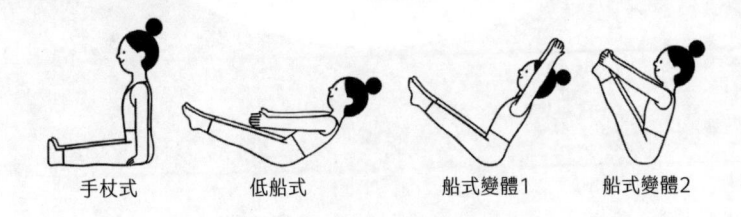

手杖式　　　低船式　　　船式變體1　　　船式變體2

支撐體式

瑜伽練習不是一味地拉伸,力量練習可以使關節變穩定,提高對肌肉的控制力,在練習中發揮保護的作用。手臂支撐可以增強上肢力量,使手腕、手肘和肩關節變穩定;腿部支撐可以增強下肢力量,使腳踝、膝蓋、和髖關節變穩定。在支撐體式中,腹部核心區域也會得到相應的鍛鍊!

貓牛式

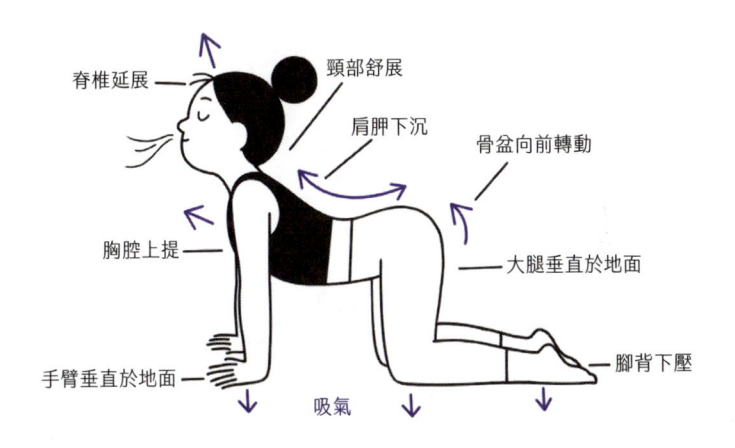

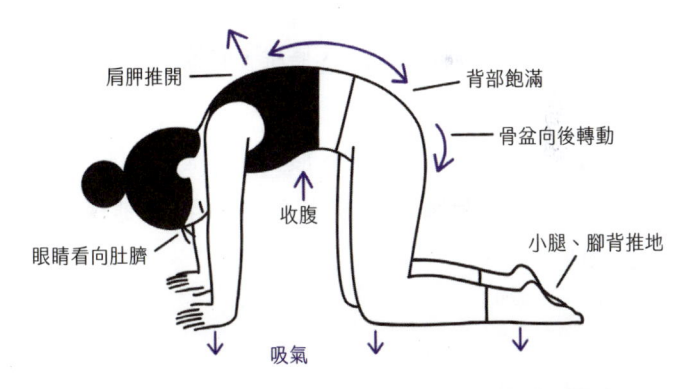

脊椎延展 — 頸部舒展
肩胛下沉
骨盆向前轉動
胸腔上提
大腿垂直於地面
手臂垂直於地面
腳背下壓
吸氣

肩胛推開 — 背部飽滿
骨盆向後轉動
收腹
眼睛看向肚臍
小腿、腳背推地
吸氣

功效 可以使脊椎變得柔軟、靈活，放鬆背部，緩解肩頸、腰背的肌肉緊繃；按摩腹部，促進腸蠕動。

4個點均勻受力，才是穩定的「板凳」！

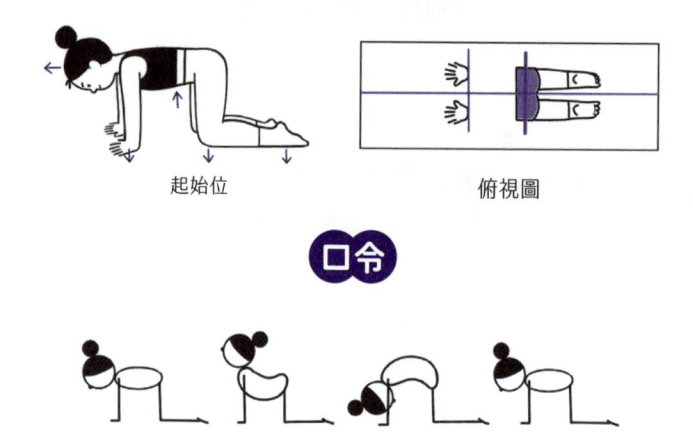

起始位　　　　　俯視圖

口令

1. 四足跪姿準備，雙手打開與肩同寬，雙膝與髖同寬，骨盆置中，脊椎中立。
2. 吸氣，骨盆向前轉動，從骶骨、腰椎、胸椎、頸椎一節節地向兩端延展，打開胸腔。
3. 呼氣，骨盆向後轉動，從骶骨、腰椎、胸椎、頸椎一節節地向上推高，低頭眼睛看向肚臍。吸氣與呼氣為一組，動態練習5組。
4. 吸氣，身體回正。

輔助練習

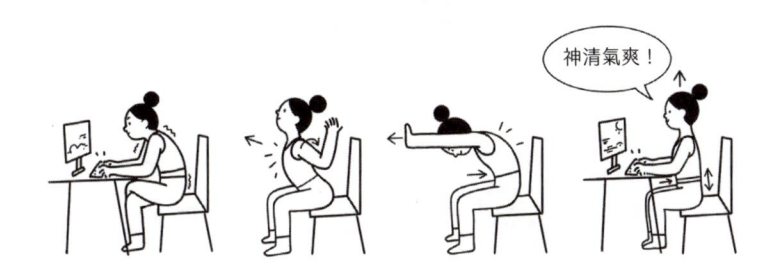

瑜伽「無所不在」

1. 久坐容易聳肩、含胸弓背、頭前傾，在日常生活中把握時間練習一下吧。
2. 坐在椅子邊緣，雙腳分開與骨盆同寬，吸氣，骨盆向前轉動，從骶骨一節節向上延伸到胸腔；屈手臂，向兩側打開，肩胛下沉，身體向前側伸展。
3. 呼氣，低頭弓背，骨盆向後轉動，手臂伸直向前推，腹部收緊，肩胛向外推，身體後側展開，重覆15~20次，使脊椎變靈活。
4. 繼續工作！

別忘了隨時保持對身體的感知！

虎式

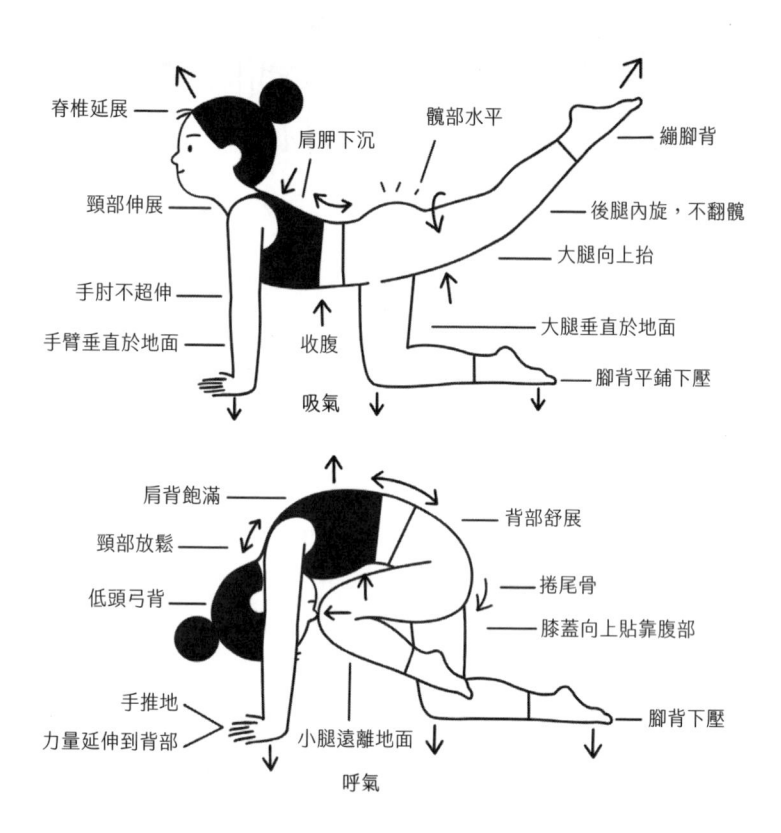

脊椎延展 / **肩胛下沉** / **髖部水平** / **繃腳背** / **頸部伸展** / **後腿內旋，不翻髖** / **大腿向上抬** / **手肘不超伸** / **大腿垂直於地面** / **手臂垂直於地面** / **收腹** / **腳背平鋪下壓** / **吸氣**

肩背飽滿 / **背部舒展** / **頸部放鬆** / **捲尾骨** / **低頭弓背** / **膝蓋向上貼靠腹部** / **手推地** / **力量延伸到背部** / **小腿遠離地面** / **腳背下壓** / **呼氣**

功效 使脊椎變得靈活和強健，緩解腰背酸痛；鍛鍊臀腿、腹部肌肉，塑造腰臀線條；舒緩坐骨神經。

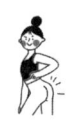

啟動臀部，不執著腿抬的高度！

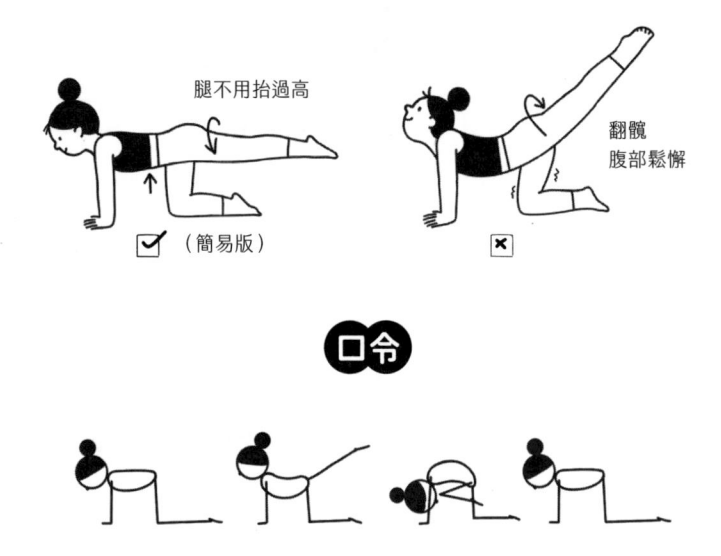

腿不用抬過高

☑（簡易版）

翻髖
腹部鬆懈

☒

口令

1. 四足跪姿準備，雙手打開與肩同寬，雙膝打開與髖同寬，腳背平鋪壓地。
2. 吸氣，左腿伸直向後、向上，臀部收緊，繃腳背，胸腔展開，脊椎延長，頭看向斜前方，伸展頸部。
3. 呼氣，低頭弓背，手推地將肩胛完全展開，腹部內收，膝蓋找向鼻尖。吸氣、呼氣為一組，動態重覆3~5組。
4. 呼氣，落回膝蓋，換反側繼續練習。

輔助練習

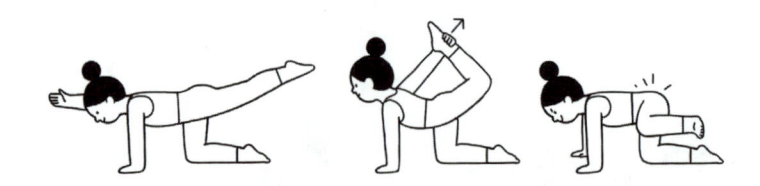

平衡與伸展的練習！

1. 在虎式的基礎上，左腿向後，右手向前，身體向兩端延長，髖部保持穩定，收核心，身體保持平衡。
2. 加強練習：右手向後抓左側腳背，手腳相互對抗，左腿向後蹬、向上提，肩胛下拉，背部發力，打開胸腔，充分伸展身體前側（換側繼續練習1和2步驟）。
3. 雙膝跪地，腳背下壓，呼氣，膝蓋橫向打開，小腿與地面平行；吸氣，下落，核心收緊，保持骨盆穩定，練習15次。

動作幅度可以不用過大，這些練習主要考驗骨盆、核心的穩定性，能夠鍛鍊深層肌肉群！

下犬式

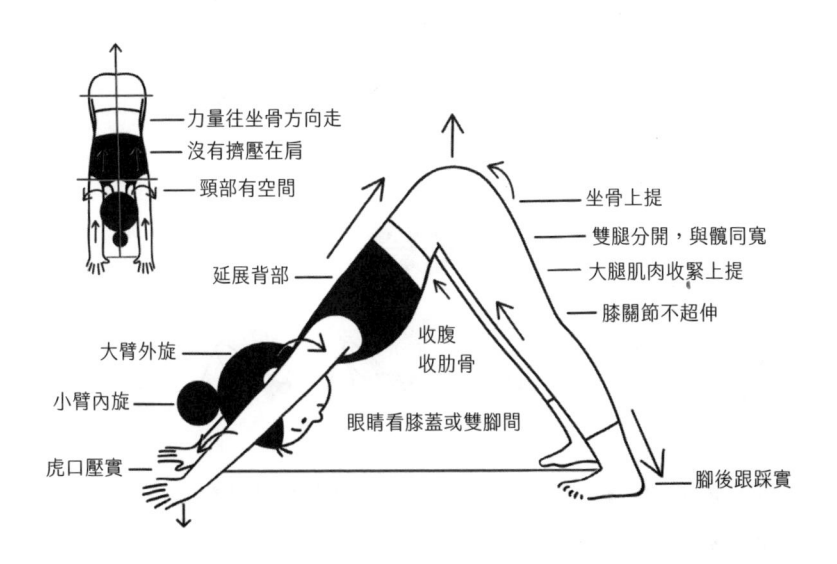

力量往坐骨方向走
沒有擠壓在肩
頸部有空間
延展背部
大臂外旋
小臂內旋
虎口壓實
收腹
收肋骨
眼睛看膝蓋或雙腳間
坐骨上提
雙腿分開，與髖同寬
大腿肌肉收緊上提
膝關節不超伸
腳後跟踩實

功效 伸展脊椎，釋放下腰背壓力，增強手臂、肩背的力量和穩定性；伸展腿後側肌肉，美化腿型；促進血液循環，滋養臉部，鎮靜頭腦。

禁忌 生理期、血壓異常或有眩暈症的人不要練習此體式，可用嬰兒式代替。

想練好瑜伽，下犬式的重點要先記牢！

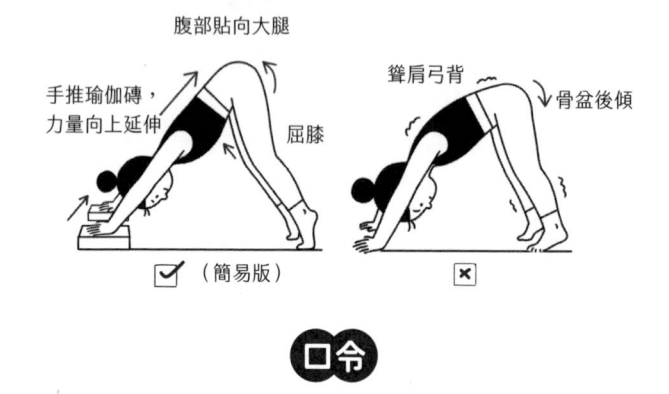

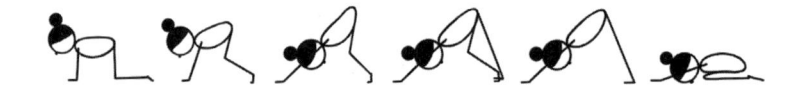

腹部貼向大腿
手推瑜伽磚，力量向上延伸
屈膝
☑（簡易版）

聳肩弓背
骨盆後傾
✗

口令

1. 四足跪地，雙手打開與肩同寬，雙膝打開與髖同寬。
2. 呼氣，雙手推地翻轉腳背，腳趾踩地，膝蓋離地。
3. 掌心與虎口壓實，大臂外旋，背部延長，坐骨向後、向上推高，踮腳尖，腹部貼向大腿。
4. 保持坐骨向上，雙腳交替踩動，伸展腿後側肌肉。
5. 每一次吸氣時，坐骨不斷上提，背朝臀的方向延展，放鬆頸部，腳後跟慢慢向下踩實，雙腿伸直，保持5個呼吸。
6. 屈膝跪地，腳背與小腿貼地，臀部向後，額頭觸地，進行嬰兒式放鬆。

輔助練習

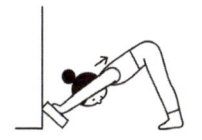

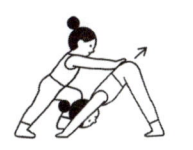

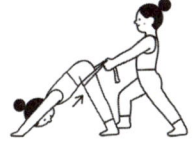

找到穩定的支點，探索延展的空間

1. 兩塊瑜伽磚靠牆斜放，手推瑜伽磚，減輕肩膀壓力，讓力量向上傳遞到坐骨。
2. 輔助者幫助向後、向上推坐骨，有助於下腰背的舒展，腳後跟向下壓，踩實。
3. 用瑜伽帶環繞腹股溝，輔助者向後拉，幫助大腿找到向後推的力量，身體向上延展。

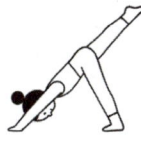

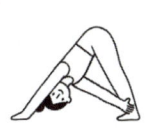

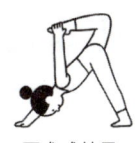

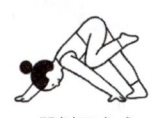

單腿下犬式　　下犬式扭轉　　下犬式拉弓　　單側下犬式

下犬式變體

1. 抬一條腿向後、向上，右腿內旋，雙髖保持水平。
2. 骨盆保持中立，手抓對側腳踝，脊椎從腹部開始一節節地扭轉，胸腔向上轉。
3. 手向後抓對側腳背，背部發力，手腳對抗，展開肩和腹股溝。
4. 右手推地，另一側手臂向後，屈左膝，卡在大臂後側，核心收緊，保持肩背穩定。

單腿下犬式

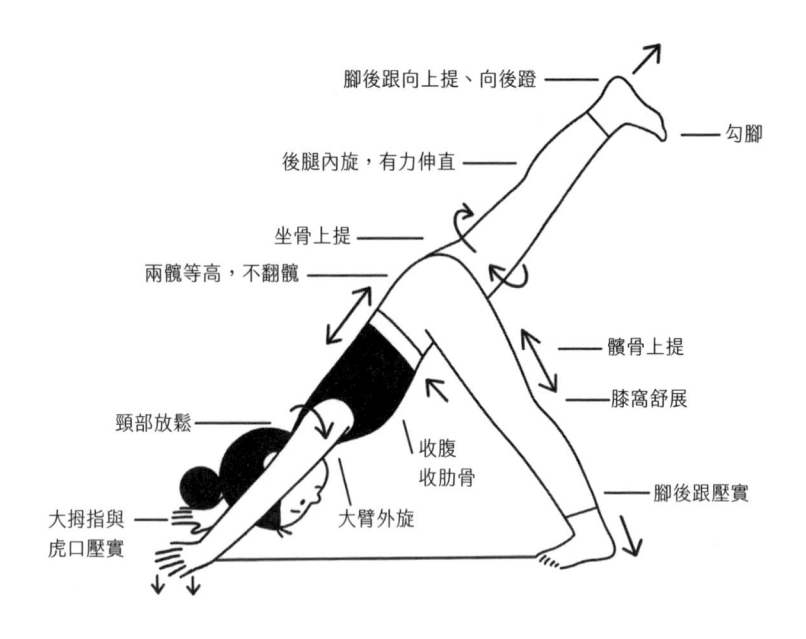

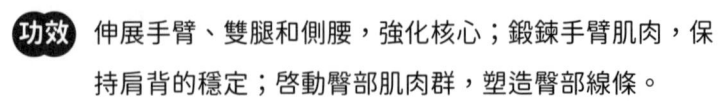

- 腳後跟向上提、向後蹬
- 勾腳
- 後腿內旋，有力伸直
- 坐骨上提
- 兩髖等高，不翻髖
- 髖骨上提
- 膝窩舒展
- 頸部放鬆
- 收腹 收肋骨
- 腳後跟壓實
- 大拇指與虎口壓實
- 大臂外旋

功效 伸展手臂、雙腿和側腰，強化核心；鍛鍊手臂肌肉，保持肩背的穩定；啟動臀部肌肉群，塑造臀部線條。

禁忌 經期或血壓異常、有眩暈症的人應避免練習此體式。

抬高腿不是目的，正位才能保持穩定！

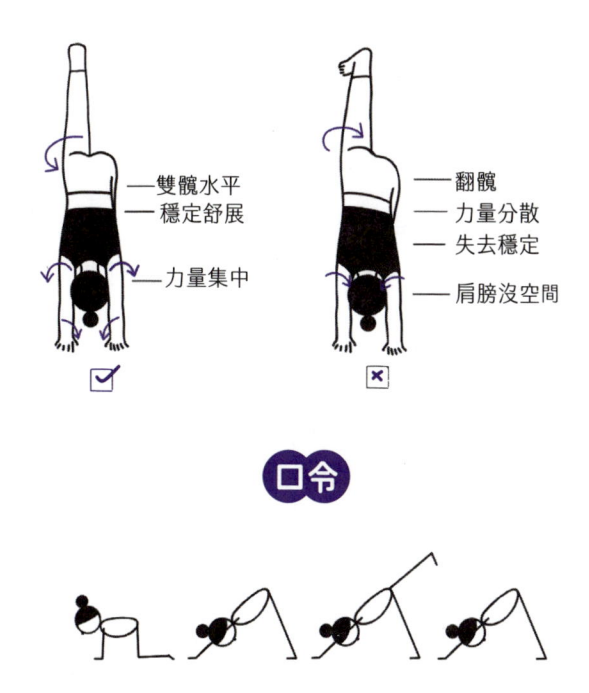

- 雙髖水平
- 穩定舒展
- 力量集中

- 翻髖
- 力量分散
- 失去穩定
- 肩膀沒空間

口令

1. 四足跪地，雙手打開與肩同寬，雙膝打開與骨盆同寬。
2. 呼氣，雙手推地翻轉腳背，腳踩地，膝蓋離地，推到下犬式。
3. 保持肩背穩定，收腹收肋骨，坐骨向上延伸，吸氣，抬右腿向後、向上，大腿主動內旋，擺正髖部，保持5個呼吸。
4. 呼氣，落右腿回到下犬式，調整呼吸，換反側繼續練習。

輔助練習

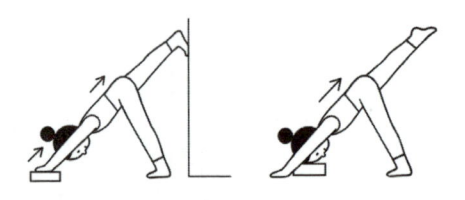

髖部置中,才能舒展、穩定!

1. 背對牆壁來到下犬式,手推瑜伽磚,力量向上延伸,抬一條腿向後、向上,腳尖垂直向下,透過腳蹬牆來啟動腿部力量,保持5個呼吸,換反側繼續練習。
2. 額頭下方墊瑜伽磚,脊椎有支撐地向上延伸,抬一條腿向後、向上,雙手均勻發力,兩側腰同時拉長,保持5個呼吸,換反側繼續練習。

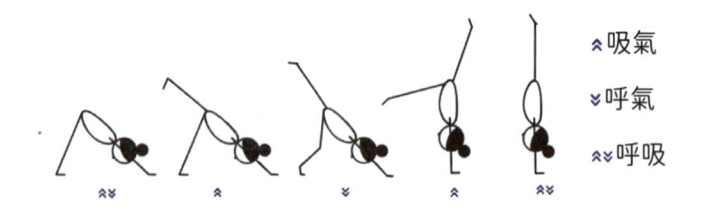

⌃ 吸氣
⌄ 呼氣
⌃⌄ 呼吸

單腿下犬式跳手倒立過程

　　下犬式中的手掌、手臂、肩膀的正確發力,是體式練習的重要基礎,也是倒立體式的根基。手掌保持穩定,力量透過手臂傳遞到肩膀,骨盆保持置中,連接雙腿,力量往上走,手腕就不會痛。

下犬式鼻觸膝

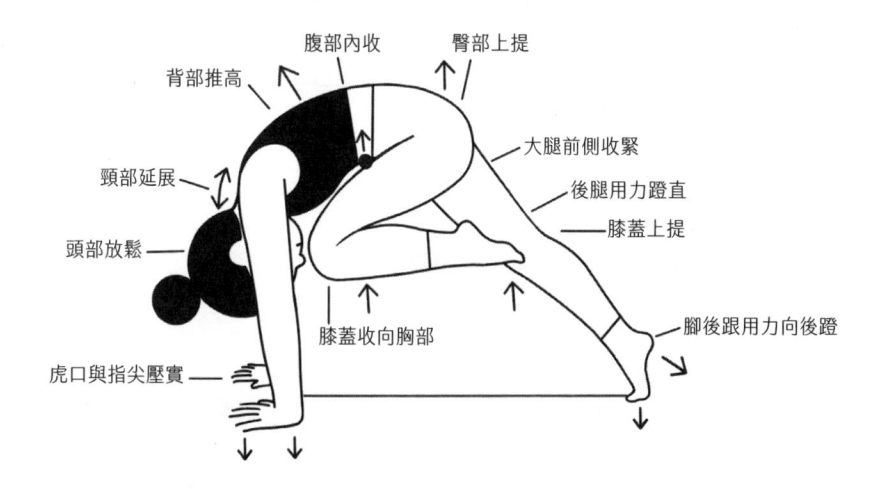

背部推高　腹部內收　臀部上提

頸部延展　　　　大腿前側收緊
　　　　　　　　後腿用力蹬直
頭部放鬆　　　　膝蓋上提

　　　膝蓋收向胸部　　腳後跟用力向後蹬
虎口與指尖壓實

功效 塑造手臂線條，使肩背變緊實，還可以鍛鍊臀腿；伸展脊椎和髖關節，還能夠使腹部變緊實，消除腰腹的贅肉。

找到弓背的力,收腹才能抬動腿!

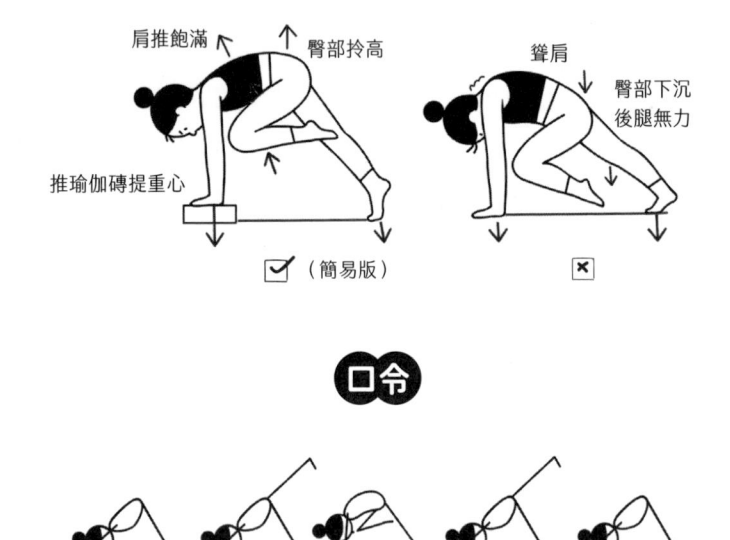

肩推飽滿　臀部抬高　聳肩　臀部下沉 後腿無力

推瑜伽磚提重心

☑（簡易版）　✗

口令

1. 進入下犬式,大拇指與虎口壓實,力量透過手臂傳遞到肩背,再到坐骨。
2. 吸氣,抬左腿向後、向上,雙肩保持穩定。
3. 呼氣,重心前移,弓背收腹,膝蓋找向鼻尖,後腿有力蹬直。
4. 吸氣,左腿向上。吸氣與呼氣為一組,練習3組。
5. 呼氣,落左腿回到下犬式,換另側腿繼續練習。

輔助練習

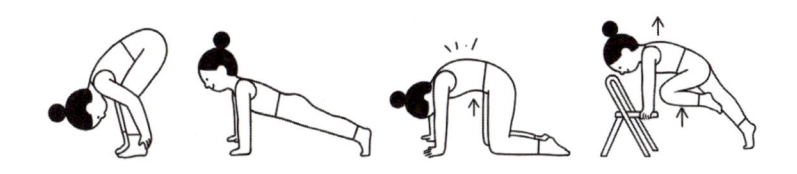

體式之間的密切關聯

1. 雙腳併攏,屈髖,腹部貼向大腿,背部延展,坐骨上提,頸部放鬆,保持5個呼吸。
2. 進入斜板式,肩胛展開,脊椎延展,背部飽滿,腹部內收,保持5個呼吸。
3. 進入貓牛式,吸氣,沉腰翹臀,脊椎一節節地伸展;呼氣呼盡,低頭弓背,收核心,找到弓背的力,動態練習5次。
4. 雙手扶椅子兩側,肩膀在手腕的正上方,做簡易斜板式,呼氣,提膝貼向腹部,左右膝交替,動態練習20次。

結合以上4點——屈髖、推肩、弓背、收腹提膝的熱身——再來試試下犬式鼻觸膝吧!不僅可以瘦腰腹,還不會傷到頸部,每天練習,跟「游泳圈」說掰掰!

斜板式

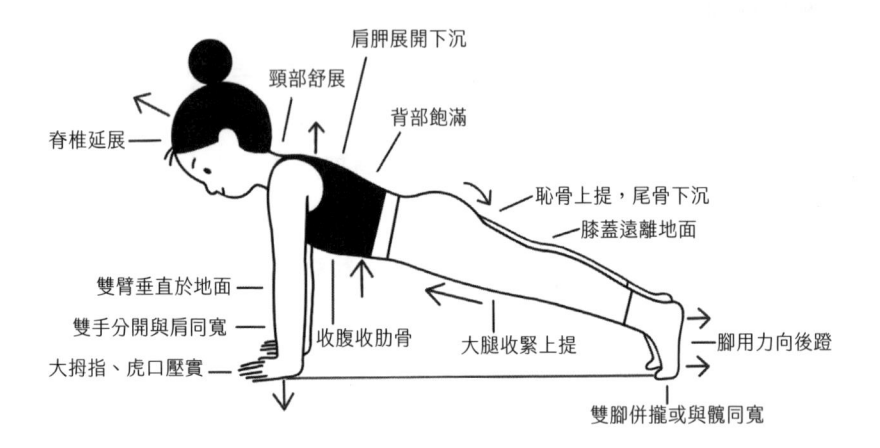

脊椎延展　頸部舒展　肩胛展開下沉　背部飽滿　恥骨上提，尾骨下沉　膝蓋遠離地面　雙臂垂直於地面　雙手分開與肩同寬　大拇指、虎口壓實　收腹收肋骨　大腿收緊上提　腳用力向後蹬　雙腳併攏或與髖同寬

功效 鍛鍊全身肌肉，增強手臂、雙腿和腹部的力量，提高核心控制力、肌肉耐力。這是建立力量的關鍵體式，可以從易到難、循序漸進地練習。

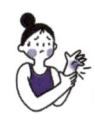

做支撐時手腕痛？請先選擇簡易版！

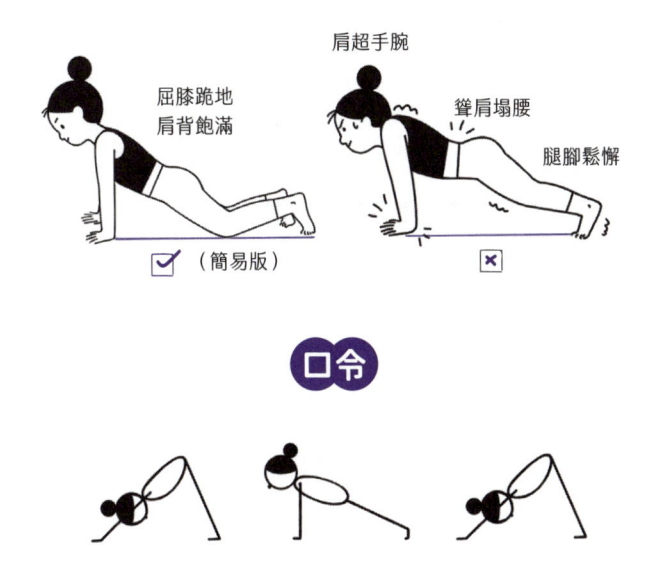

屈膝跪地
肩背飽滿

肩超手腕
聳肩塌腰
腿腳鬆懈

☑（簡易版）　　✗

口令

1. 進入下犬式，虎口壓實，大臂外旋，肩胛展開，肩背保持穩定。
2. 吸氣，重心前移，調整雙腳距離，直至手臂與地面垂直；延長脊椎，收緊腹部，身體呈一直線；腳趾踩地，垂直於地面，雙腳有力向後蹬，身體向兩端延長，保持5個呼吸。
3. 呼氣，推坐骨向後、向上，回到下犬式。

輔助練習

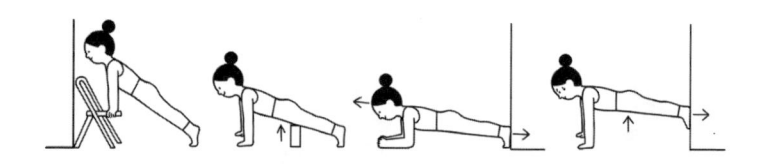

找到肌肉正確發力的方式,避免產生代償

1. 雙手推椅子邊緣,避免壓力堆積在手腕,先找到肩背發力、脊椎延展的感覺。
2. 大腿前側墊瑜伽磚,收緊腿部肌肉,注意膝蓋和髖不要向下掉,保持上提狀態,直至大腿離開瑜伽磚。
3. 彎曲手肘,小臂壓實地面,用腳蹬牆的力量啟動腿部肌肉,幫助脊椎向前延長。
4. 升級挑戰:腳蹬牆,使身體與地面呈水平狀態,腹部內收,雙腳有力向後蹬。

以上練習各保持30~60秒,可逐步增加時長,提高肌肉耐力。

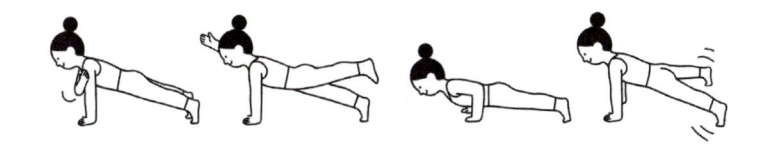

斜板式加強訓練

1. 雙手與肩同寬，雙腳與髖同寬，左右手交替摸肩，動態練習15次、3組。
2. 左手與右腳在地，收緊核心，對側手腳同時抬離地面，保持5個呼吸。
3. 做俯臥撐，呼氣，屈肘向下；吸氣，推回。動態練習10次、3組，簡易版可做屈膝點地。
4. 雙腳做開合跳，保持肩背與核心穩定，動態練習15次、3組，簡易版可做走動開合。

四柱式

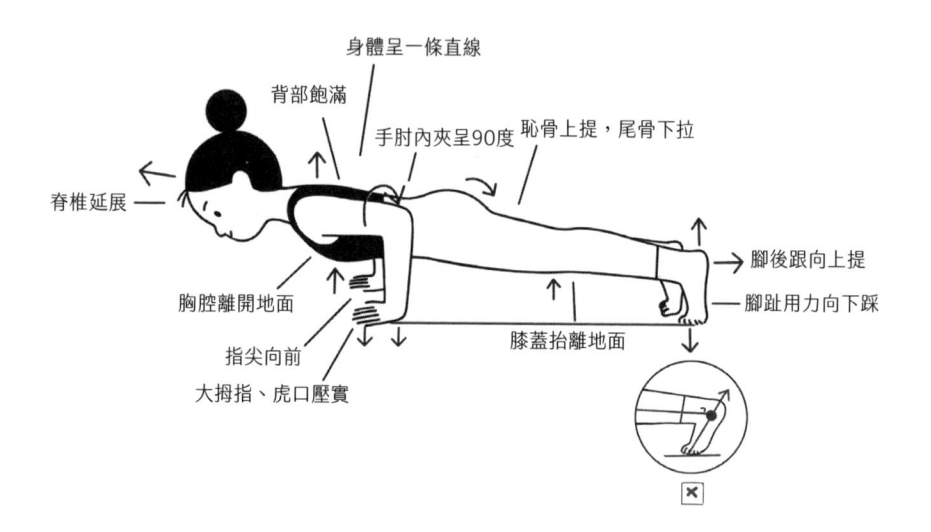

脊椎延展
背部飽滿
身體呈一條直線
手肘內夾呈90度
恥骨上提，尾骨下拉
胸腔離開地面
指尖向前
大拇指、虎口壓實
膝蓋抬離地面
腳後跟向上提
腳趾用力向下踩

功效 建立手臂與肩背的穩定性，消除手臂贅肉，美化肩背線條；鍛鍊核心肌群，提高上肢力量，爲練習高階體式打好基礎。這種有關力量和穩定性的練習，能發揮對身體重要的保護作用。

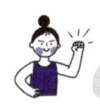

掌握正確發力，練習才能事半功倍！

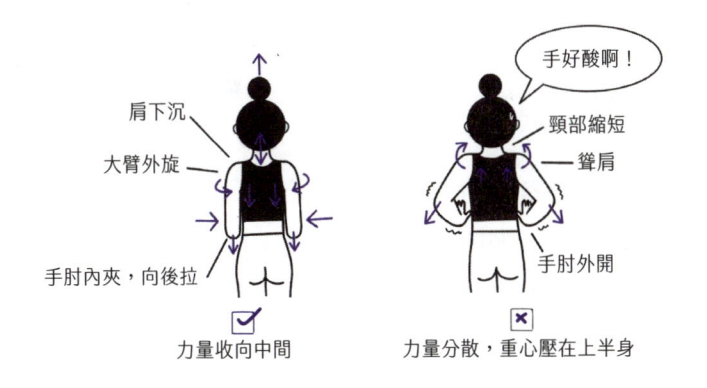

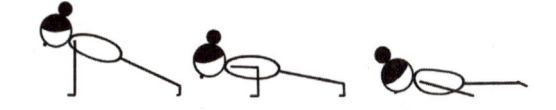

手好酸啊！

肩下沉
大臂外旋
手肘內夾，向後拉
☑
力量收向中間

頸部縮短
聳肩
手肘外開
☒
力量分散，重心壓在上半身

口令

1. 進入斜板式，手在肩膀正下方，雙腿分開與骨盆同寬，收腹捲尾骨，腿用力向後蹬，大拇指、虎口壓實，肩胛保持飽滿，頸部舒展。
2. 吸氣，重心前移，肩膀略超過手腕；呼氣，屈肘慢下，手肘向後拉、向內夾，大臂與小臂呈90度；肩頭展開，腹部收緊，尾骨下拉，大腿肌肉有力上提，停留3~5個呼吸。
3. 呼氣，俯臥在墊子上休息放鬆。

輔助練習

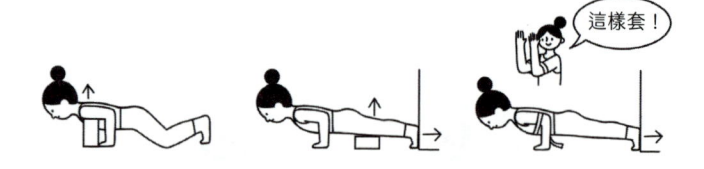

從斜板式進入，靜態保持或動態練習

1. 膝蓋點地，兩塊瑜伽磚與肩同寬，屈肘，肩頭落於瑜伽磚上，避免肩膀內扣。
2. 腳垂直蹬牆，瑜伽磚放於膝蓋下方，膝蓋盡量離開瑜伽磚，膝窩保持舒展，避免腿部鬆懈。
3. 腳垂直蹬牆，伸展帶套大臂上，雙肘與肩同寬，避免外開。

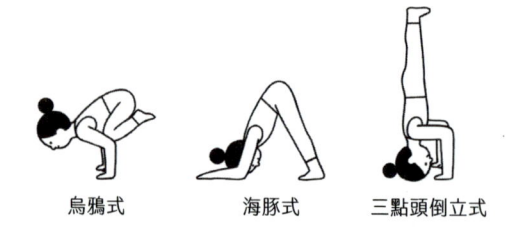

烏鴉式　　　海豚式　　　三點頭倒立式

四柱式到底有多重要？

練習初期應養成正確發力習慣，避免斜方肌和腰部產生代償，增強手臂力量和提高身體穩定性之後，高階體式的困難就「迎刃而解」了。

烏鴉式

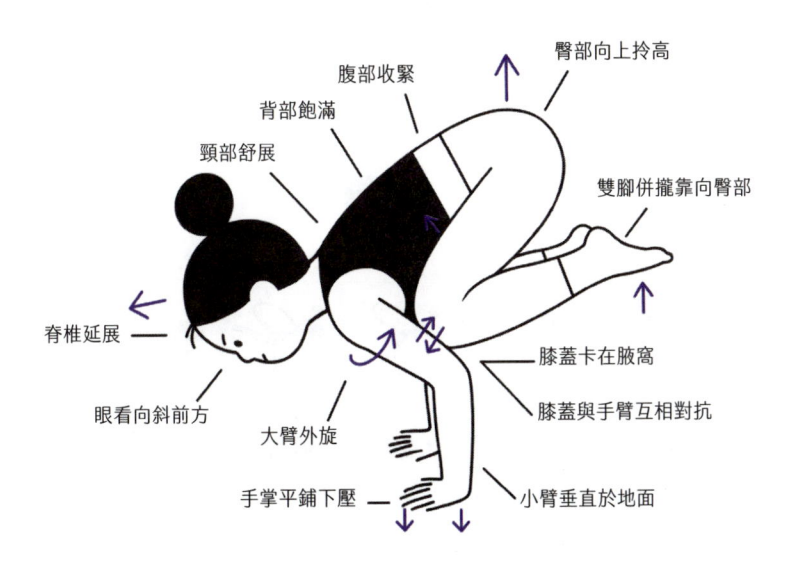

頸部舒展
背部飽滿
腹部收緊
臀部向上拎高
雙腳併攏靠向臀部
脊椎延展
膝蓋卡在腋窩
膝蓋與手臂互相對抗
眼看向斜前方
大臂外旋
手掌平鋪下壓
小臂垂直於地面

功效 強健手臂和手腕，增強腹部與核心的力量；伸展後背，提高身體的平衡力和控制力。

注意 處於孕期時應避免練習此體式。

3 | 體式的秘密在細節

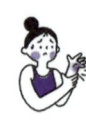

壓力不在手腕,快複習一下手的根基!

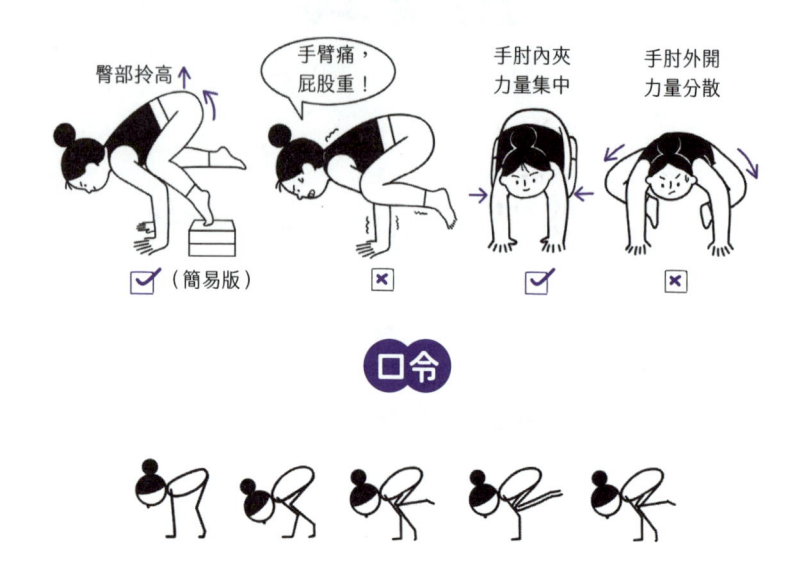

臀部拎高↑　（簡易版）　✓

手臂痛,屁股重!　✗

手肘內夾 力量集中　✓

手肘外開 力量分散　✗

口令

1. 雙手打開與肩同寬,微屈膝,坐骨向上延伸。
2. 眼睛看向雙手前方的一個點,手肘彎曲,腹部貼向大腿,膝蓋卡在腋窩,小腿前側放於大臂後側。
3. 坐骨上提,腹部收緊,重心向前轉移,一隻腳慢慢離地
4. 大臂與膝蓋互相對抗,保持身體穩定,再嘗試另一隻腳離地,繃直腳背,腳向後找臀部,腹部收緊,背部推高,保持5個呼吸。
5. 依次落腳,退出體式。

輔助練習

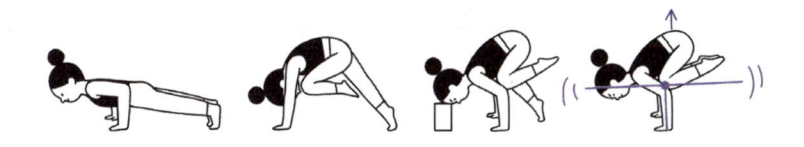

先建立手臂與肩背的力量，再找到對身體的控制和平衡

1. 練習四柱式，肩背保持穩定，手肘內夾，這是所有手臂平衡體式的基礎，保持10~30秒。
2. 下犬式鼻觸膝，動態練習5次，弓背、收腹、大腿收向腹部，啟動核心力量。
3. 額頭下墊瑜伽磚，坐骨上提，手臂夾緊，試一腳離地，保持5個呼吸。
4. 把身體想像成天秤，肘與膝接觸點為支點，核心收緊，力量上提，試著找到平衡點。

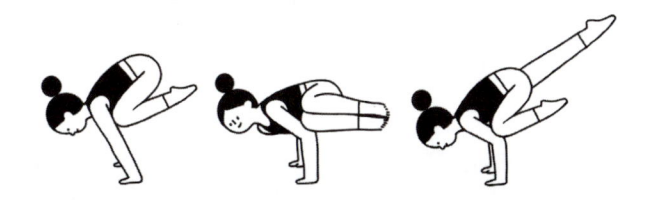

烏鴉式變體

1. 鶴禪式：核心收緊，背部變飽滿，膝蓋收向胸前，推直手臂。
2. 側烏鴉式：雙腿併攏，大腿一側放手肘上，保持平衡加扭轉。
3. 單腿烏鴉式：手肘內夾，核心收緊，一側腿伸直，離開手肘，在不平衡中找平衡。

3 | 體式的秘密在細節

側板式

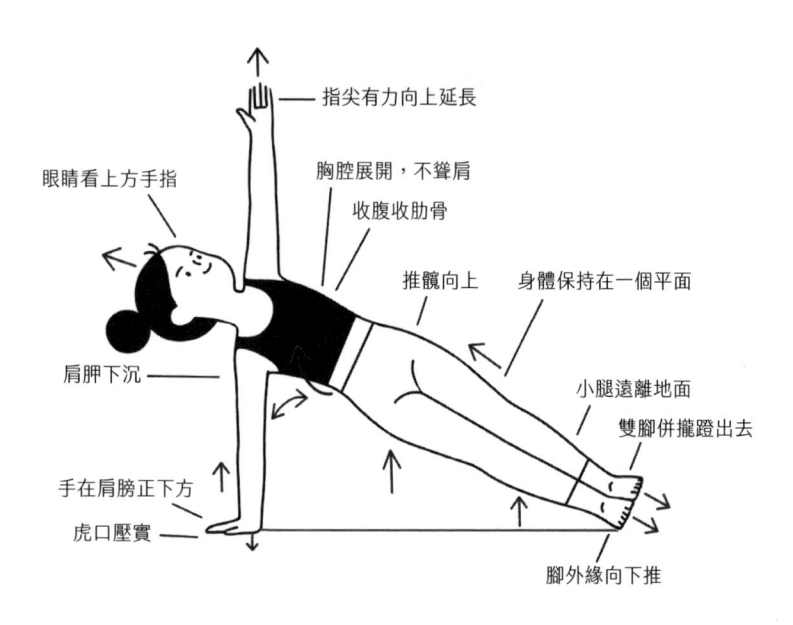

- 指尖有力向上延長
- 胸腔展開，不聳肩
- 收腹收肋骨
- 眼睛看上方手指
- 推髖向上
- 身體保持在一個平面
- 肩胛下沉
- 小腿遠離地面
- 雙腳併攏蹬出去
- 手在肩膀正下方
- 虎口壓實
- 腳外緣向下推

功效 增強手腕、手臂、肩背的力量，並且提高身體穩定性；鍛鍊側腰、腹部、背部，還可以提高對核心的控制；減少側腰、腿部的多餘脂肪，練出腰線。

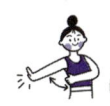

側腰發力，腋窩伸展

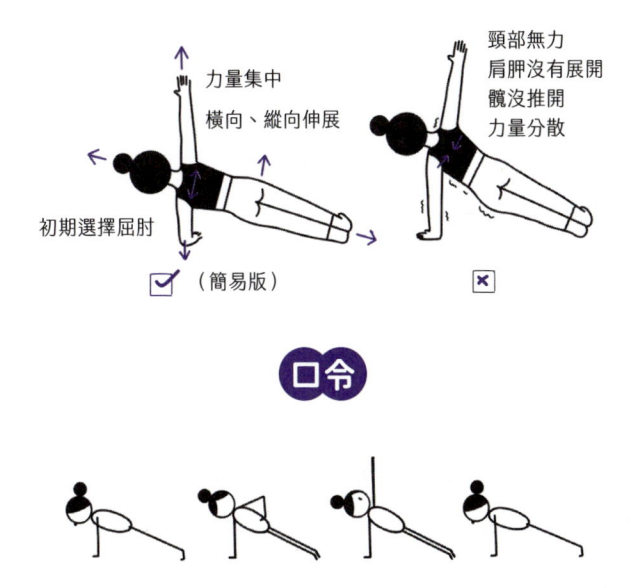

力量集中
橫向、縱向伸展
頸部無力
肩胛沒有展開
髖沒推開
力量分散

初期選擇屈肘
☑（簡易版） ☒

口令

1. 進入斜板式，吸氣，延展脊椎，肩背向上推，腳用力向後蹬。
2. 呼氣，重心落於右手，身體向左轉，雙腳併攏（或一前一後），右腳外緣向下壓實，左手扶髖，保持身體的穩定。
3. 吸氣，左手伸直向上，側腰發力頂髖向上，展開胸腔，伸展髖前側肌肉，身體在同一個平面上，眼睛看上方手指方向，專注保持5個呼吸。
4. 呼氣，落左手，回到斜板式。

輔助練習

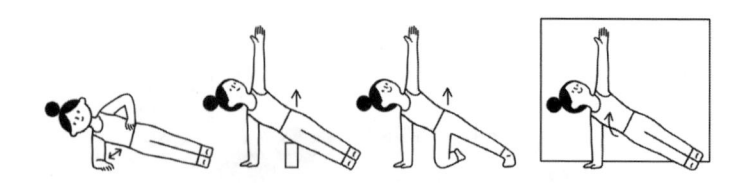

借助輔具找到內在支撐

1. 屈肘，展開肩胛，側腰遠離腋窩，雙腿併攏伸直，勾腳，啓動腿部力量。
2. 臀部下方墊瑜伽磚，手、臀、側腰發力，主動推髖向上，保持核心收緊、中段穩定。
3. 右腿屈膝點地，左腿伸直，腳掌踩地，側腰發力，伸展髖前側。
4. 背靠牆，後腦勺、肩、臀、小腿、腳後跟在一個平面上，手臂靠牆向上伸展。

反斜板式

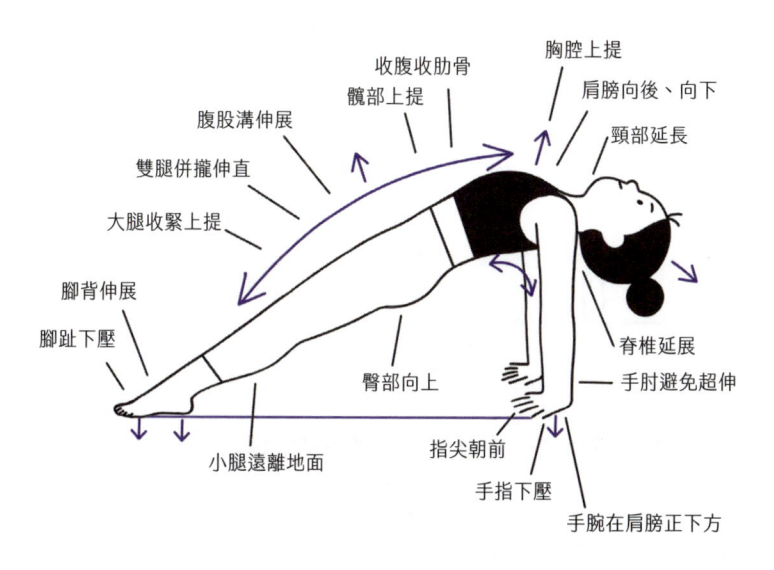

胸腔上提
肩膀向後、向下
收腹收肋骨
髖部上提
頸部延長
腹股溝伸展
雙腿併攏伸直
大腿收緊上提
脚背伸展
脚趾下壓
臀部向上
脊椎延展
手肘避免超伸
小腿遠離地面
指尖朝前
手指下壓
手腕在肩膀正下方

功效 增強大腿、手臂和肩背的肌肉力量；伸展髖部和腳踝，使肩關節和手腕變得靈活；擴展胸部，恢覆脊椎的靈活性，改善圓肩駝背的不良體態。

3 | 體式的祕密在細節

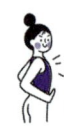

後背發力，前側伸展！

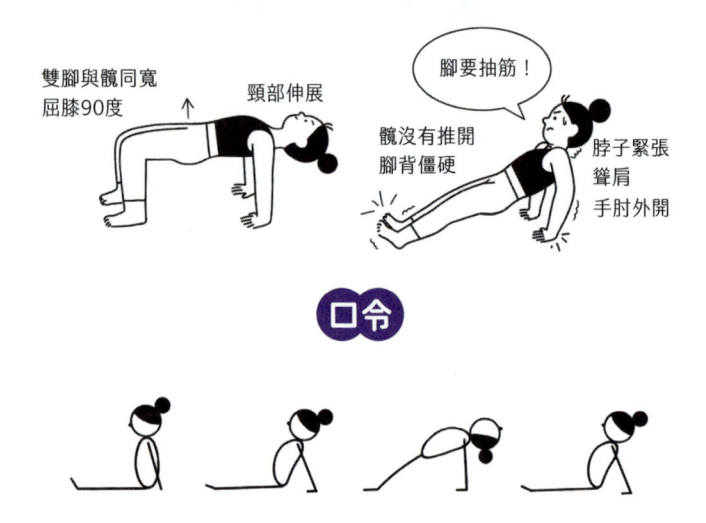

雙腳與髖同寬
屈膝90度
頸部伸展

腳要抽筋！
髖沒有推開
腳背僵硬
脖子緊張
聳肩
手肘外開

口令

1. 進入直角坐姿，雙腿併攏伸直，兩側坐骨均勻坐實。
2. 雙手放在臀部後方，距臀部約一個手掌的距離，五指張開，指尖朝臀，肩膀後旋，胸腔展開。
3. 吸氣，手掌下壓，腳趾下壓，推髖向上，臀部離開墊子，頭部自然向後，延長頸部，然後手掌繼續用力向下，肩膀上提，胸腔繼續展開，保持5個呼吸。
4. 吸氣，臀部落回墊子上。

輔助練習

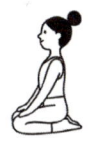

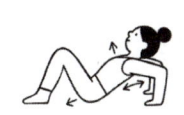

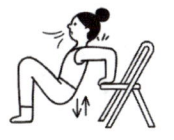

伸展為力量提供空間！

先伸展熱身：

1. 進入金剛坐姿,雙膝併攏,臀部坐於腳後跟上,保持1分鐘,伸展腳背。
2. 手與肩同寬,放於身體後方,手肘內夾,臀部向腳移動到最大距離,保持1分鐘,開肩。
3. 手與肩同寬,雙手推椅子邊緣,臀部下沉,手肘呈90度,再推起,重覆15次,增強手臂力量。。

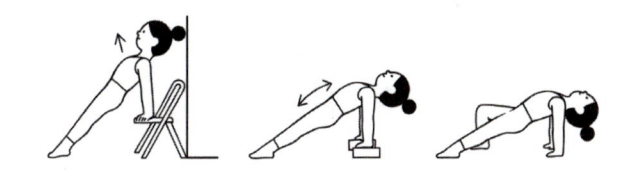

再練習體式：

1. 雙手推椅子邊緣,胸腔上提,身體推直,保持5~8個呼吸。
2. 雙手推瑜伽磚,啓動後背肌肉,腳趾下壓,靠腿發力推髖向上,保持5~8個呼吸。
3. 右腿屈一半,雙腳踩地將髖部推高,保持5~8個呼吸。換反側繼續練習,最後嘗試雙腿伸直。

漫畫小劇場
居家練臀

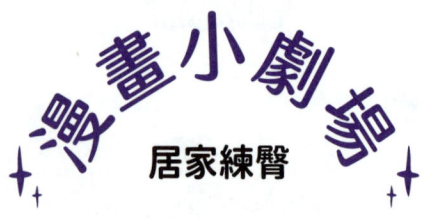

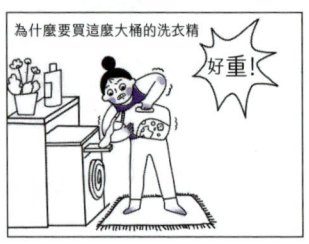

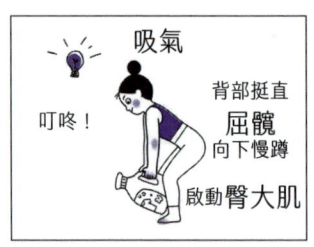

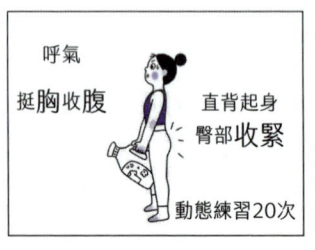

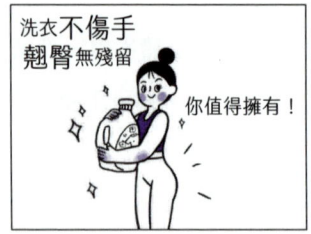

為什麼要買這麼大桶的洗衣精
好重！

叮咚！
吸氣
背部挺直
屈髖向下慢蹲
啟動臀大肌

呼氣
挺胸收腹
直背起身
臀部收緊
動態練習20次

洗衣不傷手
翹臀無殘留
你值得擁有！

門閂式

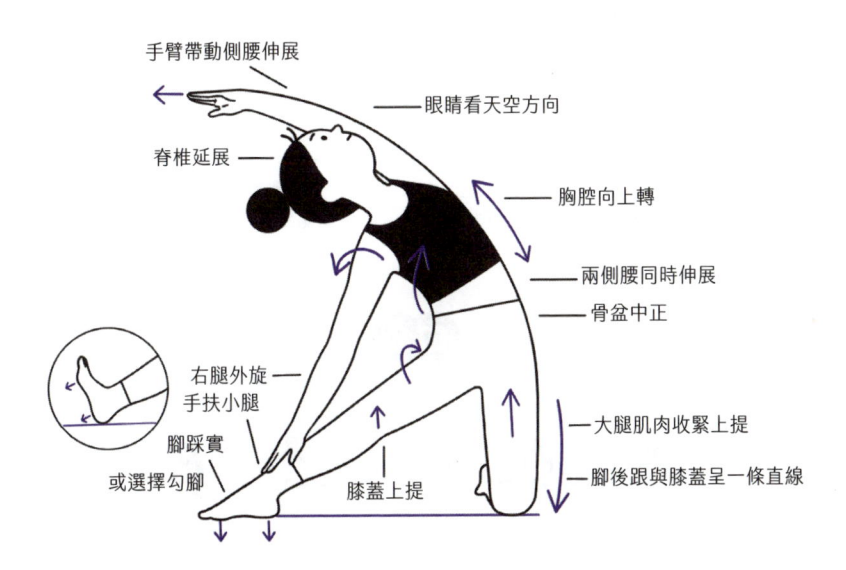

- 手臂帶動側腰伸展
- 眼睛看天空方向
- 脊椎延展
- 胸腔向上轉
- 兩側腰同時伸展
- 骨盆中正
- 右腿外旋 手扶小腿
- 腳踩實 或選擇勾腳
- 膝蓋上提
- 大腿肌肉收緊上提
- 腳後跟與膝蓋呈一條直線

功效 伸展大腿內側肌肉，使髖關節變得靈活；恢覆脊椎靈活性；緩解脊椎僵硬，拉伸側腰，消除腰部的多餘脂肪，美化腰部線條；按摩腹部器官，促進血液循環。

保持兩側腰同時拉長！

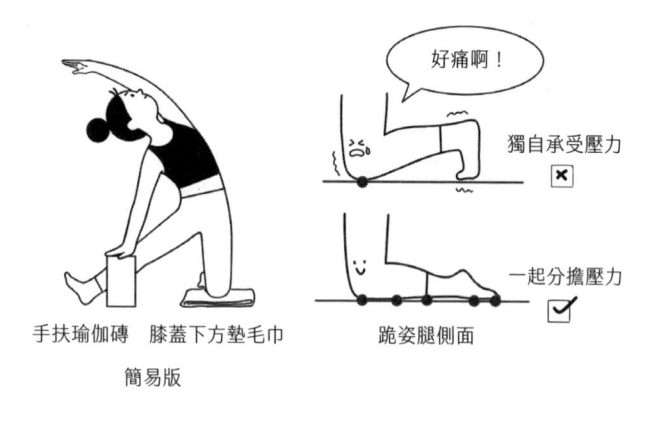

手扶瑜伽磚　膝蓋下方墊毛巾
簡易版

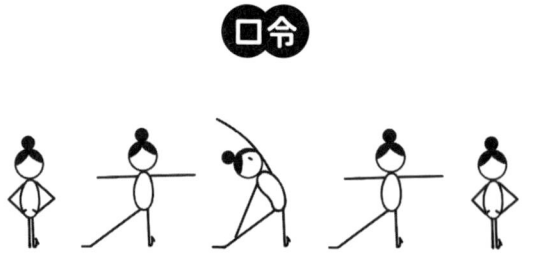

好痛啊！
獨自承受壓力 ✗
一起分擔壓力 ✓
跪姿腿側面

口令

1. 雙膝跪地，腳背下壓，雙手扶髖。
2. 吸氣，手臂側平舉，右腿伸直，向右打開，右腳和左膝呈一條直線，右腳的大腳球與腳後跟壓實（或腳趾回勾），展開髖部前側。
3. 呼氣，軀幹向右側彎，右手扶右小腿，左手臂延展向上，胸腔展開，兩邊側腰同時伸展，頸部放鬆，眼睛看向上方，保持5個呼吸。
4. 吸氣，手臂帶動身體回正。
5. 呼氣，收回右腿，調整呼吸，換反側繼續練習。

輔助練習

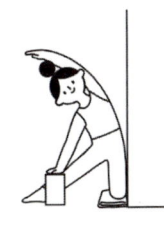

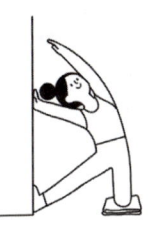

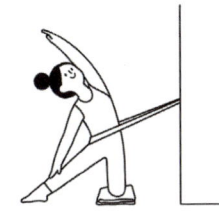

先穩定骨盆再做伸展

1. 跪姿腿靠牆,保持髖正,不要過度頂髖,右手輕輕扶瑜伽磚,重量沒有擠壓在右側。
2. 離牆約一條腿的距離,右腿伸直,勾腳蹬牆,大腿肌肉收緊,避免膝關節超伸,右手推牆且拉長側腰,展開胸腔。
3. 將牆繩套在右側腹股溝,右腿主動送向髖,兩側腰同時拉長。

以上練習皆可在膝蓋下方墊毛毯,注意膝蓋、小腿脛骨、腳背同時向下壓。各保持5個呼吸,換反側繼續練習。

龍式

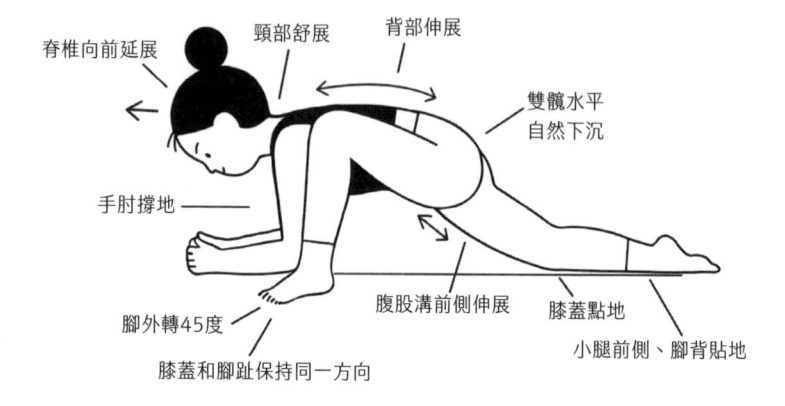

脊椎向前延展　頸部舒展　背部伸展　雙髖水平自然下沉

手肘撐地　腹股溝前側伸展　膝蓋點地　小腿前側、腳背貼地

腳外轉45度

膝蓋和腳趾保持同一方向

功效 伸展髖關節，滋養骨盆區域；伸展脊椎，改善背部肌肉緊繃和緩解坐骨神經痛；使腿部線條變得緊致。

先舒展再加深，身體才能協調！

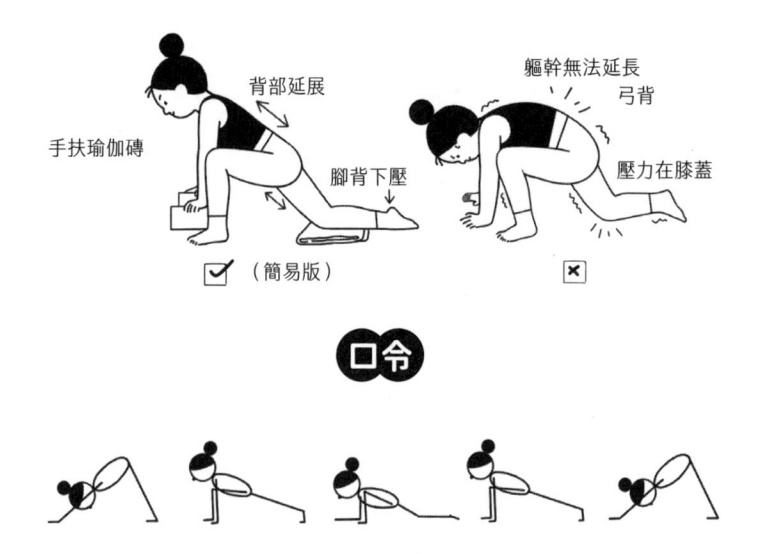

手扶瑜伽磚　背部延展　腳背下壓　（簡易版）

軀幹無法延長　弓背　壓力在膝蓋

口令

1. 進入下犬式。
2. 吸氣，抬左腳向後、向上；呼氣，左腳向前跨到左手外側，腳尖外展，大腿外旋，雙手推地，延長脊椎，右腿向後蹬直。
3. 右膝點地，腳背貼地，脊椎延展向前，手肘彎曲撐地，腹部微收。每一次吸氣都延展脊椎，呼氣沉髖向下，靜態保持1分鐘。
4. 吸氣，雙手推地，勾右腳尖，膝蓋離地。
5. 呼氣，撤左腳回到下犬式，調整呼吸，換反側繼續練習。

輔助練習

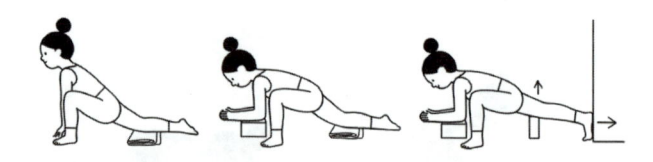

膝蓋與腳趾保持同一個方向

1. 雙手推地,胸腔上提,脊椎延展,後膝下墊毛巾,腳背與小腿脛骨向下壓。
2. 手肘撐瑜伽磚,雙肩下沉,軀幹延長,下腰背舒展。
3. 後膝靠上位置撐瑜伽磚,腳蹬牆,腿主動發力,啟動腿部,保持提膝狀態,離開磚面。

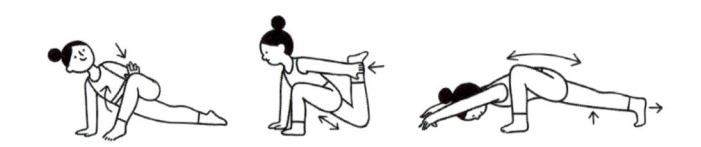

龍式的變化與加深

1. 手推膝向外展,胸腔向上扭轉。
2. 左手拉右腳踝,伸展大腿前側。
3. 右腿蹬直,雙手向前延伸。

半神猴式

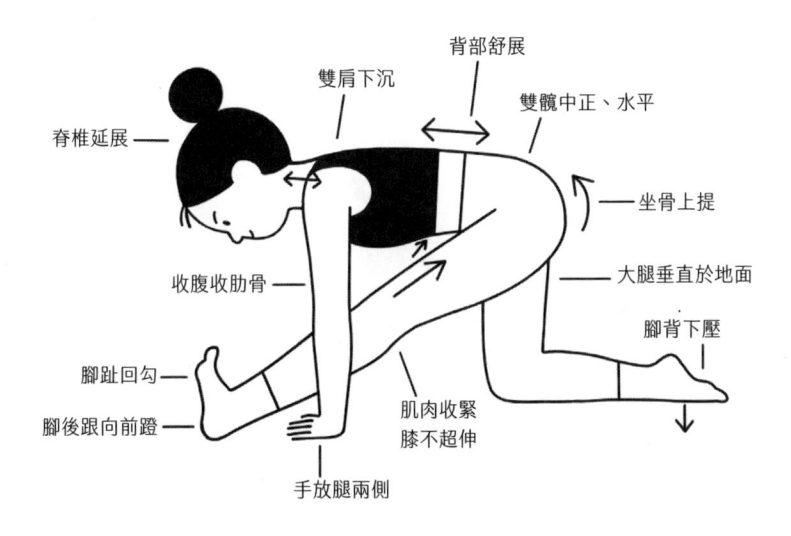

脊椎延展

雙肩下沉

背部舒展

雙髖中正、水平

坐骨上提

收腹收肋骨

大腿垂直於地面

腳背下壓

腳趾回勾

腳後跟向前蹬

肌肉收緊
膝不超伸

手放腿兩側

功效 伸展腿後側韌帶，緩解腿部肌肉緊繃和酸痛，增強腿部力量，美化腿部線條。

3 | 體式的秘密在細節

骨盆保持端正，軀幹和雙腿才能穩定！

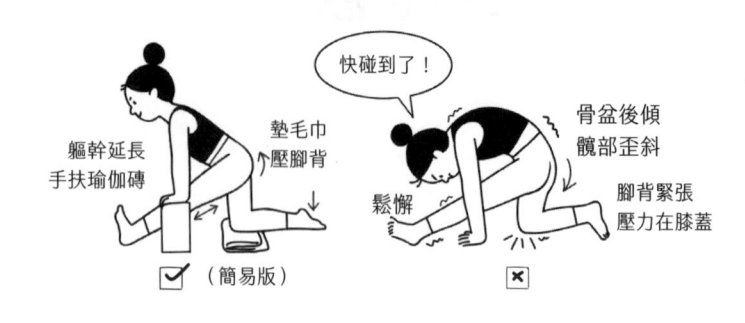

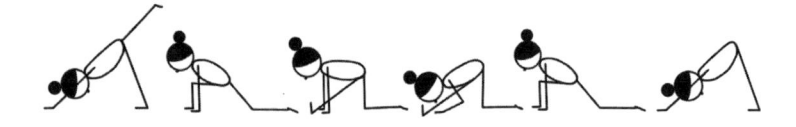

軀幹延長
手扶瑜伽磚

墊毛巾
壓腳背

快碰到了！

鬆懈

骨盆後傾
髖部歪斜

腳背緊張
壓力在膝蓋

☑（簡易版）　　　　　✘

口令

1. 進入下犬式，吸氣，左腳向後、向上抬高。
2. 呼氣，左腳向前跨到左手內側，右膝蓋點地，腳背下壓。
3. 吸氣，手推地，延展胸腔；呼氣，重心向後移，左腿伸直，腳趾回勾，擺正雙髖。
4. 吸氣，延長脊椎；呼氣，身體從髖部開始折疊，腹部貼向大腿，胸口找向小腿，背部延長，頸部舒展，坐骨向上轉動，前方大腿收緊上提，保持5個呼吸。
5. 吸氣，重心前移，彎曲左腿。
6. 呼氣，手推地，撤左腳回到下犬式，調整呼吸，換反側繼續練習。

輔助練習

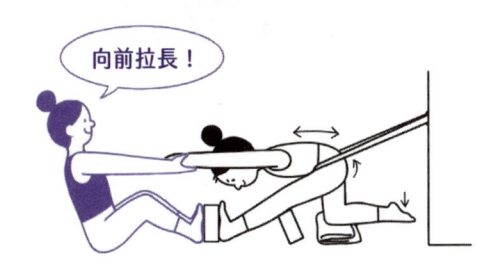

向前拉長！

想要充分伸展，注意這幾點就可以！

1. 將牆繩套在腹股溝，前髖向後，後髖向前，調正雙髖再折疊。
2. 骨盆向前轉動，伸展左腿後側肌肉，背部保持延長。
3. 膝蓋下方墊毛毯，小腿脛骨、腳背同時下壓，大腿始終垂直於地面。
4. 勾左腳，蹬直腿，大腿肌肉收緊上提，左腿後側撐瑜伽磚，避免膝關節超伸。
5. 手臂帶動脊椎向前延展，有一個力在向前拉。

同時注意以上幾點，循序漸進地練習，安全加深伸展。

神猴哈努曼式

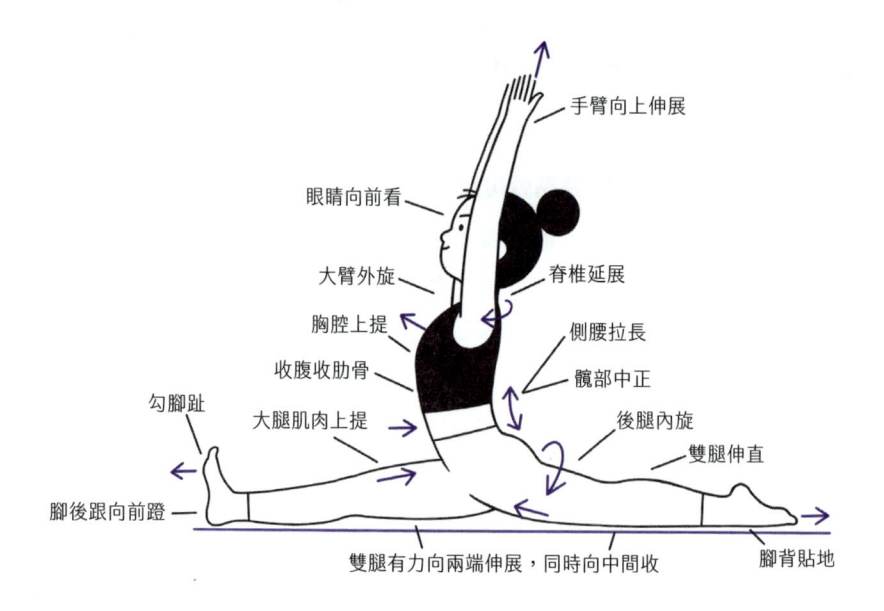

- 手臂向上伸展
- 眼睛向前看
- 大臂外旋
- 胸腔上提
- 收腹收肋骨
- 勾腳趾
- 大腿肌肉上提
- 腳後跟向前蹬
- 脊椎延展
- 側腰拉長
- 髖部中正
- 後腿內旋
- 雙腿伸直
- 腳背貼地
- 雙腿有力向兩端伸展，同時向中間收

功效 伸展小腿後側、大腿前側和腹股溝；緩解坐骨神經痛，塑造腿部線條；增強臀部和雙腿的力量。

腿下不去沒關係，髖正才是重點！

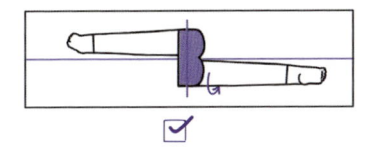

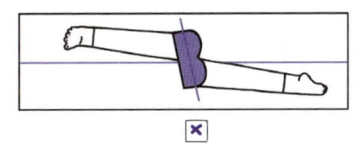

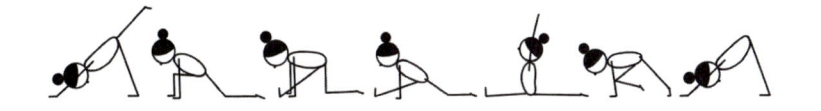

☑　　　　　　　　　　✘

口令

1. 進入下犬式，吸氣，右腿向後、向上。
2. 呼氣，右腳向前一步，落在右手內側；吸氣，手推地，延展背部。
3. 呼氣，重心向後，右腿伸直，腳趾回勾。
4. 保持髖部置中，大腿肌肉收緊上提，雙腿向兩端滑出去。
5. 前髖向後，後髖向前，調正雙髖，雙腿有力延伸；大腿肌肉收緊，收向髖部，吸氣，手臂舉過頭頂，延展脊椎，保持5個呼吸。
6. 呼氣，手推地，撤右腳。
7. 回到下犬式，調整呼吸，換反側繼續練習。

輔助練習

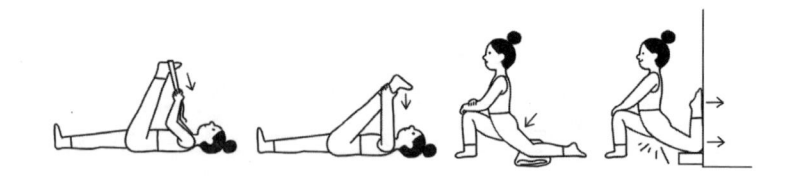

前腿、後腿先熱身

1. 仰臥,用伸展帶套腳掌,雙髖保持水平,延展脊椎,伸展左腿後側。
2. 加深:背部保持平直,雙肩下沉,腹部內收,雙手抓左腳踝,腿向下拉,大腿貼向腹部。
3. 進入新月式,雙手推膝蓋,左膝下墊毛巾,髖部不斷下沉,伸展腹股溝與大腿前側。
4. 加深:瑜伽磚靠牆平放,後膝跪於瑜伽磚上,小腿脛骨、腳背貼向牆面,髖部主動下沉。

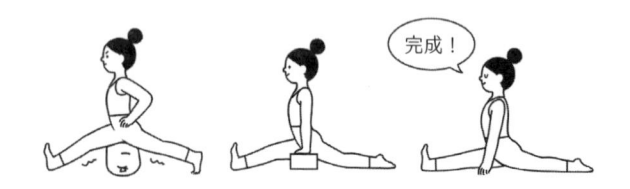

借助輔具再向下

1. 雙腿緩慢向兩側滑出,借助抱枕,停留在合適的位置。
2. 手推瑜伽磚,雙腳回勾,保持腿部有力,向兩側伸展。
3. 逐漸降低髖部,直至雙腿完全貼地。

駱駝式

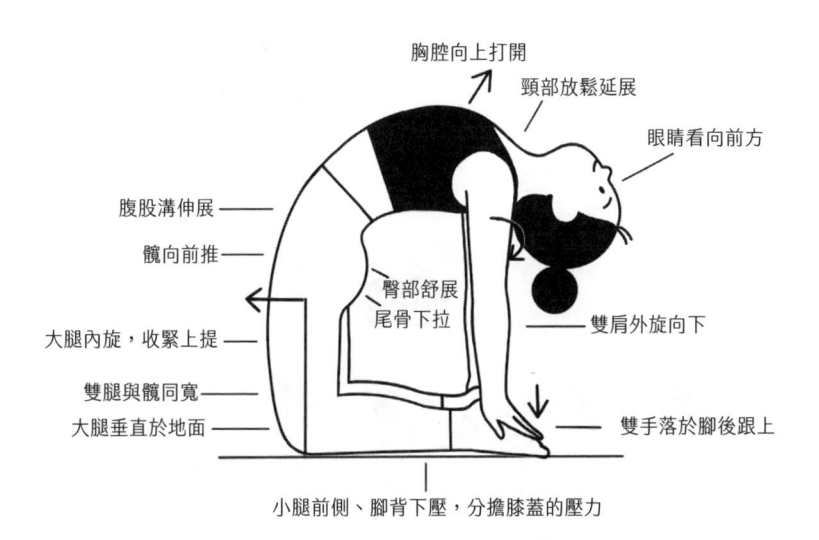

胸腔向上打開
頸部放鬆延展
眼睛看向前方
腹股溝伸展
髖向前推
臀部舒展
尾骨下拉
雙肩外旋向下
大腿內旋，收緊上提
雙腿與髖同寬
大腿垂直於地面
雙手落於腳後跟上
小腿前側、腳背下壓，分擔膝蓋的壓力

功效 伸展脊椎，緩解腰背酸痛，增強背部力量，改善圓肩駝背；伸展大腿前側、腹股溝，使腳踝變強健，提高身體的柔韌性。

3 | 體式的秘密在細節

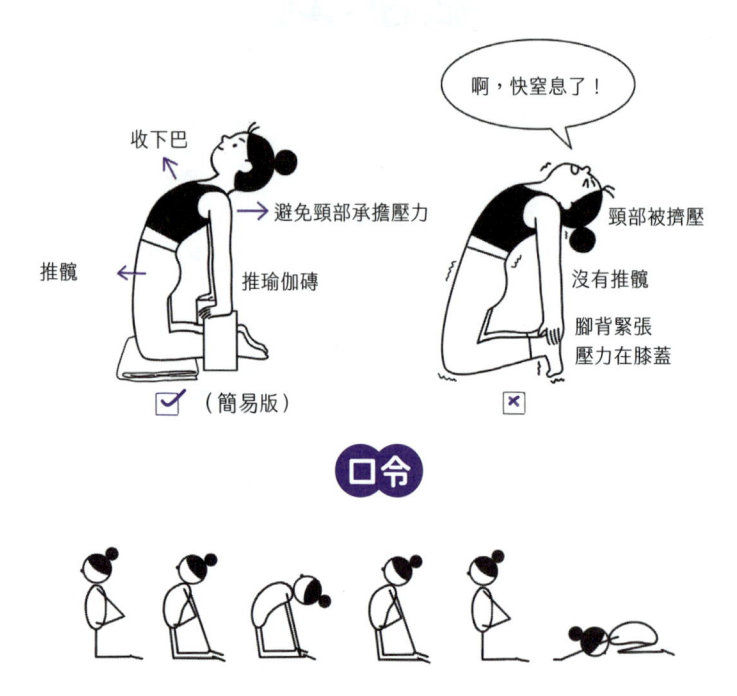

做不到，就先降一點點難度吧！

收下巴
→避免頸部承擔壓力
推髖
←推瑜伽磚
☑（簡易版）

啊，快窒息了！
頸部被擠壓
沒有推髖
腳背緊張
壓力在膝蓋
✗

口令

1. 跪立，雙膝打開與髖同寬，腳背平鋪壓地，雙手扶髖。
2. 吸氣，胸腔上提，肩向後旋，手肘內夾，身體後彎，雙手依次向後，落在腳後跟上。
3. 手推腳，胸腔向上打開，大腿肌肉收緊上提，大腿垂直於地面，髖向前推進入駱駝式，保持5個呼吸。
4. 吸氣，依次收回雙手。
5. 身體回正。
6. 回到嬰兒式，身體前彎向下，放鬆脊椎。

輔助練習

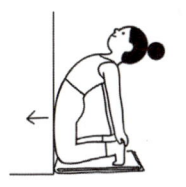

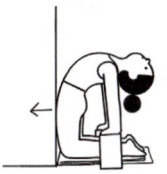

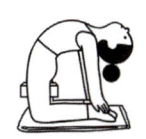

雙腿有力,根基才能穩定

1. 面朝牆,雙膝跪地,大腿貼牆,雙手扶腳後跟,髖有力地向前推,胸腔上提,微收下巴,頸部後側有力延展。
2. 腳背貼實地面,雙手推瑜伽磚,雙腿有力向前推牆,頭向後仰,頸部保持舒展。
3. 雙腿夾瑜伽磚,啓動雙腿內側肌肉,雙腿主動內旋,臀部與下腰背保持舒展,旋肩向後,手推腳掌。

以上練習各保持5個呼吸,停留在適合自己的位置,保持正常呼吸,不憋氣,安全地進入和退出!

狂野式

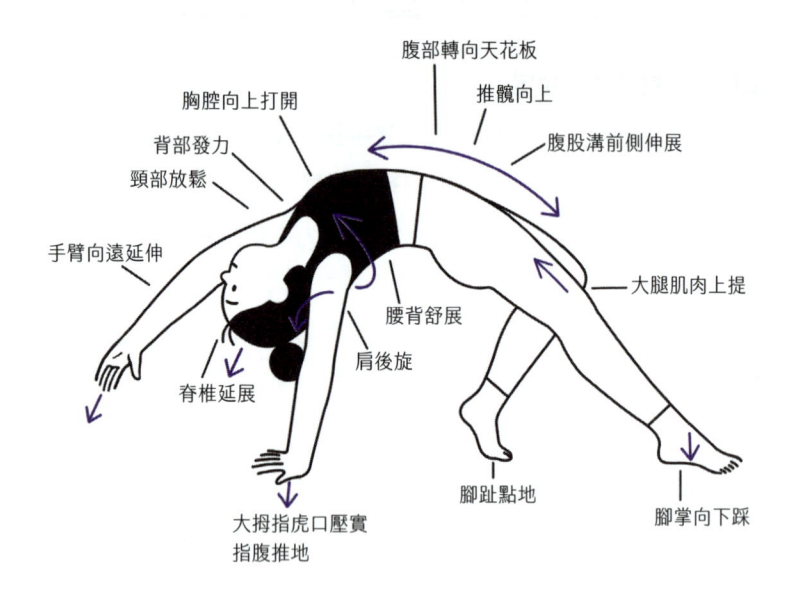

胸腔向上打開
腹部轉向天花板
推髖向上
背部發力
頸部放鬆
腹股溝前側伸展
手臂向遠延伸
大腿肌肉上提
腰背舒展
脊椎延展
肩後旋
腳趾點地
腳掌向下踩
大拇指虎口壓實
指腹推地

功效 使肩膀變靈活，建立背部肌肉的力量；拉伸腹部、側腰，伸展腹股溝；恢覆脊椎靈活性，打開胸腔，糾正不良體態，使身姿變得更加挺拔。

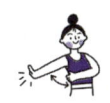

側腰發力，伸展腋窩！

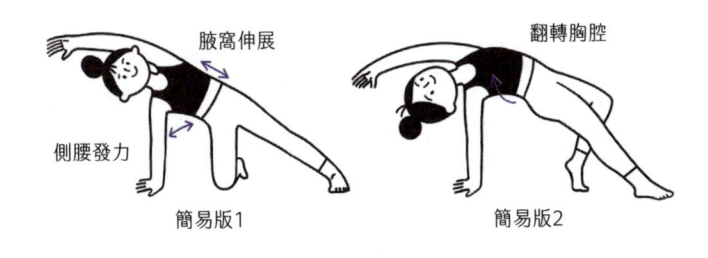

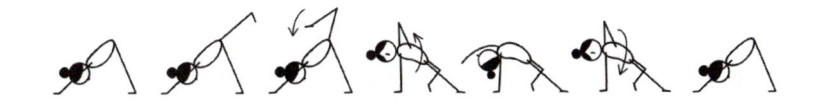

腋窩伸展　　翻轉胸腔

側腰發力

簡易版1　　簡易版2

口令

1. 進入下犬式。
2. 吸氣，抬左腿向後、向上。
3. 屈左膝，腳後跟找向臀部，打開腹股溝。
4. 呼氣，重心前移轉到右手，旋肩向後，身體轉天花板方向，左腳向後點地。
5. 吸氣，左手向後伸展，眼睛看手指尖方向，右腿蹬直，髖部推高，胸腔展開，腹部與側腰拉長，保持5個呼吸。
6. 呼氣，右手臂內旋，胸腔轉向地面。
7. 收左腳，回下犬式，調整呼吸，換反側繼續練習。

輔助練習

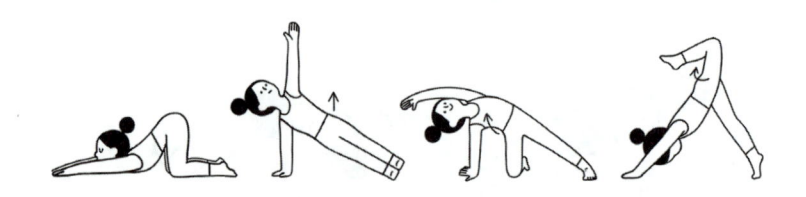

熱身和準備

1. 大貓式:大腿垂直於地面,坐骨向上延伸,打開胸腔與腋窩。
2. 側板式:肩胛展開,側腰發力,腿有力併攏,髖部向上提。
3. 右膝在地的側板式:右肩外旋,左腿伸直且腳壓實,手臂帶動胸腔向上轉,眼睛看手指方向。
4. 單腿下犬式:翻髖,腳後跟找向臀部,拉伸側腰與腹股溝,眼睛從對側手臂看出去,調正雙肩。

以上體式能夠練習肩、胸腔、腰、腹股溝,可以各保持5~8個呼吸,再進入狂野式,別忘了反側也要練習!

輪式

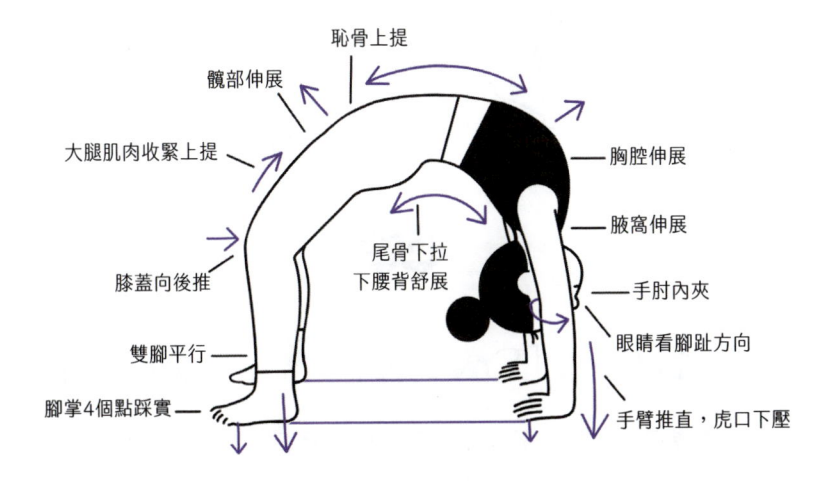

恥骨上提
髖部伸展
大腿肌肉收緊上提
胸腔伸展
腋窩伸展
尾骨下拉
下腰背舒展
膝蓋向後推
手肘內夾
眼睛看腳趾方向
雙腳平行
腳掌4個點踩實
手臂推直，虎口下壓

功效 鍛鍊背部肌肉，放鬆頸部，伸展肩部，增強脊椎的柔韌性；增強手臂和腿部的力量，使身體前側得到伸展，促進血液循環。

3 | 體式的秘密在細節

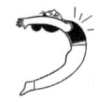

正確的練習,既安全又有空間!

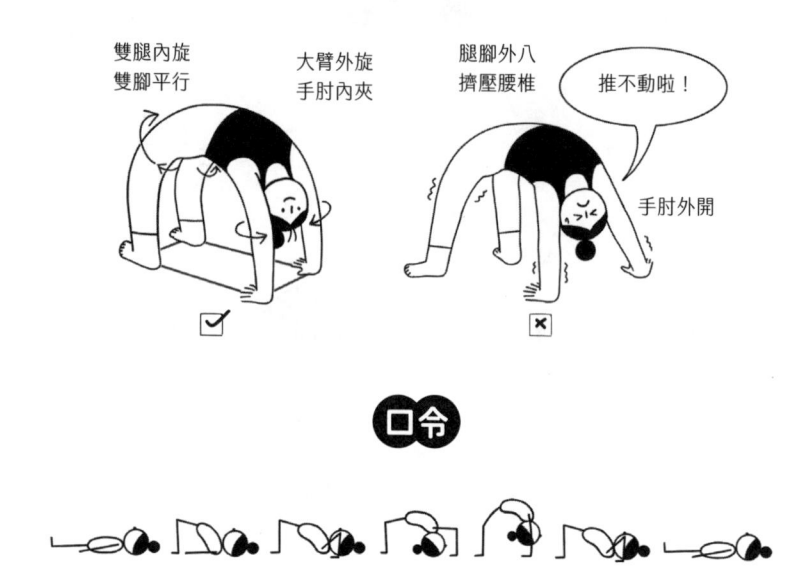

雙腿內旋 / 雙腳平行　　大臂外旋 / 手肘內夾　　腿腳外八 / 擠壓腰椎　　推不動啦!　　手肘外開

✓　　✗

口令

1. 仰臥在墊子上,手放於身體兩側,掌心朝下。
2. 屈膝,腳後跟靠向臀部,腳掌踩實,雙腿發力,臀部離地。
3. 持續推髖,雙手放於耳朵兩側,指尖朝向腳。
4. 手推地,頭頂心輕輕點地,手肘內夾,啟動背部肌肉力量。
5. 吸氣,手臂推直,腳用力蹬,胸腔上提,頸部後側展開,保持5個呼吸。
6. 屈膝,臀部向下,低頭,後腦勺、頸部、背部、髖部依次落地。
7. 退出體式,回到仰臥。

輔助練習

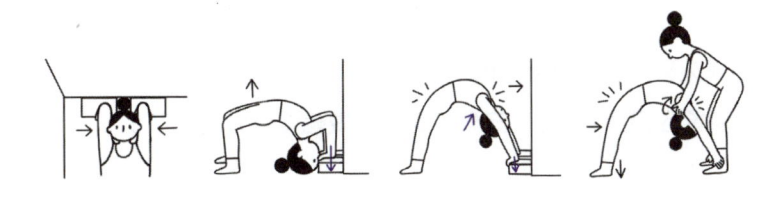

肩和筋需要足夠伸展，身體才能推起來

第一步：兩塊瑜伽磚靠牆橫放，身體平躺，雙手推瑜伽磚，手肘內夾，彎曲雙膝。

第二步：手推瑜伽磚，頭頂心點地，髖部向上推高，大腿發力，膝蓋不要外開。

第三步：吸氣時，手臂推直，腳踩實，腿發力，將胸腔推向牆壁。

第四步：抓輔助者的腳踝等同於推瑜伽磚，輔助者將大臂內側向外撥、向前拉，幫助伸展腋窩。

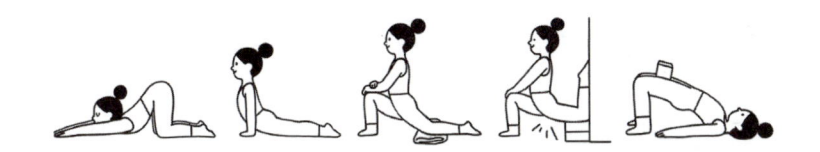

輪式熱身準備

肩和胸的伸展與力量：

1. 大貓式開肩，打開胸腔與腋窩。
2. 上犬式啟動背部肌肉，背部主動發力。

髖和腿的伸展與力量：

1. 做新月式開髖（髖前側緊繃，身體則無法推高）。
2. 靠牆墊瑜伽磚，加強伸展。
3. 橋式夾磚，啓動腿部肌肉（輪式全靠腿）。

以上練習各保持1分鐘，充分熱身以後做輪式就輕鬆多了！

倒立體式

倒立體式可以促進血液循環，增強對大腦的供氧。倒立時保持平衡和穩定，需要身體各部位的配合，也需要更多專注力，還要克服恐懼。在這個過程中，可以減輕雙腿的靜脈曲張、消除疲勞和緊繃，使意識更加清醒。

肩倒立式

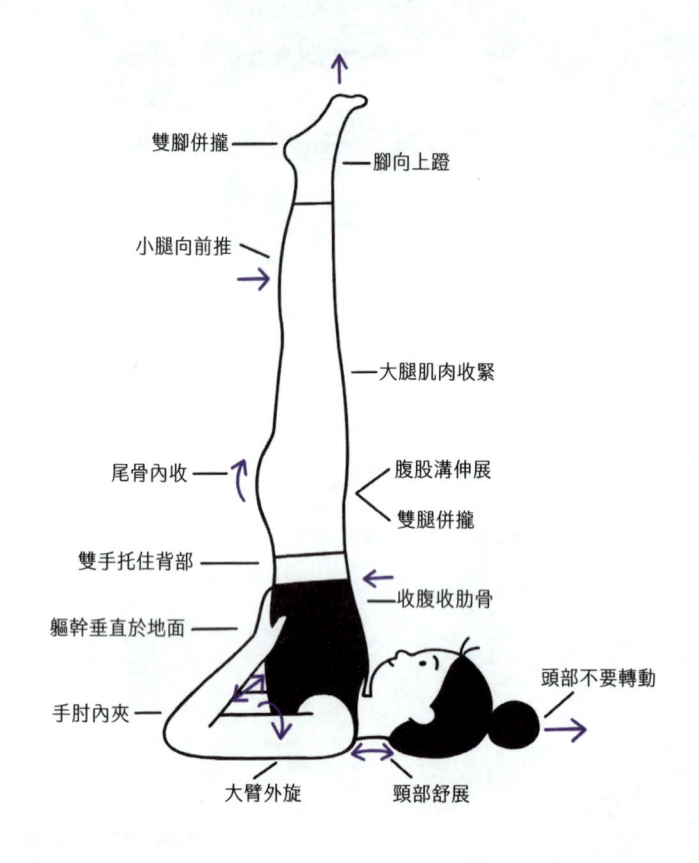

- 雙腳併攏
- 腳向上蹬
- 小腿向前推
- 大腿肌肉收緊
- 尾骨內收
- 腹股溝伸展
- 雙腿併攏
- 雙手托住背部
- 收腹收肋骨
- 軀幹垂直於地面
- 頭部不要轉動
- 手肘內夾
- 大臂外旋
- 頸部舒展

功效 肩倒立式是瑜伽體式之母，有助於舒緩神經，使身體充滿活力。

注意 處於經期和頸部有傷的人避免練習這一體式。

減輕頸部壓力，就靠它了！

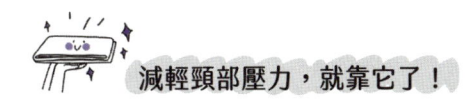

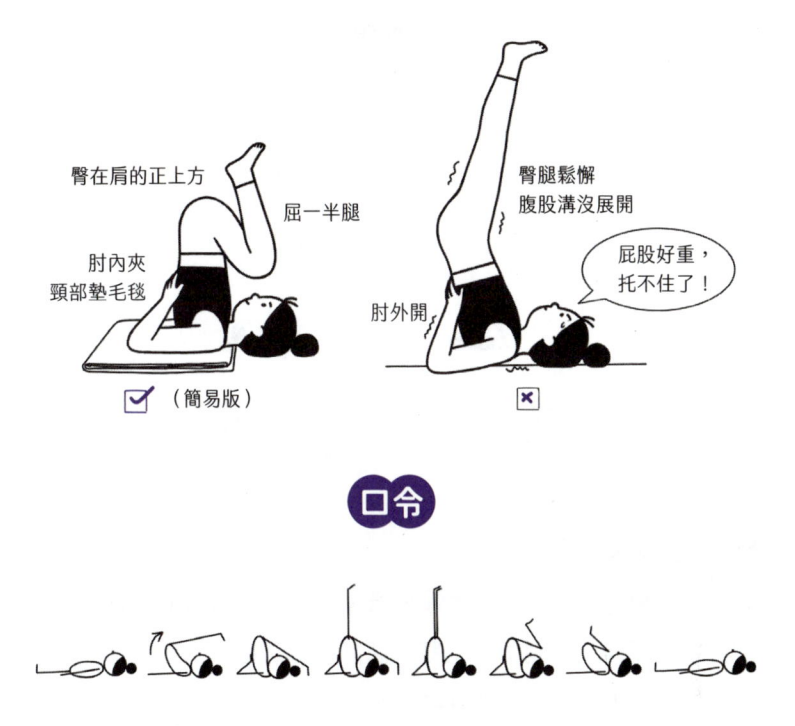

臀在肩的正上方
屈一半腿
肘內夾
頸部墊毛毯
（簡易版）✓

臀腿鬆懈
腹股溝沒展開
肘外開
屁股好重，托不住了！
✗

口令

1. 仰臥在墊子上，手臂放於身體兩側，掌心朝下。
2. 手臂下壓，呼氣，收核心，腿向後越過頭頂，臀部向後、向上抬高。
3. 雙腿伸直，腳趾點地，臀部在軀幹的正上方，延展脊椎，雙手托住後背。
4. 保持核心收緊、骨盆穩定，一條腿慢慢伸直向上。
5. 雙腿併攏，有力向上延伸，眼睛看向肚臍，保持5個呼吸。
6. 屈腿靠向胸前。

7. 手臂下壓，收核心，滾背，有控制地慢慢落回地面。
8. 回到仰臥狀態，放鬆身體。

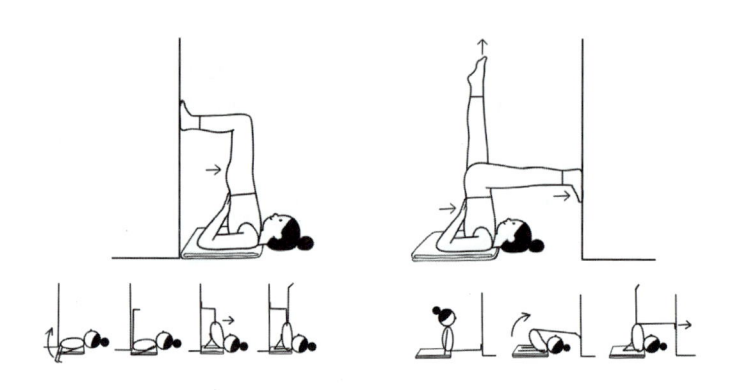

輔助練習

利用牆壁的兩種方式

1. 將毛毯折疊至5毫米厚，坐骨貼牆，側躺，雙肩與毛毯邊緣約有一個拇指的距離，雙腿依次上牆，屈膝，腳蹬牆，抬起臀部，手托背部，低頭收下巴，依次伸直雙腿。
2. 臀部坐於毛毯邊緣，離牆約有一條腿的距離，轉身平躺，手臂下壓，臀部抬離地面，腳蹬牆，雙手托住背部，保持軀幹穩定，依次伸直雙腿。

可以將毛毯調整到自己感到舒適的厚度，確保頸部沒有壓力，再完成最終體式。

犁式

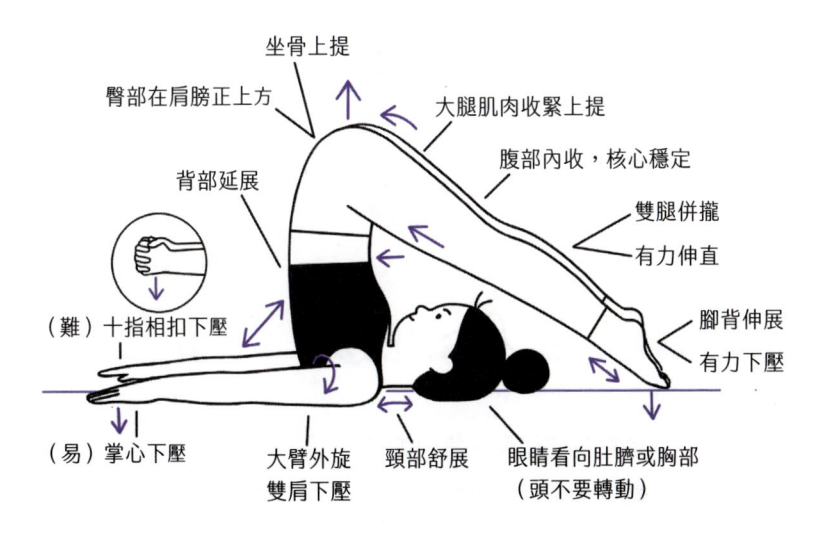

坐骨上提
臀部在肩膀正上方
大腿肌肉收緊上提
腹部內收，核心穩定
背部延展
雙腿併攏
有力伸直
（難）十指相扣下壓
腳背伸展
有力下壓
（易）掌心下壓
大臂外旋
雙肩下壓
頸部舒展
眼睛看向肚臍或胸部
（頭不要轉動）

功效 伸展肩背和脊椎，滋養中樞神經；緩解肩部疲勞和背痛；釋放壓力，使大腦變得平靜。

禁忌 有高血壓、頸部受過傷的人需在老師的指導下練習，在經期中的人不要練習此體式。

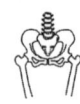

你學會轉動骨盆了嗎？

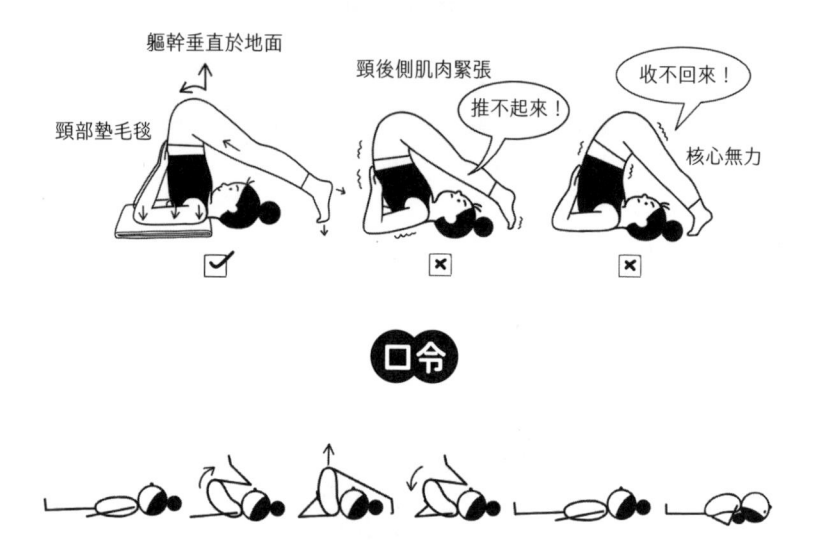

軀幹垂直於地面
頸部墊毛毯
頸後側肌肉緊張
推不起來！
收不回來！
核心無力

☑ ✗ ✗

口令

1. 仰臥，雙手放在身體兩側，掌心朝下。
2. 吸氣，屈雙膝，手推地，腹部發力，臀部離地。
3. 雙腿併攏伸直，腳趾落在頭頂心正前方。手肘內夾，托住後背，軀幹與地面垂直；坐骨延展，低頭收下巴，看向胸腔或肚臍方向，雙手在身後十指相扣，手臂下壓，保持5個呼吸。
4. 屈雙膝，捲背，有控制地滾動向前。
5. 回到仰臥，放鬆身體。
6. 頭頂點地，雙手放在臀部下方，胸腔離開地面，頸部後彎。

輔助練習

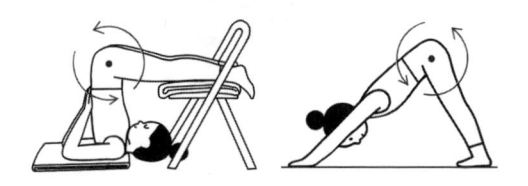

換一個方向看骨盆轉動

1. 借助椅子和毛毯,減輕頸部壓力,軀幹垂直於地面,需要收腹、啟動核心,骨盆向前轉動,雙腿延長,腿後側有力伸展。
2. 參考下犬式的臀腿發力狀態,收核心,坐骨上提,骨盆向前轉動。就會找到犁式的感覺了!

海豚式

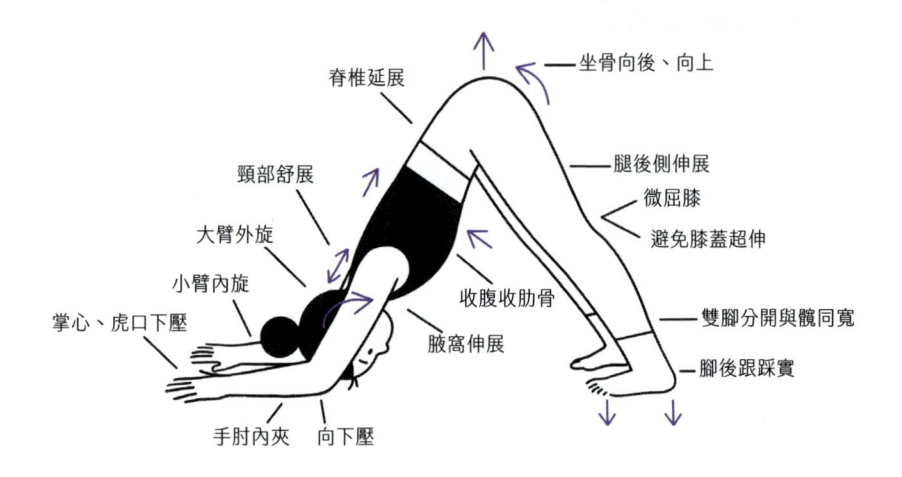

- 脊椎延展
- 坐骨向後、向上
- 頸部舒展
- 腿後側伸展
- 大臂外旋
- 微屈膝
- 小臂內旋
- 避免膝蓋超伸
- 掌心、虎口下壓
- 收腹收肋骨
- 雙腳分開與髖同寬
- 腋窩伸展
- 腳後跟踩實
- 手肘內夾
- 向下壓

功效 增強手臂與肩背的力量，緊實手臂肌肉線條，消除「蝴蝶袖」；伸展腿後側肌群，增強核心控制力。

禁忌 處於經期或有高血壓的人避免練習此體式。

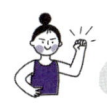

練習精準到位，努力才不白費！

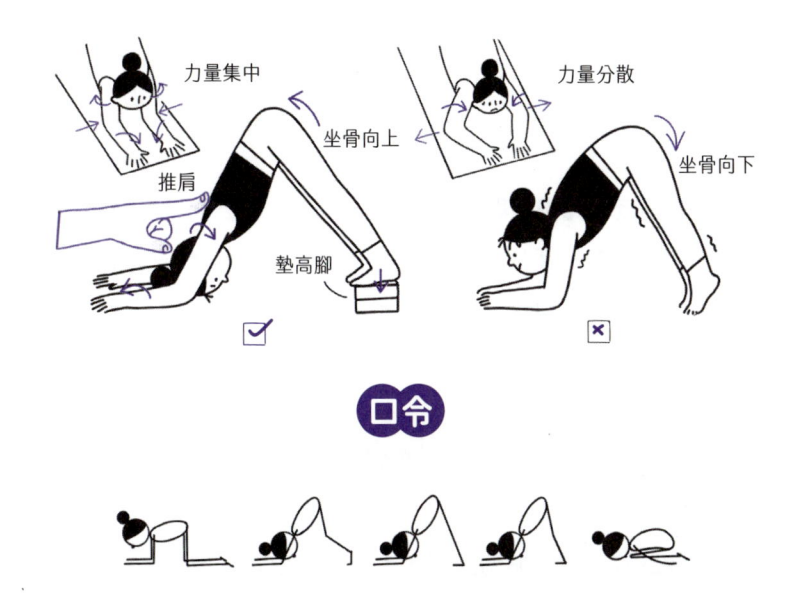

力量集中　　　　　　力量分散
推肩　坐骨向上　　　　　坐骨向下
墊高腳

口令

1. 四足跪姿準備，手肘分開與肩同寬，小臂、虎口壓實墊子。
2. 肩膀向後、向上推，踮腳，屈膝，坐骨推高，大臂外旋，小臂內旋，虎口壓實。
3. 背部保持平直，大臀外旋，肋骨向內收，坐骨向後、向上推，腿伸直向前，腳後跟向下踩，眼睛看向腳趾，頸部放鬆，保持5個呼吸。
4. 屈膝，慢慢退出。
5. 在嬰兒式放鬆。

輔助練習

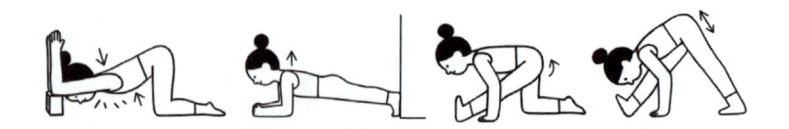

推不住、走不近？先做肩與腿的熱身

1. 兩塊瑜伽磚橫放，手肘放瑜伽磚上，大臂外旋，掌心相對，收腹收肋骨，打開腋窩與肩膀。
2. 手肘平板式：腹部內收，背部保持飽滿狀態，不聳肩，啟動推肩的力。
3. 半神猴式：雙髖保持置中，身體從髖部開始折疊，坐骨上提，伸展腿後側肌肉。
4. 加強側伸展式：腹部貼向大腿，大腿肌肉收緊，坐骨上提，伸展腿後側肌肉。

以上練習各保持1分鐘，充分熱身！

同時做到肩膀展開、手臂有力、屈髖、轉動骨盆、腿後側伸展，海豚式就不難了！

頭倒立式

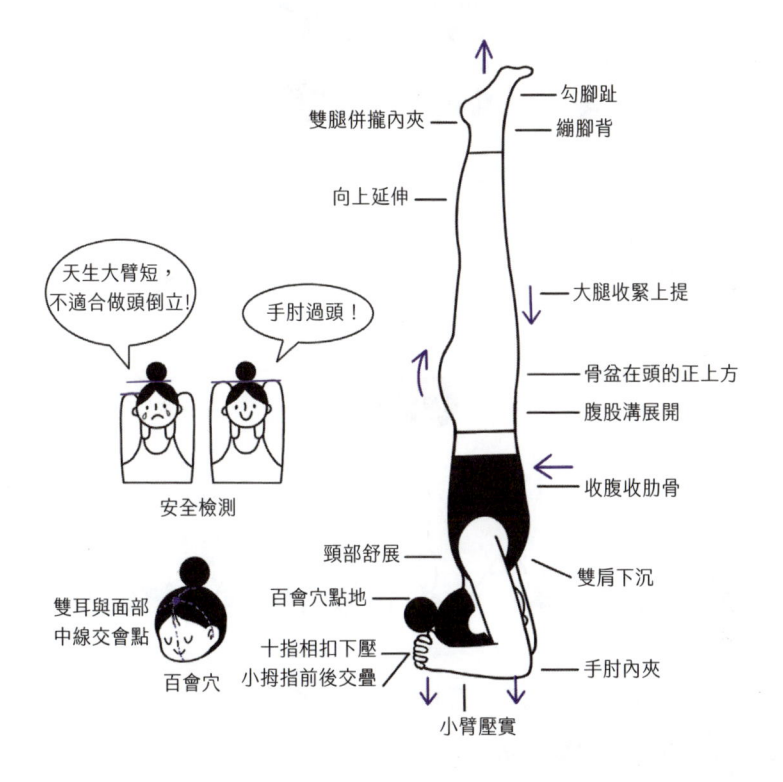

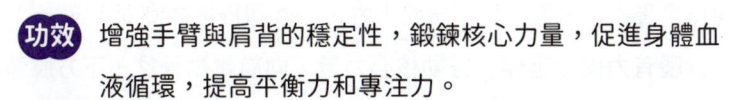

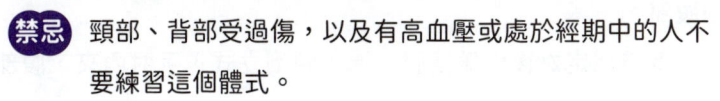

天生大臂短，不適合做頭倒立！

手肘過頭！

安全檢測

雙耳與面部中線交會點

百會穴

雙腿併攏內夾

向上延伸

勾腳趾

繃腳背

大腿收緊上提

骨盆在頭的正上方

腹股溝展開

收腹收肋骨

頸部舒展

百會穴點地

十指相扣下壓
小拇指前後交疊

雙肩下沉

手肘內夾

小臂壓實

功效 增強手臂與肩背的穩定性，鍛鍊核心力量，促進身體血液循環，提高平衡力和專注力。

禁忌 頭部、背部受過傷，以及有高血壓或處於經期中的人不要練習這個體式。

先打好基礎，不要盲目嘗試！

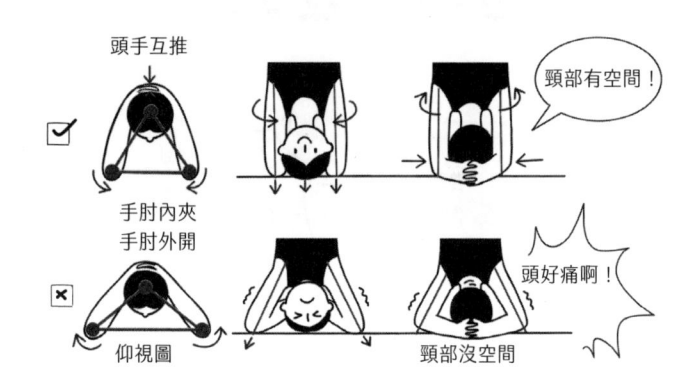

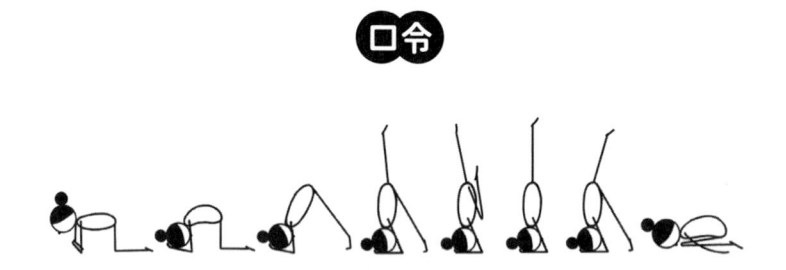

頭手互推

手肘內夾
手肘外開

仰視圖

頸部有空間！

頸部沒空間

頭好痛啊！

口令

1. 四足跪地，手肘與肩同寬，互抱手肘量好雙肩距離。
2. 雙手十指相扣，百會穴點地。
3. 伸直雙腿，坐骨向上拉高，肩膀遠離耳朵，雙腳慢慢向前走。
4. 保持坐骨向上，臀部推到肩膀上方，一條腿慢慢伸直向上。
5. 上方腿有力向上延伸，啓動核心力量，向前轉動骨盆，下方膝蓋收向腹部。
6. 身體保持穩定之後併攏雙腿，進入頭倒立式，手肘內夾，腹部收緊，保持5個呼吸。

7. 有控制地依次落腿。
8. 在嬰兒式放鬆。

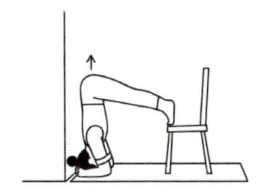

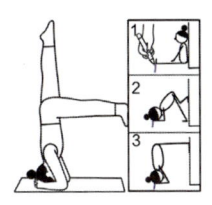

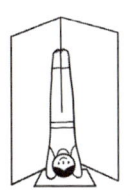

輔助練習

靠牆練習，安全第一

1. 椅子距離牆約一條腿的距離，伸展帶套大臂上，防止手肘外開，雙腳依次放到椅子上，臀部送到軀幹正上方，保持5個呼吸，慢慢落回。
2. 背靠牆約一條腿的距離，雙腳依次上牆，骨盆在頭的正上方，嘗試一條腿伸直向上，保持5個呼吸。換反側，穩定之後雙腿併攏向上。
3. 初期練習建議靠在兩面牆的夾角，防止從兩側摔倒，提高安全性。

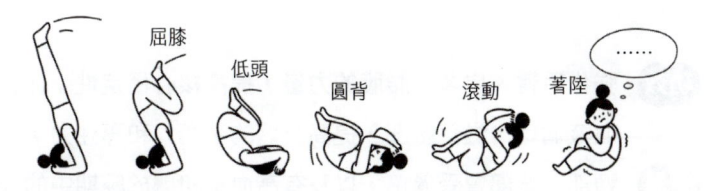

新手請在專業老師的輔助下練習，如果不慎摔倒，可以採取以上方式落地。

三點頭倒立式

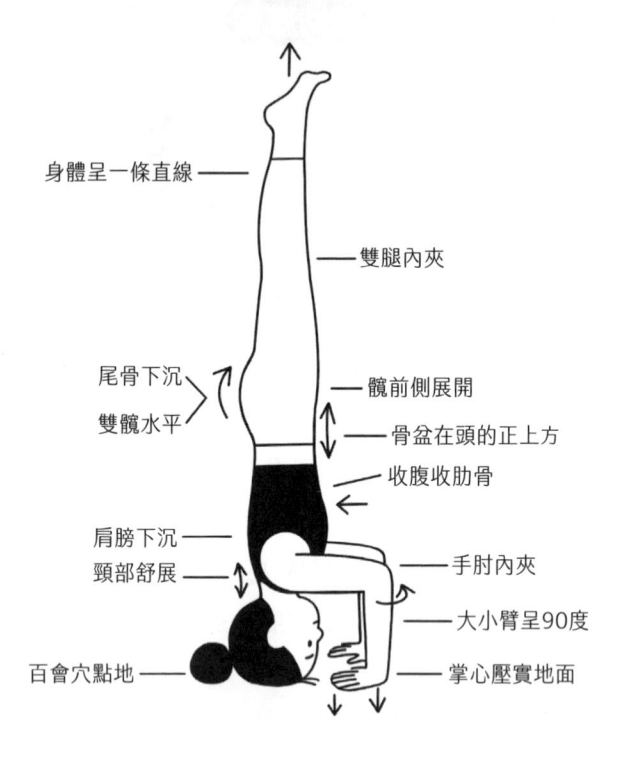

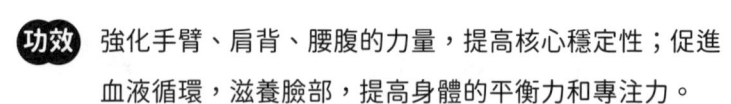

身體呈一條直線

雙腿內夾

尾骨下沉
雙髖水平

髖前側展開

骨盆在頭的正上方

收腹收肋骨

肩膀下沉
頸部舒展

手肘內夾

大小臂呈90度

百會穴點地

掌心壓實地面

功效 強化手臂、肩背、腰腹的力量，提高核心穩定性；促進血液循環，滋養臉部，提高身體的平衡力和專注力。

禁忌 頸部、背部曾受過傷，以及有高血壓和處於經期中的人不要練習這個體式。

3個點的位置很關鍵！

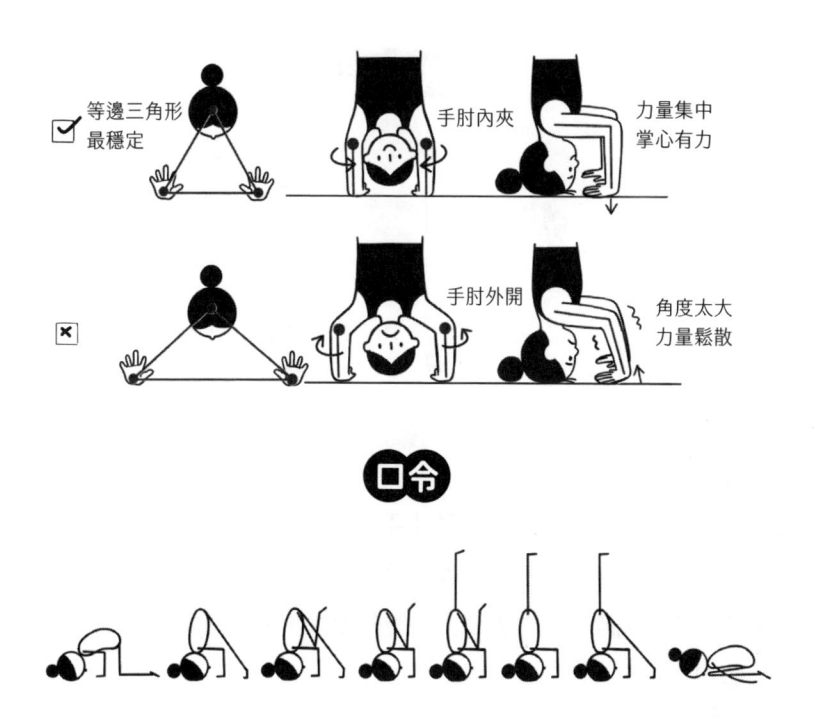

☑ 等邊三角形最穩定　　手肘內夾　　力量集中 掌心有力

✗ 　　　　　　　　　　手肘外開　　角度太大 力量鬆散

口令

1. 四足跪地，雙手打開與肩同寬，掌心壓實，頭頂心點地，屈肘90度。
2. 重心前移，手肘內夾，保持直背，坐骨上提，雙腿伸直向前走。
3. 脊椎向上延伸，將髖部送到身體正上方，膝蓋卡在大臂後側。
4. 手肘內夾，雙膝放於大臂上，大腿收向腹部。
5. 待身體穩定之後，雙腿慢慢向上，腹股溝展開。
6. 伸直雙腿，進入三點頭倒立式，保持5個呼吸。

7. 雙腿有控制地依次落回。
8. 在嬰兒式放鬆。

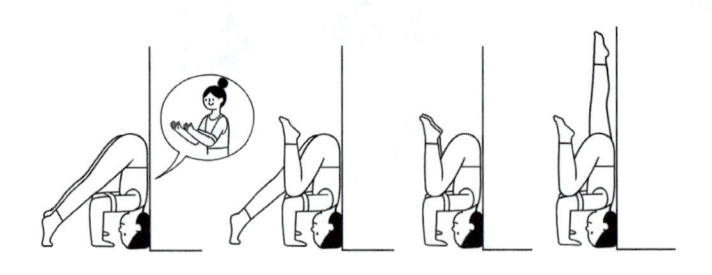

輔助練習

保持肩背和手臂的穩定

1. 背靠牆，伸展帶套大臂上，防止手肘外開，兩掌心與頭頂心形成穩定的三角形，雙腿伸直，坐骨上提，臀部來到軀幹正上方。
2. 先屈一條腿，膝蓋卡在大臂上，腹部收緊，大腿貼向胸腔。
3. 身體穩定之後，雙腿放大臂上，坐骨繼續向上提。
4. 在屈膝狀態停留或依次將腿向上伸直。

從一開始便保持手肘內夾，頸部不承受壓力，再進行下一步。

肘倒立式

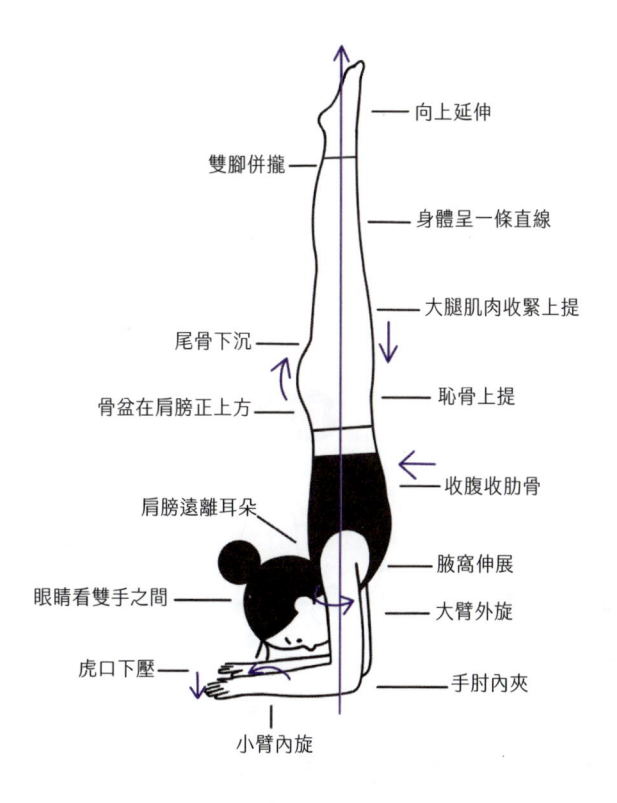

- 向上延伸
- 雙腳併攏
- 身體呈一條直線
- 大腿肌肉收緊上提
- 尾骨下沉
- 骨盆在肩膀正上方
- 恥骨上提
- 收腹收肋骨
- 肩膀遠離耳朵
- 腋窩伸展
- 眼睛看雙手之間
- 大臂外旋
- 虎口下壓
- 手肘內夾
- 小臂內旋

功效 增強手臂、肩背、核心的力量，提高對身體的控制力；促進身體的血液循環，提升專注力。

注意 解鎖肘倒立式的秘訣在平時的基礎練習，新手請在老師的指導下練習。

3 | 體式的秘密在細節

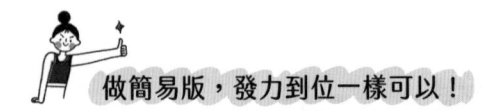

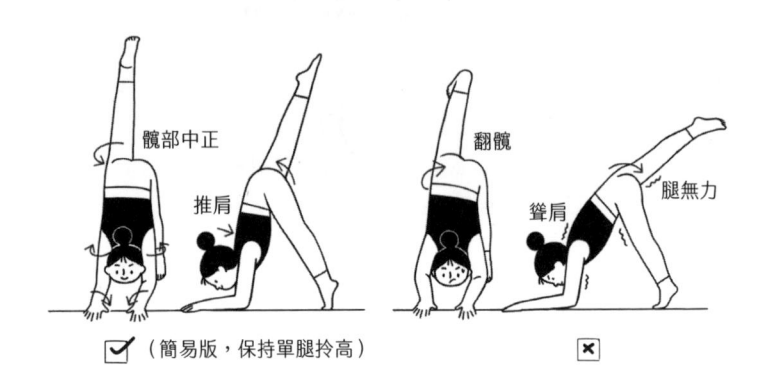

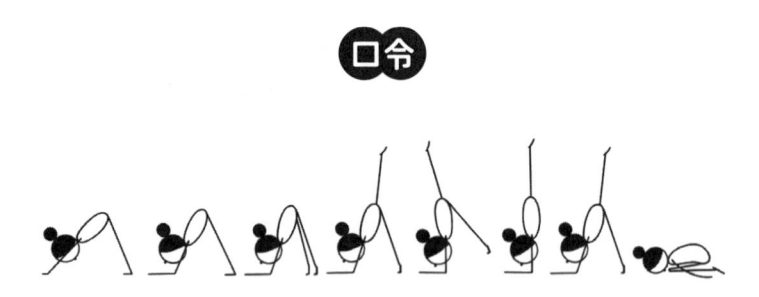

做簡易版，發力到位一樣可以！

髖部中正　推肩　（簡易版，保持單腿抬高）✓

翻髖　聳肩　腿無力　✗

口令

1. 進入下犬式，雙手與肩同寬，大臂外旋，掌心、虎口壓實地面。
2. 手肘落地，坐骨向後、向上延伸，來到海豚式。
3. 肩背持續向上推，眼睛看雙手之間的一個點，坐骨向上拉高，直腿向前走。
4. 直腿走到極限處時，抬一條腿向上，大腿內旋，骨盆擺正（初期可靠牆或在老師的輔助下練習）。
5. 骨盆向前轉動，核心收緊，上方腿有力延伸，下方腳輕輕離地。

6. 持續推肩，收肋骨，身體找到平衡後雙腿慢慢併攏，保持5個呼吸。
7. 依次落回雙腳。
8. 在嬰兒式放鬆。

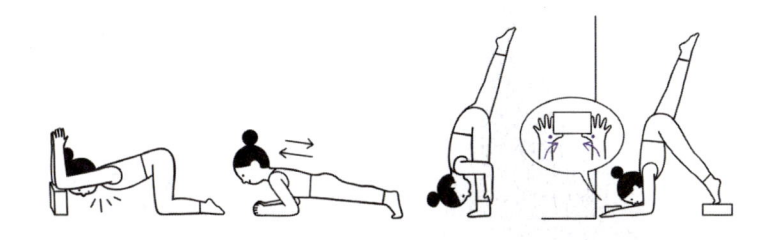

輔助練習

分別練好手、肩、背、腿！

1. 瑜伽磚橫放，開肩，腋窩打開，有助於做肘倒立式時推肩、不弓背，保持1~3分鐘。
2. 做手肘平板式，收緊核心，肩背有力，身體向前平移，再回正，動態練習20次。
3. 站立豎叉，身體從髖部開始折疊，腹部貼向大腿，上方腿向上延伸，保持5~8個呼吸。
4. 靠牆練習，食指、大拇指貼平磚的短邊，小臂內旋，虎口壓實，下方腳墊瑜伽磚，坐骨拉高，將骨盆推到肩膀正上方，保持5個呼吸，換反側腿繼續練習。

建立力量和穩定，找到身體的平衡和聯結，透過不斷練習，就可以完成肘倒立式了！

手倒立式

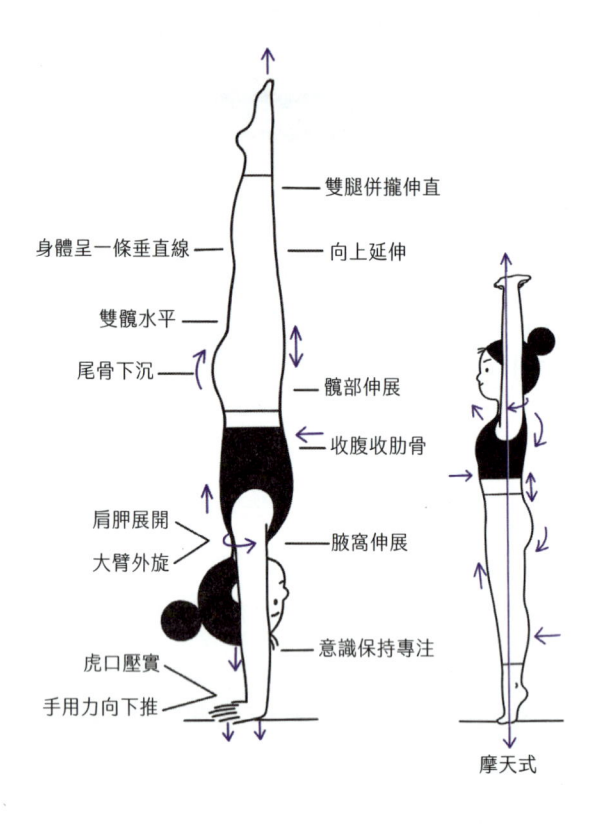

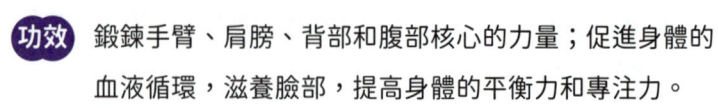

- 雙腿併攏伸直
- 身體呈一條垂直線
- 向上延伸
- 雙髖水平
- 尾骨下沉
- 髖部伸展
- 收腹收肋骨
- 肩胛展開
- 大臂外旋
- 腋窩伸展
- 虎口壓實
- 手用力向下推
- 意識保持專注

摩天式

功效 鍛鍊手臂、肩膀、背部和腹部核心的力量；促進身體的血液循環，滋養臉部，提高身體的平衡力和專注力。

禁忌 處在經期中以及有高血壓的人不要練習這個體式。

究竟是怎麼做到的？

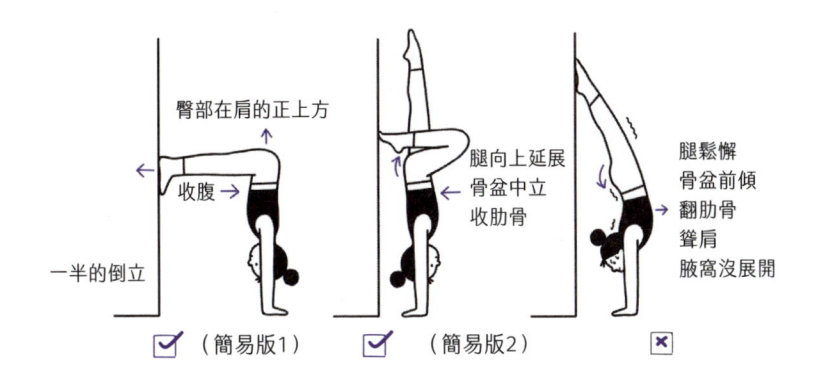

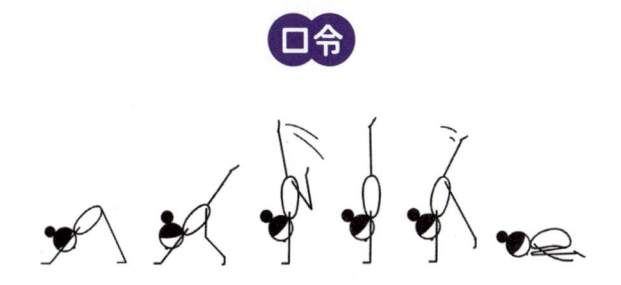

一半的倒立　臀部在肩的正上方　收腹　☑（簡易版1）

腿向上延展　骨盆中立　收肋骨　☑（簡易版2）

腿鬆懈　骨盆前傾　翻肋骨　聳肩　腋窩沒展開　✗

口令

1. 進入下犬式，掌心、虎口壓實，大臂外旋，坐骨向上延伸。
2. 手推地，抬右腿向後、向上，手臂推直，肩膀展開，力量延伸到右腿，保持骨盆置中，眼睛看向雙手中間，左腿彎曲，腳尖點地。
3. 手推地，左腳蹬地，左腿有力延伸，吸氣，向上跳，核心收緊，雙腿內夾，將髖部送到身體正上方，保持身體平衡（初期可靠牆練習）。
4. 身體穩定之後嘗試併腿，保持5個呼吸。

5. 有控制地落腿。
6. 在嬰兒式放鬆。

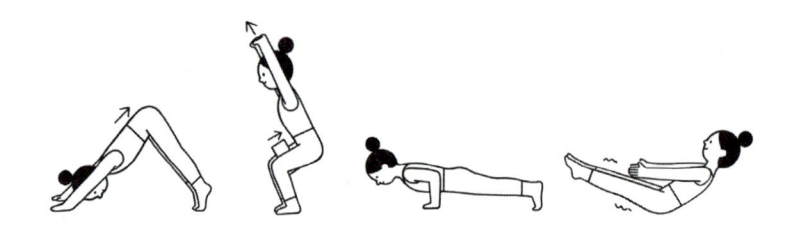

輔助練習

先充分熱身，啟動手臂、肩背和核心區域

1. 進入下犬式，踮腳尖，注意脊椎延展，保持5個呼吸，慢慢落腳，坐骨上提，重覆練習5次。
2. 進入幻椅式，十指交扣推掌心，展開肩背，大腿夾瑜伽磚啟動腿部肌肉，保持5~8個呼吸。
3. 進入斜板式，呼氣，四柱支撐，吸氣推回，收核心，保持骨盆中立，重覆練習5次。
4. 進入低船式，腹部內收，雙腿有力伸直，啟動核心區域，保持5~8個呼吸。

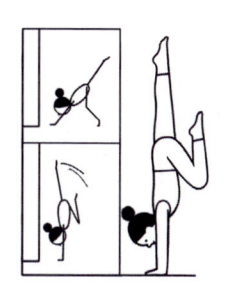

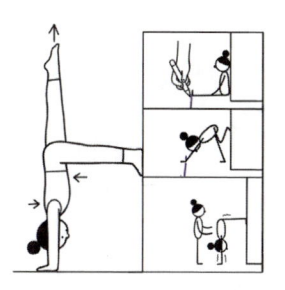

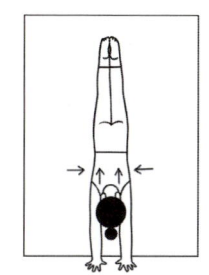

靠牆練習，安全第一

1. 面朝牆，雙手距牆約一個手掌的距離，從單腿下犬式起跳，動態練習5次。
2. 身體與牆約一條腿的距離，雙腳依次上牆，保持5個呼吸。
3. 上牆後，雙手不斷向內靠牆，身體前側貼牆，保持5個呼吸。退出時，手先往前爬再落腳。

初學者勿輕易嘗試，可在老師的輔助下練習。

3 | 體式的秘密在細節

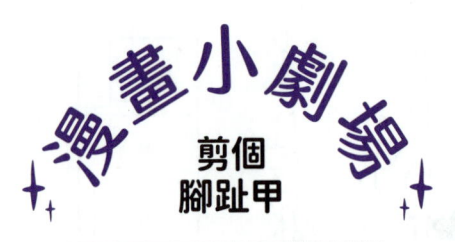

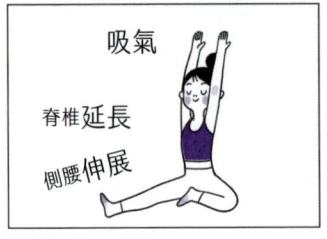

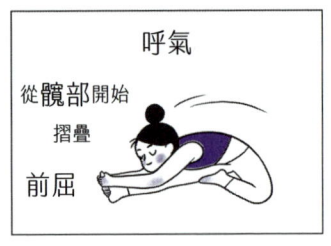

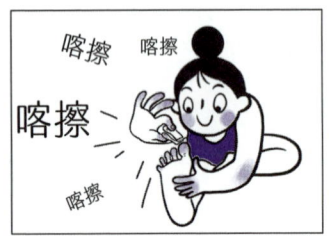

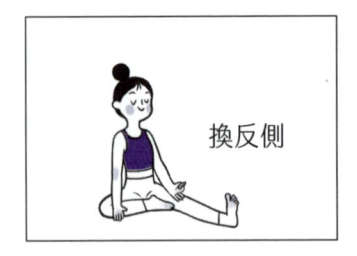

漫畫小劇場
剪個腳趾甲

吸氣
脊椎延長
側腰伸展

呼氣
從髖部開始
摺疊
前屈

喀擦 喀擦
喀擦
喀擦

換反側

俯臥體式

在俯臥體式中，練習者可以體驗深層的放鬆，也可以獲得向上伸展的力量，身體肌肉保持張力但不緊繃。靠呼吸引領體式練習，找到力量和柔韌的平衡，幫助我們更好地打開身體空間。

大拜式

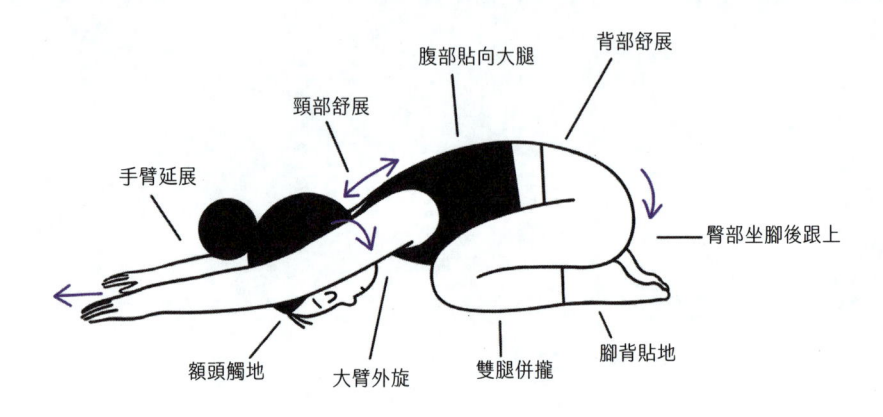

手臂延展 — 頸部舒展 — 腹部貼向大腿 — 背部舒展

額頭觸地 — 大臂外旋 — 雙腿併攏 — 腳背貼地 — 臀部坐腳後跟上

功效 放鬆後腰、背部和脊椎；舒展骨盆和髖部，伸展膝蓋和腳踝；緩解頭痛與疲勞，使神經得到鎮靜，放鬆身心。

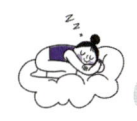

學會放鬆，回歸平靜

手放身體兩側
掌心朝上

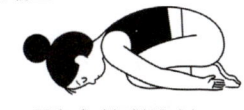

嬰兒式（相似體式）

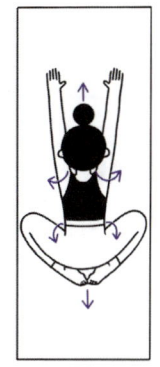

雙膝分開
腳趾相觸

簡易版

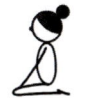

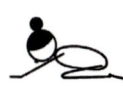

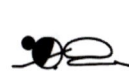

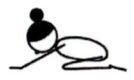

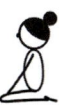

口令

1. 進入金剛跪姿，雙腿併攏，腳背貼地，臀部坐於腳後跟上。
2. 雙手向前伸直，腹部貼向大腿。
3. 額頭點地，脊椎延展，側腰拉長，放鬆肩膀與背部，保持1分鐘。
4. 雙手推地，尾骨下拉，慢慢起身。
5. 回到金剛跪姿。

輔助練習

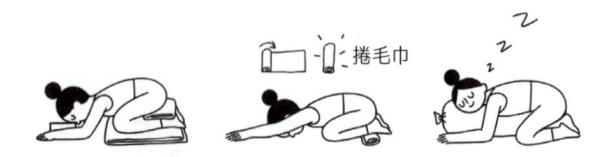

借助輔具來伸展和放鬆

1. 臀部坐不下去時,可在膝蓋後側墊毛毯,緩解膝蓋壓力;額頭下墊瑜伽磚,緩解頸部壓力。
2. 將毛巾捲成實心捲,墊在腳踝下方,緩解腳背壓力。
3. 膝蓋分開,大腳趾相觸,抱枕豎放於身體前側,上半身趴在抱枕上,更加舒適、放鬆。

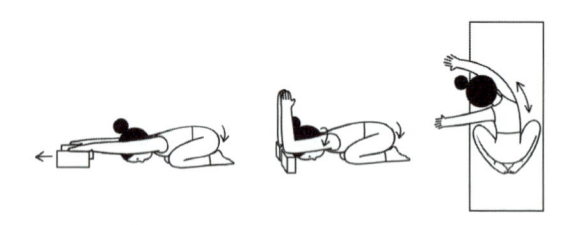

大拜式的變體

1. 雙手平放於瑜伽磚上,向下壓、向前推,腋窩展開,背部不塌陷,下巴內收,頸部延長,保持1~3分鐘。
2. 手肘放於瑜伽磚上,小臂與地面垂直,掌心併攏,大臂外旋,頸部放鬆,展開胸腔與腋窩,保持1~3分鐘。
3. 膝蓋分開,臀部坐於腳後跟上,手臂慢慢移向一側,左手推地,幫助側腰拉長,堅持1分鐘,換反側繼續練習。

大貓伸展式

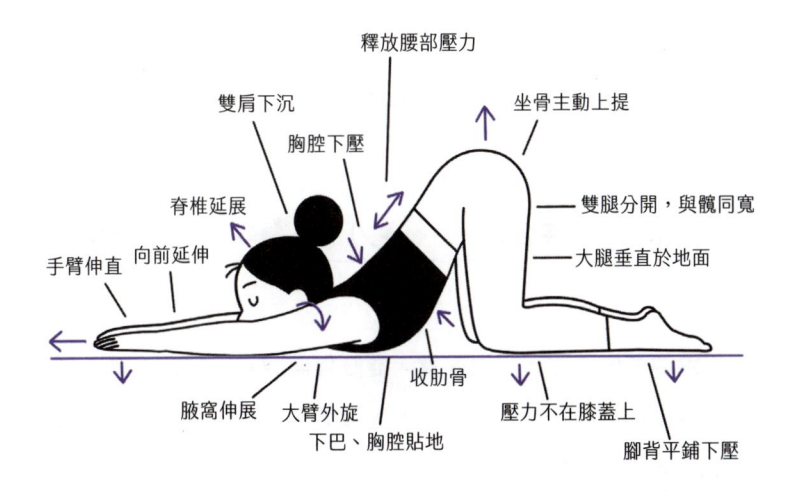

釋放腰部壓力
雙肩下沉
胸腔下壓
坐骨主動上提
脊椎延展
雙腿分開，與髖同寬
手臂伸直
向前延伸
大腿垂直於地面
腋窩伸展
收肋骨
大臂外旋
壓力不在膝蓋上
下巴、胸腔貼地
腳背平鋪下壓

功效 可以伸展肩關節，使其變靈活，美化頸部線條；伸展背部肌肉，緩解背部壓力，能夠強化脊椎彈性。

3 | 體式的秘密在細節

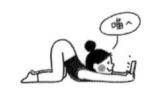

可適當退階，選擇適合自己的版本！

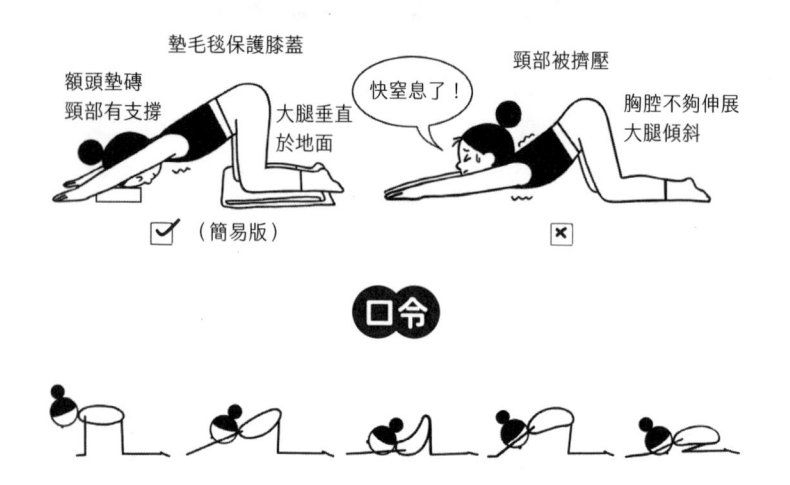

墊毛毯保護膝蓋
額頭墊磚
頸部有支撐
大腿垂直
於地面
快窒息了！
頸部被擠壓
胸腔不夠伸展
大腿傾斜

（簡易版）

口令

1. 四足跪姿準備，雙手與肩同寬，雙膝與髖同寬，腳背平鋪下壓。
2. 大腿垂直於地面，雙手伸直向前，吸氣，拉長側腰。
3. 呼氣，大臂外旋，下巴、胸腔貼地，頸部延長不受擠壓，坐骨主動向上延展，腳背壓實墊子，保持1~2分鐘。
4. 收腹，下巴、胸腔離地，雙手推身體向後。
5. 臀部坐於腳後跟上，額頭點地，反向放鬆脊椎。

輔助練習

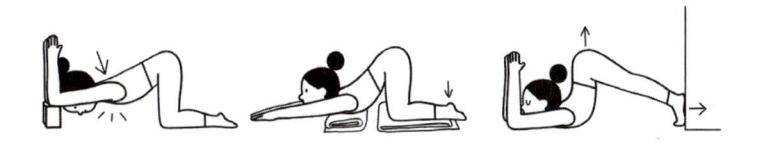

大貓式下不去,試試這樣趴

1. 兩塊瑜伽磚橫放,屈肘合掌,手肘依次放於瑜伽磚上,頭穿過大臂放鬆向下,注意收肋骨,保持1分鐘。
2. 膝蓋下方墊毯子,胸腔下方疊毛巾,毛巾厚度可調整,避免胸部懸空,擠壓頸椎。
3. 胸腔貼地沒壓力時,可以選擇加深:屈肘合掌,腳後跟蹬牆,伸直膝蓋。

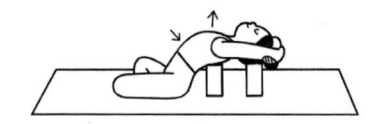

除了「趴大貓」,還可以躺著開肩,脖子會感到放鬆,沒壓力。

一塊瑜伽磚橫放在肩胛底端,一塊放於後腦勺,互抱手肘,腳心相對,膝蓋自然向兩側打開,胸腔上提,肋骨內收,保持2~3分鐘。

眼鏡蛇式

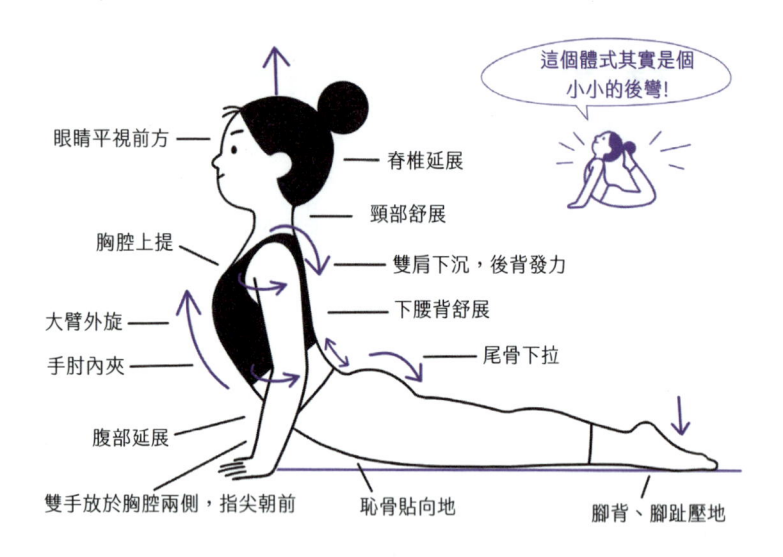

這個體式其實是個小小的後彎!

- 眼睛平視前方
- 脊椎延展
- 頸部舒展
- 胸腔上提
- 雙肩下沉,後背發力
- 大臂外旋
- 下腰背舒展
- 手肘內夾
- 尾骨下拉
- 腹部延展
- 雙手放於胸腔兩側,指尖朝前
- 恥骨貼向地
- 腳背、腳趾壓地

功效 強化背部肌肉,伸展脊椎,減緩腰背的緊繃;恢覆脊椎柔韌性,促進身體血液循環,適合久坐的人練習;可在腹部核心練習之後做,拉伸放鬆腰腹。

禁忌 有腰椎間盤突出的人需在老師的指導下練習。

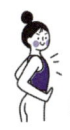

手臂別太費勁,後背要主動發力!

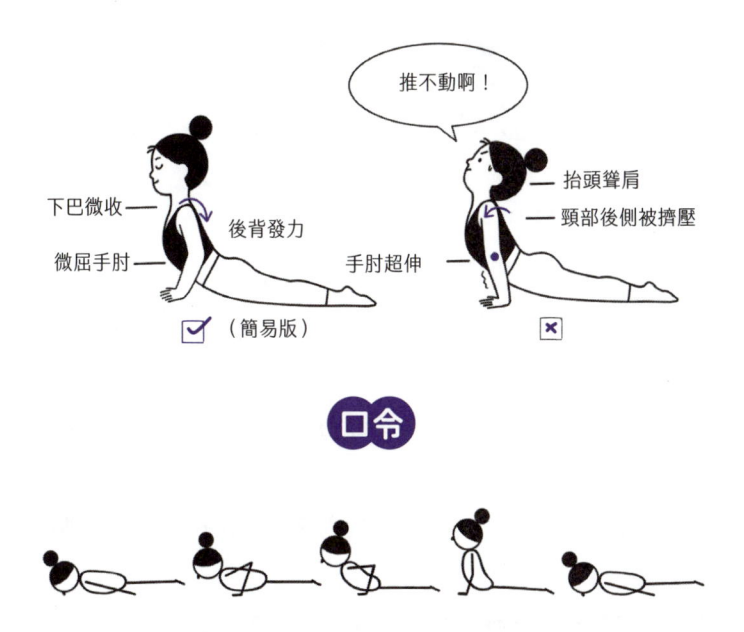

下巴微收　後背發力　微屈手肘　（簡易版）

推不動啊!

抬頭聳肩　頸部後側被擠壓　手肘超伸

口令

1. 俯臥,雙腿併攏且向後伸直,腳背、腳趾壓地。
2. 雙手放於胸腔兩側,指尖朝前,頸部延長,手肘內夾,肩胛向下拉。
3. 吸氣,雙手推地,肩膀向後旋,肩胛向中間收,背部發力,脊椎向上延展,胸腔展開,腹部內收,延展腰椎。
4. 雙手將上半身推高,恥骨、大腿貼地,手肘不超伸,保持5個呼吸。每次吸氣時尋找脊椎加深伸展的空間。
5. 呼氣,彎曲手肘,慢慢俯臥到地面。

輔助練習

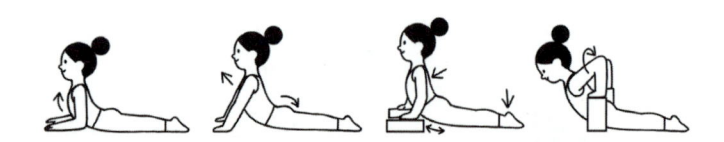

找到肩背發力的感覺

1. 手肘撐地，沉肩，展開胸腔，感受腹部前側的拉伸。
2. 保持身體前側伸展，胸腔上提，慢慢將手臂推直，尾骨下拉，釋放後腰壓力。
3. 手推瑜伽磚，轉肩向後，啓動背部力量，腳趾下壓，力量分布在雙腿，展開髖部。
4. 瑜伽磚豎放，手推瑜伽磚，手肘向內夾、向後拉，雙肩內收，啓動背部力量。

選擇適合自己的練習來啓動背部力量，避免腰部產生代償。

上犬式

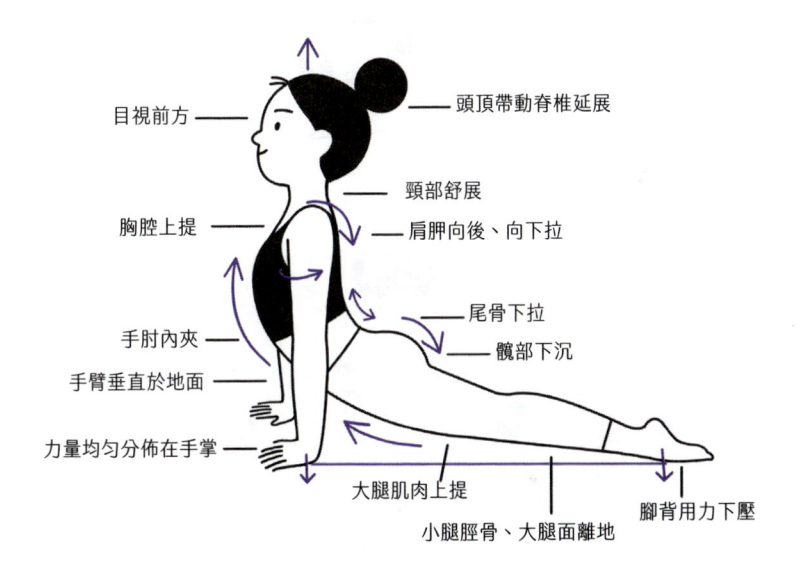

- 目視前方
- 頭頂帶動脊椎延展
- 頸部舒展
- 胸腔上提
- 肩胛向後、向下拉
- 手肘內夾
- 尾骨下拉
- 髖部下沉
- 手臂垂直於地面
- 力量均勻分佈在手掌
- 大腿肌肉上提
- 小腿脛骨、大腿面離地
- 腳背用力下壓

功效 增強手臂、背部、腿部的力量；伸展胸部前側、腹部、側腰、腹股溝、腳踝區域的肌肉；使脊椎變強健，緩解坐骨神經痛和背部疼痛，改善含胸駝背。

禁忌 懷孕或背部受過傷的人應盡量避免練習這一體式。

它和眼鏡蛇式不同，你分清了嗎？

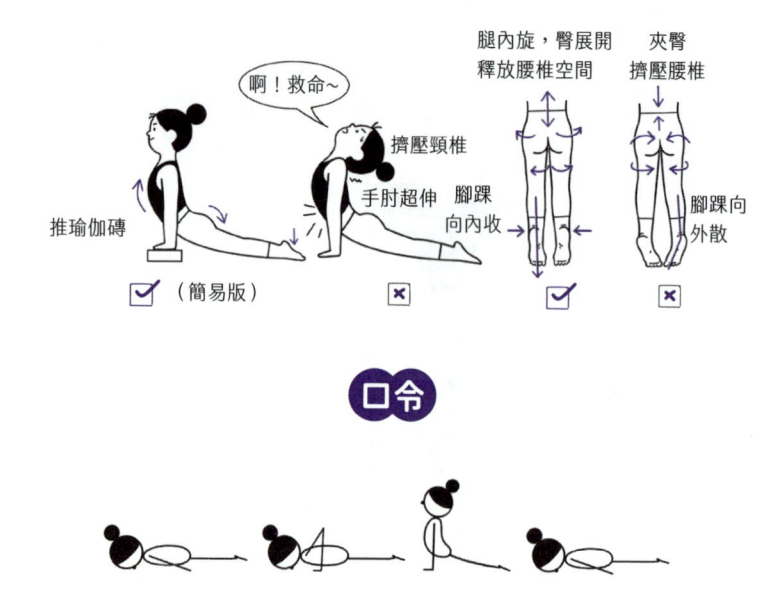

口令

1. 俯臥，雙腳分開與髖同寬，雙腿向後伸直，腳背下壓，腳趾指向正後方。
2. 彎曲手肘，手掌放在肋骨兩側，手指向前，小臂垂直於地面，手肘向內夾、向後拉。
3. 吸氣，慢慢推直手臂，胸腔上提，背部發力，腳背下壓，大腿、小腿脛骨離地，身體前側充分伸展，頸部舒展，保持5個呼吸。
4. 呼氣，膝蓋落，手肘彎曲，慢慢俯臥到地面。

輔助練習

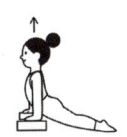

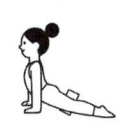

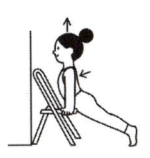

找到向上延伸的力

1. 瑜伽磚放於肋骨兩側,手推瑜伽磚,力量延伸到手臂。墊高身體前側,為髖關節的伸展提供空間,釋放下腰背壓力。
2. 大腿內側夾瑜伽磚,啟動大腿內收肌,大腿內旋,臀部舒展,減輕下腰背壓力。
3. 椅子靠牆,手臂推直,雙腿發力,骨盆前側靠近椅子邊緣,髖部前側伸展,臀部肌肉微收但不緊繃。

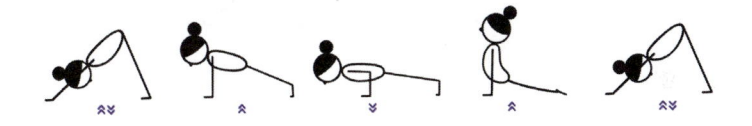

經典體式串聯

　　進入下犬式;吸氣,重心前移來到斜板式;呼氣,屈肘到四柱式;吸氣,手臂推直,腳背壓地,到上犬式;呼氣,翻轉腳背回到下犬式。

蝗蟲式

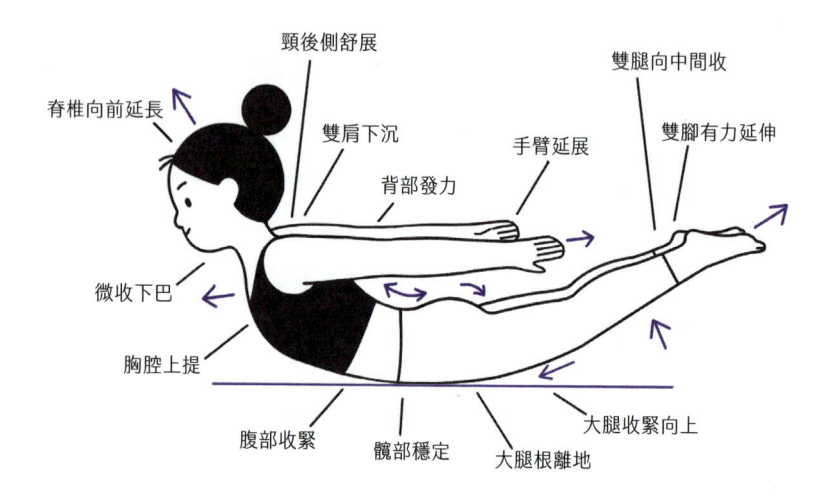

脊椎向前延長　頸後側舒展　雙腿向中間收
雙肩下沉　手臂延展　雙腳有力延伸
背部發力
微收下巴
胸腔上提
腹部收緊　髖部穩定　大腿根離地　大腿收緊向上

功效 使脊椎變柔韌，增強腰背部的肌肉力量；緩解坐骨神經痛，輔助治療腰椎間盤突出；改善不良體態，美化背部線條。

禁忌 懷孕和背部受過傷的人不要練習這個體式。

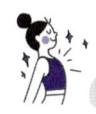

找到後背的力量，挺拔身姿！

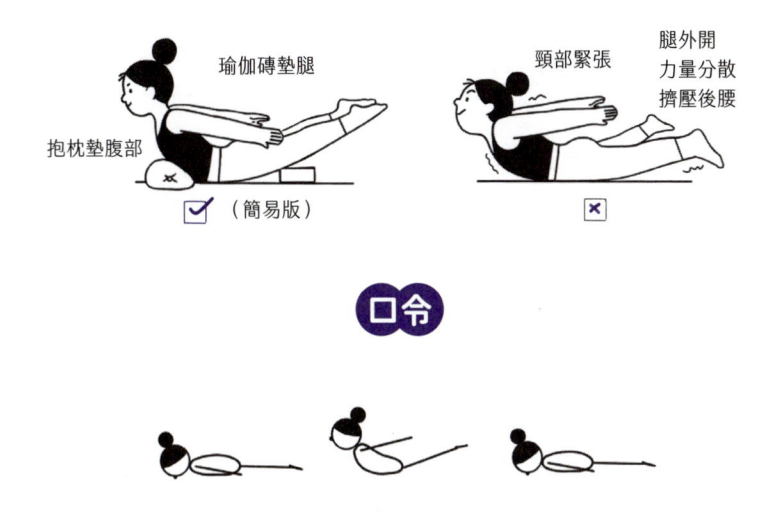

瑜伽磚墊腿
抱枕墊腹部
☑（簡易版）

頸部緊張
腿外開
力量分散
擠壓後腰
✗

口令

1. 俯臥在墊子上，雙手放在身體兩側，雙腿併攏伸直，繃腳向後延伸。
2. 吸氣，延展脊椎，肩胛內收，背部發力，將胸腔、雙腿同時向上抬高，手臂向後延伸；呼氣，腹部內收，穩定髖部。每一次吸氣時，胸腔、雙腿繼續抬高，遠離地面，保持3~5個呼吸。
3. 呼氣，身體有控制地向下落回。

輔助練習

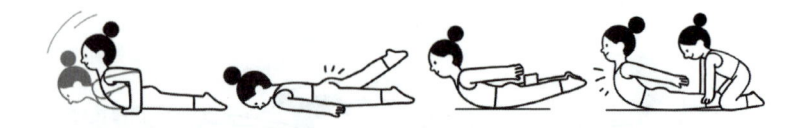

前後都抬不起來，怎麼辦？

1. 進入眼鏡蛇式，吸氣，靠背部發力推起上半身；呼氣，有控制地落回，動態練習15次。
2. 俯臥在地，掌心朝下，抬一條腿向後、向上，動態練習15次，啓動臀部肌肉，做完換反側繼續練習。
3. 雙腿內側夾瑜伽磚，啓動腿部力量，舒展臀部、下腰背，保持30秒。
4. 輔助者幫忙壓住腳背，吸氣，雙肩向後，肩胛下拉；呼氣，慢落，動態練習15次，建立背部力量。不靠慣性，有控制地練習，找到背部的發力感才是重點。

以上練習可視情況增加3~5組，重覆練就「飛」得起來了。

弓式

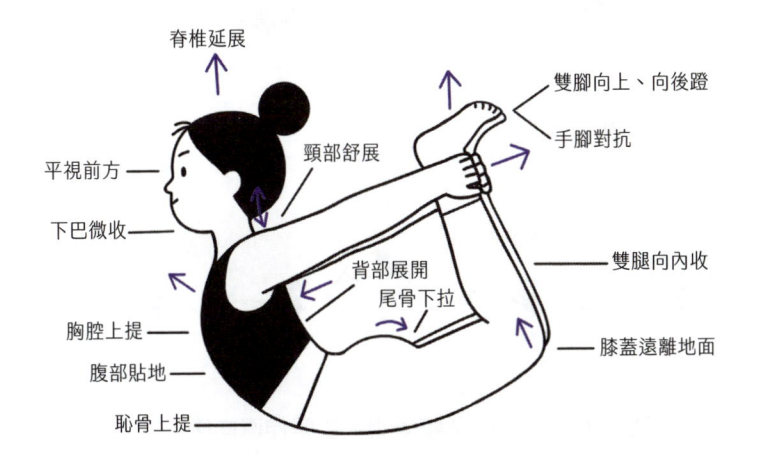

- 脊椎延展
- 頸部舒展
- 平視前方
- 下巴微收
- 胸腔上提
- 腹部貼地
- 恥骨上提
- 背部展開
- 尾骨下拉
- 雙腳向上、向後蹬
- 手腳對抗
- 雙腿向內收
- 膝蓋遠離地面

功效 伸展脊椎，放鬆肩膀與背部肌肉；促進血液循環，增強消化功能；使大腿變緊實，美化臀部線條，消除背部贅肉。

恢復脊椎的張力,打開心輪!

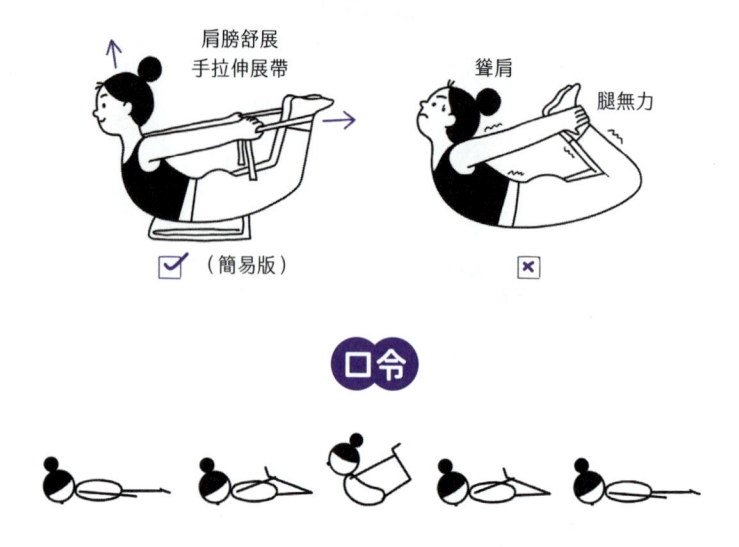

肩膀舒展
手拉伸展帶

聳肩
腿無力

(簡易版)

口令

1. 俯臥在墊子上,雙手放身體兩側,雙腿伸直向後。
2. 彎曲膝蓋,雙手從外側抓同側腳踝。
3. 雙腿發力,向上抬起,雙腳用力向上、向後蹬,帶動軀幹離地,胸腔上提,背部發力,身體向兩端延展,呈拉弓狀,保持5個呼吸。
4. 呼氣,軀幹、雙腿落回。
5. 回到俯臥姿勢。

輔助練習

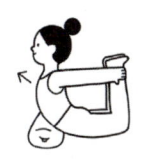

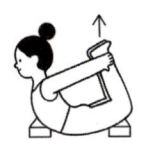

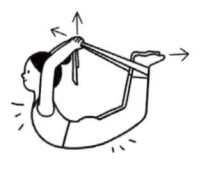

前側伸展的前提是後側發力

1. 抱枕放在腹部前側,胸腔上提,保持脊椎伸展,抓不到腳踝可用伸展帶。
2. 瑜伽磚分別放在腹部和大腿前側,雙手從兩側抓同側腳踝,身體前後側同時向上抬高。
3. 伸展帶套腳踝,雙手向上拉高,手腳力量對抗,打開腋窩、胸腔和髖部。

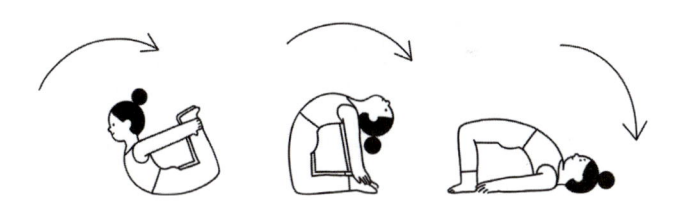

身體順時針旋轉,你會發現什麼

弓式的原理同樣可以用在駱駝式和橋式中。脊椎後彎,需要背部發力、腿有力,雙腿盡量保持平行,膝蓋不外開,臀部保持向兩側舒展,避免擠壓腰椎。

穿針式

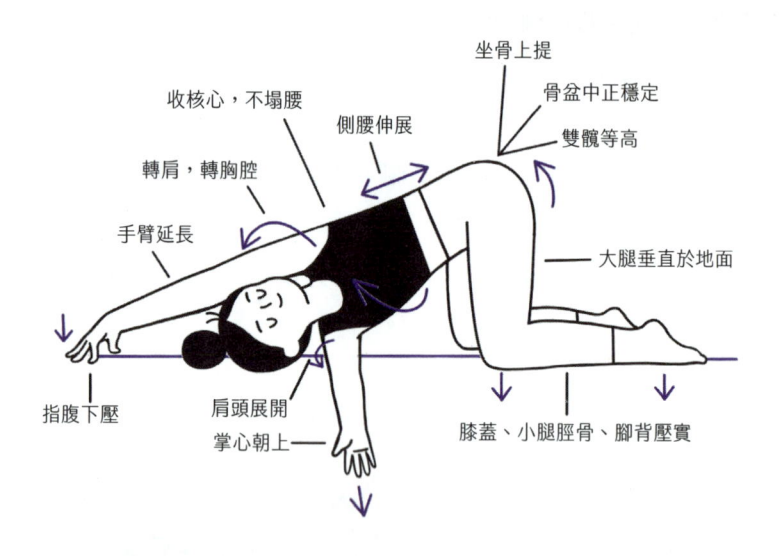

- 收核心，不塌腰
- 側腰伸展
- 坐骨上提
- 骨盆中正穩定
- 雙髖等高
- 轉肩，轉胸腔
- 手臂延長
- 大腿垂直於地面
- 指腹下壓
- 肩頭展開
- 掌心朝上
- 膝蓋、小腿脛骨、腳背壓實

功效 伸展肩膀與背部，使脊椎變靈活，緩解肩背肌肉僵硬；按摩腹部，促進消化，緩解背痛與坐骨神經痛。

注意 在經期中的人要避免做深度扭轉體式。

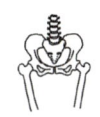

脊椎扭轉的前提是保持髖部穩定！

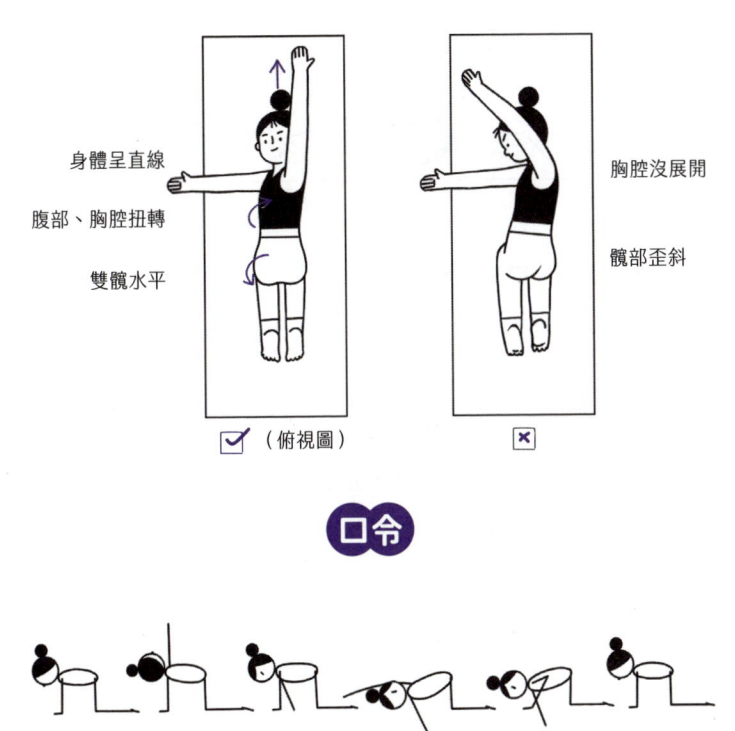

身體呈直線
腹部、胸腔扭轉
雙髖水平

（俯視圖）

胸腔沒展開
髖部歪斜

口令

1. 四足跪姿準備，雙手放在肩膀正下方，雙膝打開與骨盆同寬。
2. 吸氣，右手向右上方打開，頭轉，眼看右手指尖方向，胸腔展開。
3. 呼氣，右手從左臂下方穿過，掌心朝上。
4. 右肩外側著地，左手朝頭頂方向伸直，骨盆穩定，腳背下壓，胸腔主動向上轉，保持5~8個呼吸。
5. 吸氣，左手推地，慢慢將右手收回。
6. 回到四足跪姿，調整呼吸，換反側繼續練習。

輔助練習

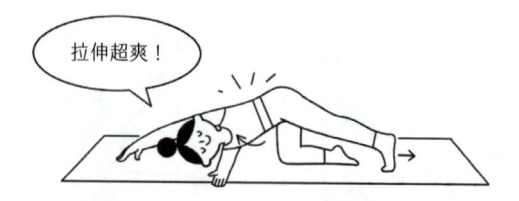

拉伸超爽！

日常做拉伸、扭轉，可緩解疲勞

先進入雙膝跪地的穿針式，右肩在下，左腿向後伸直，腳後跟向遠蹬。

身體向兩端延長，保持骨盆穩定，腳踩實，避免身體向後倒（也可以選擇後腳勾床腳、沙發腳來輔助身體保持平衡），靜態保持5~8個呼吸，身體慢慢回正，換反側繼續練習。

青蛙趴

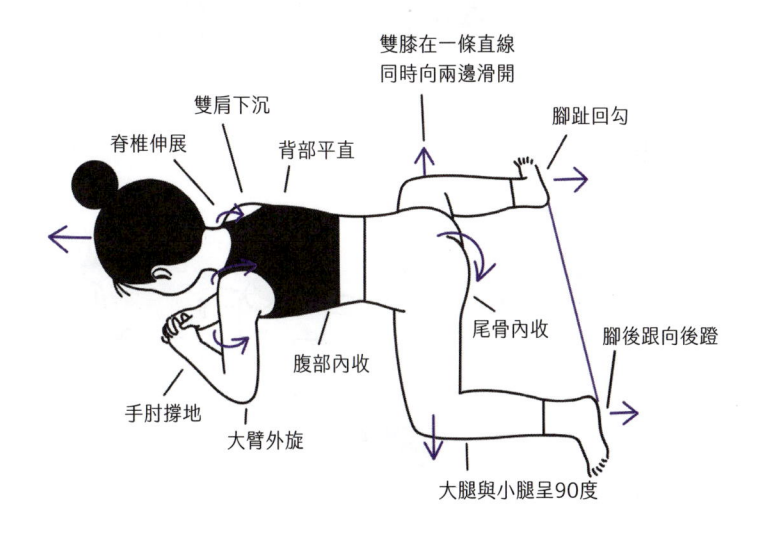

脊椎伸展
雙肩下沉
背部平直
雙膝在一條直線同時向兩邊滑開
腳趾回勾
手肘撐地
大臂外旋
腹部內收
尾骨內收
腳後跟向後蹬
大腿與小腿呈90度

功效 使髖關節變靈活，促進髖部的血液循環；伸展大腿內側肌肉，矯正O形腿。

口訣 膝蓋痛，墊毛毯；深呼吸，不憋氣；充分熱身，不硬壓；墊子不要太防滑。

3 | 體式的祕密在細節

No! 方法不對,練習白費!

推肩收腹　髖下沉　　塌腰 重心太向前 壓力在手臂　　塌腰 重心太靠後

☑(簡易版)　　❌　　❌

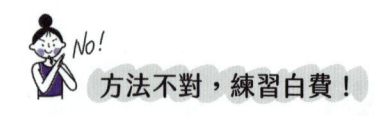

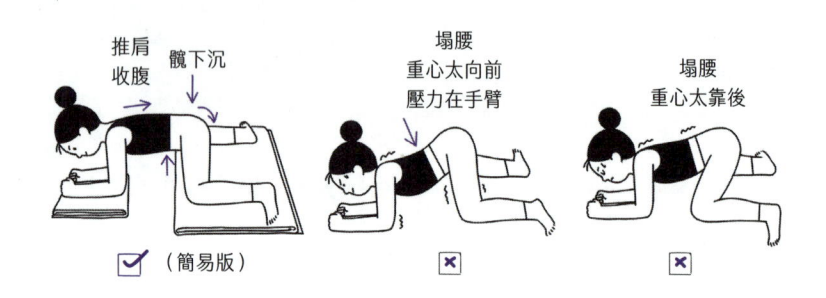

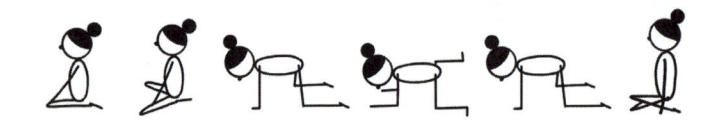

口令

1. 進入金剛坐姿(膝蓋痛時可墊毛毯)。
2. 膝蓋大大打開,髖部外展。
3. 手向前撐地,重心前移,臀部在膝蓋正上方,雙膝向外滑開,大腿與小腿呈90度。
4. 雙腳回勾,手肘撐地,肩膀在手肘的正上方,保持收腹,肩背有力不聳肩,背部平直不塌腰,保持3~5分鐘。
5. 慢慢收回雙腿。
6. 做牛面式收髖,兩側各保持1分鐘。

輔助練習

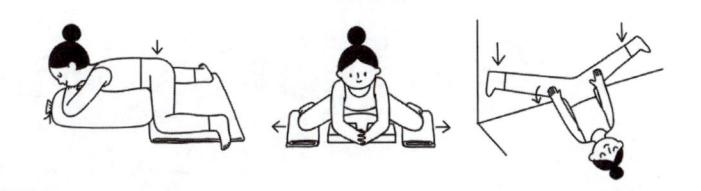

循序漸進,緩慢伸展!

1. 抱枕豎放於身體下方,軀幹與臀部在一條線上,重心在髖部,髖隨呼氣緩慢下沉。
2. 雙膝下分別墊毛巾,這樣在地板上更容易向兩側滑開,手肘撐瑜伽磚,重心在髖。
3. 臀部靠牆,雙腿分開,回勾腳趾,緩慢向下,睡前可練。

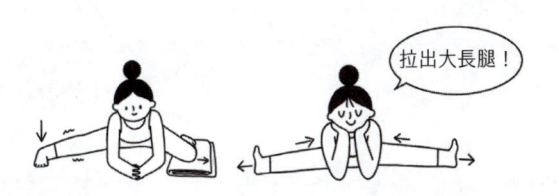

想要進階到橫劈,可先從單側橫劈開始,腳掌有力壓實,膝蓋上提避免超伸,雙腿保持向外展、向內收的兩個力。

循序漸進解鎖橫劈!

仰臥體式

仰臥體式可以讓身體獲得地面的支撐,在身心疲憊時,可以幫助我們釋放壓力。跟隨每一次呼吸,讓身體變得柔軟,繼續沉向地面,重新跟大地產生聯結,從而獲得穩定和安全感。放下對體式的追求,感知當下。

快樂嬰兒式

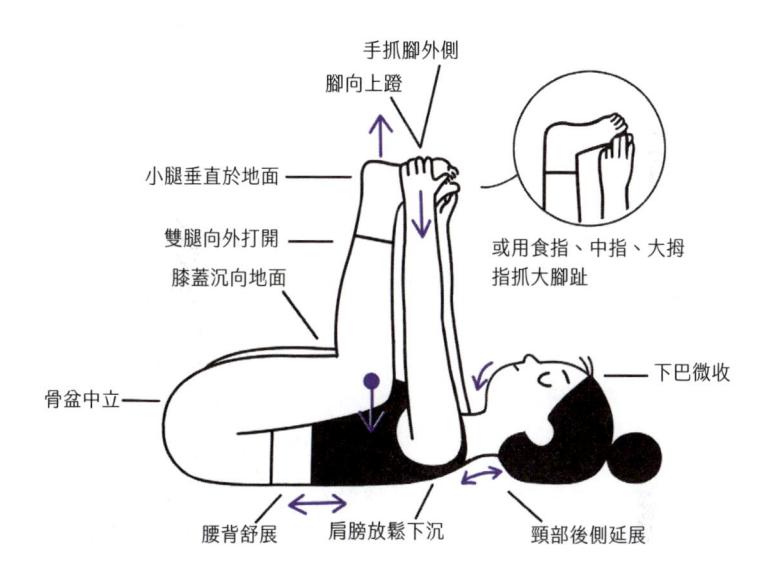

手抓腳外側
腳向上蹬
小腿垂直於地面
雙腿向外打開
膝蓋沉向地面
或用食指、中指、大拇指抓大腳趾
骨盆中立
下巴微收
腰背舒展
肩膀放鬆下沉
頸部後側延展

功效 伸展髖部，拉伸臀部和大腿後側肌肉；刺激肝經、脾經、腎經、肺經和膀胱經；放鬆脊椎和下背部，按摩腹部器官，能夠舒緩情緒、放鬆身心。

3 | 體式的秘密在細節

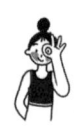

感受關節伸展，不要放錯目標！

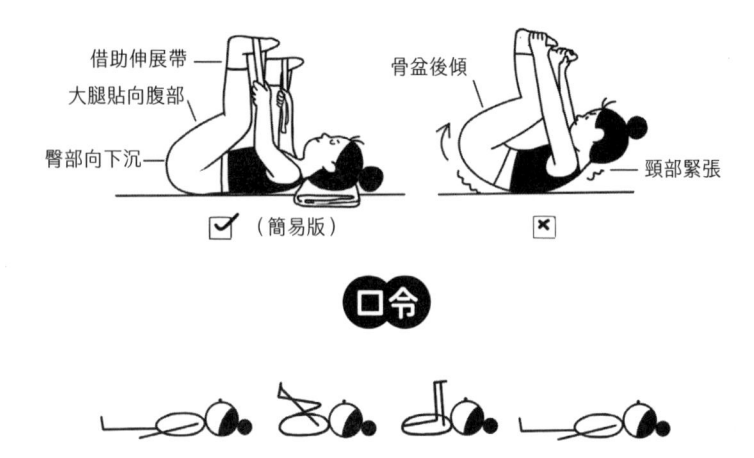

借助伸展帶
大腿貼向腹部
臀部向下沉
（簡易版）

骨盆後傾
頸部緊張

口令

1. 仰臥在墊子上。
2. 屈膝，大腿靠向腹部。
3. 雙手握住腳掌外側，雙腿打開大於髖部的距離，膝蓋向下靠近，腋窩下沉。後腦勺、背部、髖部始終貼在墊子上，頸部保持舒展，眼睛看向上方。專注於呼吸，吸氣，延展脊椎；呼氣，放鬆雙肩，膝蓋下沉。
4. 下一次呼氣，手解開，膝蓋慢慢落回，回到仰臥。

輔助練習

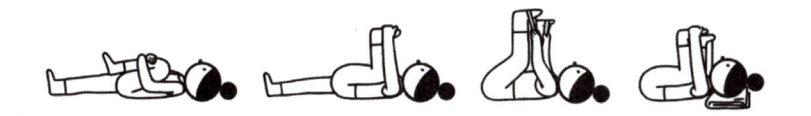

髖腿練習，逐步加強

1. 屈腿，雙手環抱膝蓋，髖部下沉，大腿貼向腹部，背部平貼地面。
2. 屈腿，雙手抓腳，膝蓋向下沉，另一側腿向下壓，先進入一半的快樂嬰兒式。
3. 彎曲雙膝，腳心朝上，將伸展帶套在腳掌前側，尾骨下沉。
4. 頭後側墊毛毯，下巴微收，頸部後側得到舒展，雙膝下沉，伸展髖部。

先練習步驟1與步驟2熱身，左右兩側各保持1~3分鐘，充分伸展髖部，再用伸展帶練習步驟3，最後練習步驟4（在練習步驟1~3時，頸部有壓力可墊毛巾）。

仰臥穿針式

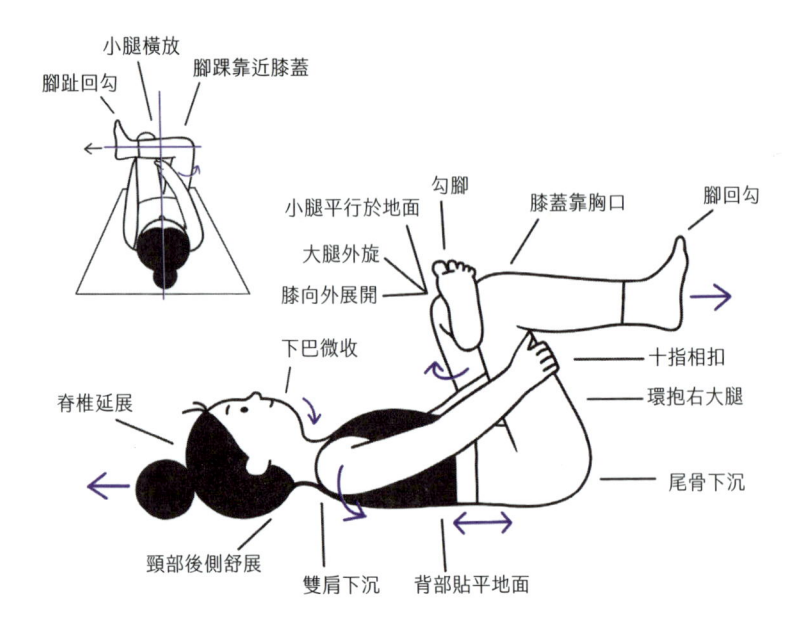

小腿橫放
腳踝靠近膝蓋
腳趾回勾
勾腳
膝蓋靠胸口
腳回勾
小腿平行於地面
大腿外旋
膝向外展開
下巴微收
脊椎延展
十指相扣
環抱右大腿
尾骨下沉
頸部後側舒展
雙肩下沉
背部貼平地面

功效 伸展髖關節，促進骨盆區域的血液循環；放鬆臀部與大腿，緩解腰背壓力，按摩腹部器官。

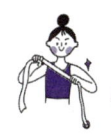

長度不夠，伸展帶來湊！

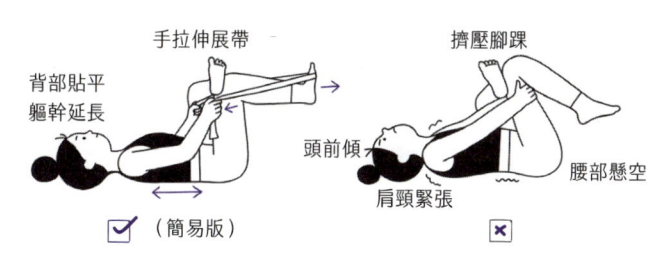

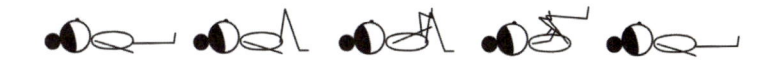

背部貼平　　手拉伸展帶　　　　擠壓腳踝
軀幹延長
　　　　　　　　　　頭前傾　　　　　　腰部懸空
　　　　　　　　　　　　肩頸緊張
☑（簡易版）　　　　✗

口令

1. 仰臥在墊子上，雙肩下沉，脊椎延展。
2. 屈雙膝，腳踩地，腳後跟靠近臀部。
3. 抬左膝，小腿橫放，腳踝放於右大腿上靠近膝蓋，左膝向外展開，雙手環抱右大腿。
4. 保持脊椎延展，背部壓實墊子，雙手拉右腿靠近胸腔，進入仰臥穿針式，保持5~8個呼吸。
5. 解開雙手，伸直並放鬆雙腿，換反側繼續練習。

輔助練習

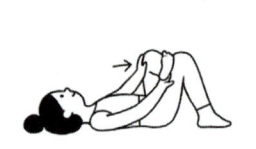

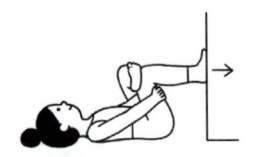

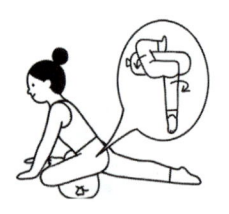

兩種拉伸臀部外側肌肉的方式

1. 抱不到腿的話，可停留在勾腳位置，手推膝，大腿外旋，保持1分鐘。
2. 右腳踩牆，小腿平行於地面，雙手拉右腿貼向腹部，腳蹬牆能夠加深伸展臀腿。
3. 做仰臥位肩頸肌肉感到緊繃時，可以做鴿子式。小腿向前橫放，勾腳，臀部下放抱枕，大腿與小腿間約呈90度，髖部保持置中，靠自重來加深；逐漸降低高度，直至臀部落地。

以上練習各保持3~5分鐘，之後退出體式放鬆身體，再換反側。

橋式

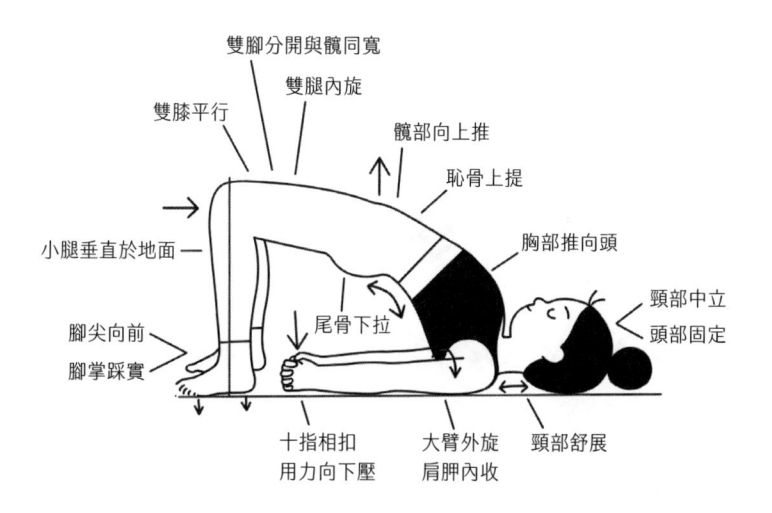

雙腳分開與髖同寬
雙腿內旋
髖部向上推
恥骨上提
雙膝平行
胸部推向頭
小腿垂直於地面
頸部中立
頭部固定
尾骨下拉
腳尖向前
腳掌踩實
頸部舒展
十指相扣
用力向下壓
大臂外旋
肩胛內收

功效 伸展頸部、胸部、脊椎和髖關節；啟動臀部肌肉，建立臀腿、背部的力量，緩解背痛。

3 | 體式的秘密在細節

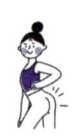

想要翹臀不粗腿，從啟動臀部開始吧！

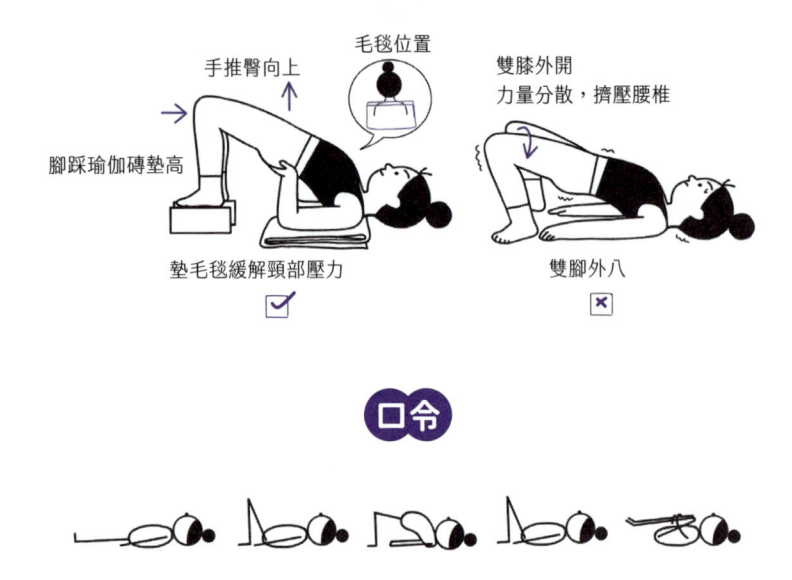

- 手推臀向上
- 毛毯位置
- 雙膝外開 力量分散，擠壓腰椎
- 腳踩瑜伽磚墊高
- 墊毛毯緩解頸部壓力 ✓
- 雙腳外八 ✗

口令

1. 仰臥準備。
2. 屈雙膝，雙腳分開與髖同寬，腳後跟靠近臀部。
3. 吸氣，腳蹬地，肩膀向下壓，脊椎從臀部開始一節一節地抬離地面，大腿內側向中間收，啟動臀部肌肉，雙手掌心朝下或手在背後十指相扣，用力下壓。吸氣時，髖部、胸腔向上推高；呼氣時，收腹收肋骨，保持5個呼吸。
4. 呼氣，捲尾骨，身體從背部開始有控制地落回。
5. 屈膝到胸前，雙手環抱膝蓋，肩膀放鬆，左右搖擺，放鬆身體。

輔助練習

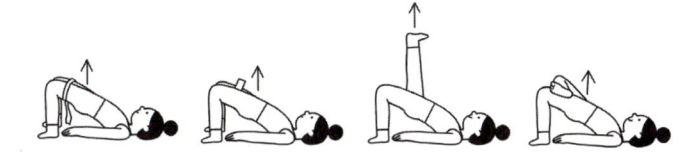

從輔助到加強再到變化

1. 伸展帶套在雙腿上,保持雙腿與骨盆同寬,防止膝蓋外開,擠壓後腰。
2. 雙腿夾瑜伽磚,啓動腿內側肌肉,大腿內旋,從而舒展臀部,減輕腰部壓力。
3. 單腿向上伸展,靜態或動態練習皆可,增強腿部力量和使核心穩定。
4. 勾腳,搭放在另一側膝蓋上方,腿臀向上發力,增強腿部力量的同時能夠伸展髖部。

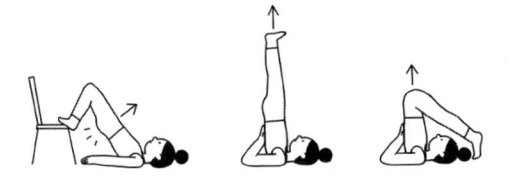

體式的加深與關聯

1. 墊高雙腳可以有效鍛鍊臀部上緣,動態練習15次、3組,美化臀部線條。
2. 臀部、軀幹抬到與地面垂直就是肩倒立式,同樣需要臀腿的力量,主動向上延伸。
3. 先保持肩背穩定,再屈髖到犁式,同樣需要臀腿主動向上發力,保持軀幹伸展。

仰臥扭轉式

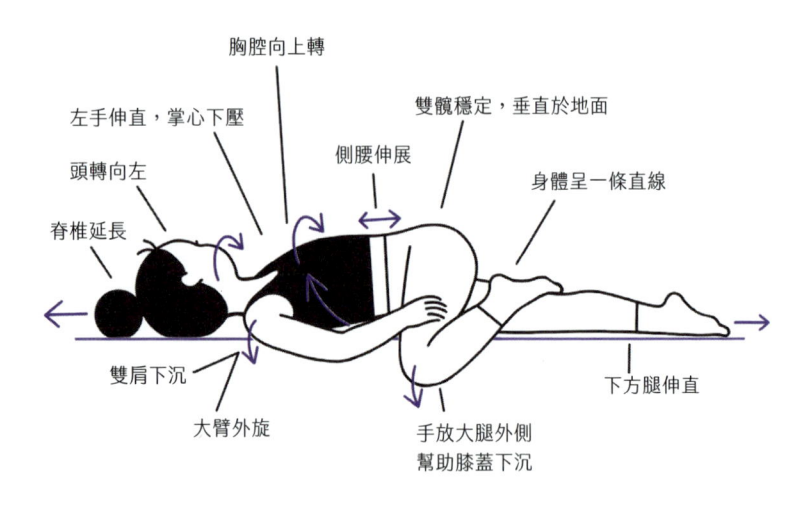

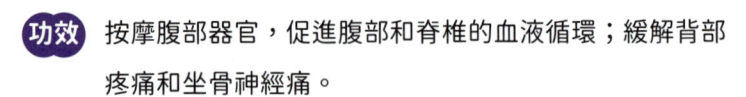

胸腔向上轉
左手伸直，掌心下壓
雙髖穩定，垂直於地面
頭轉向左
側腰伸展
身體呈一條直線
脊椎延長
雙肩下沉
大臂外旋
手放大腿外側幫助膝蓋下沉
下方腿伸直

功效 按摩腹部器官，促進腹部和脊椎的血液循環；緩解背部疼痛和坐骨神經痛。

注意 處於經期中的人應避免做深度扭轉。

雙髖穩定是扭轉的重要前提！

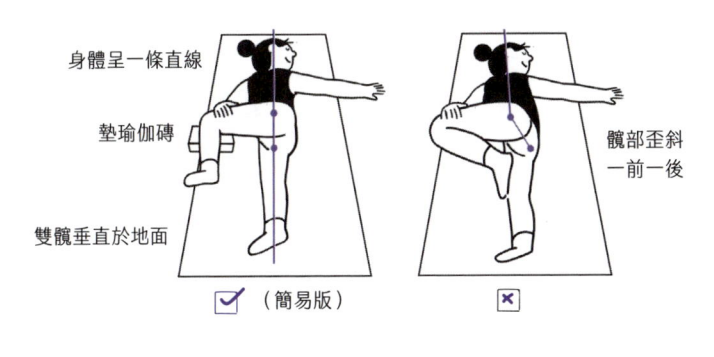

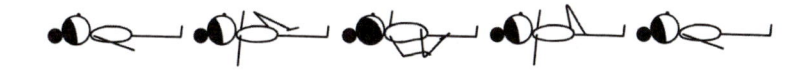

身體呈一條直線
墊瑜伽磚
雙髖垂直於地面

☑（簡易版）

髖部歪斜
一前一後

☒

口令

1. 仰臥在墊子上，雙腿併攏向前延展。
2. 手臂橫向打開，掌心朝下，抬臀，微微向左側移動，吸氣，屈左腿到胸前。
3. 呼氣，右手拉左膝，向右側下沉，骨盆垂直於地面，胸腔向左側扭轉，眼睛看向左手；吸氣，脊椎延長，胸腔展開；呼氣，雙肩下沉，膝蓋沉向地，保持5~8個呼吸。
4. 吸氣，頭回正，左腿有控制地收回。
5. 換反側練習。

輔助練習

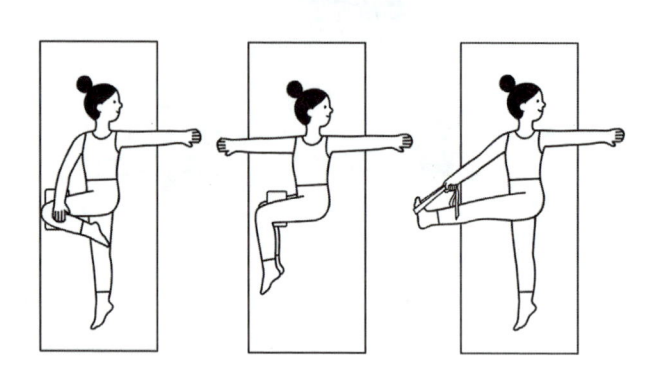

保持雙髖穩定,不斷加深扭轉

1. 屈膝,在膝蓋下方墊瑜伽磚或抱枕,有助於髖部穩定地垂直向下,避免脊椎在扭轉過程中變歪斜。
2. 屈膝,雙腿中間夾瑜伽磚或毛毯,保持髖部穩定、脊椎中立(習慣側睡的人在雙腿夾薄枕會舒適很多,也是這個原理)。睡覺時試試吧!
3. 雙腿伸直,借助伸展帶,扭轉的同時伸展腿部。

以上練習,左右兩側各保持5~8個呼吸。

魚式

雙腿併攏伸直
向前延伸

繃腳背

大腿肌肉收緊上提

胸腔向上推高

頸部前側伸展

眼睛看鼻尖方向

腳後跟壓實

雙手放臀部下方
用力下壓

手肘內夾
向下推地
背部離地

百會穴點地

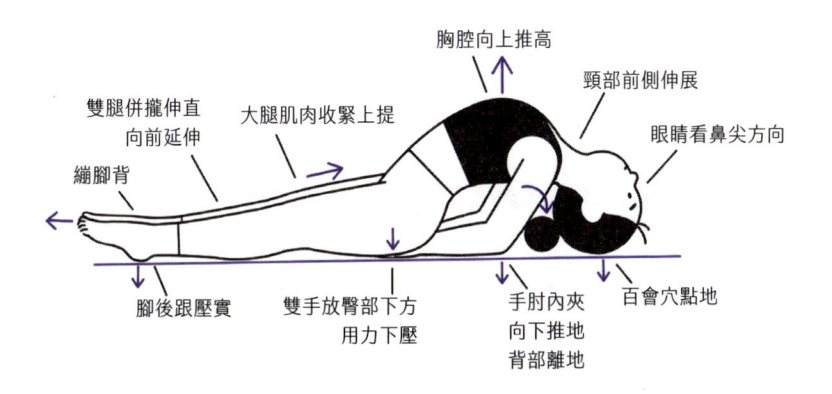

功效 伸展頸部前側、腹部前側的肌肉，擴展胸腔；強健背部、頸部後側的肌肉，矯正駝背。

禁忌 有高血壓、低血壓以及偏頭痛，或者頸部、腰部受過損傷的人不要練習這個體式。

3 | 體式的秘密在細節

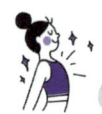

展開胸腔,挺拔身姿!

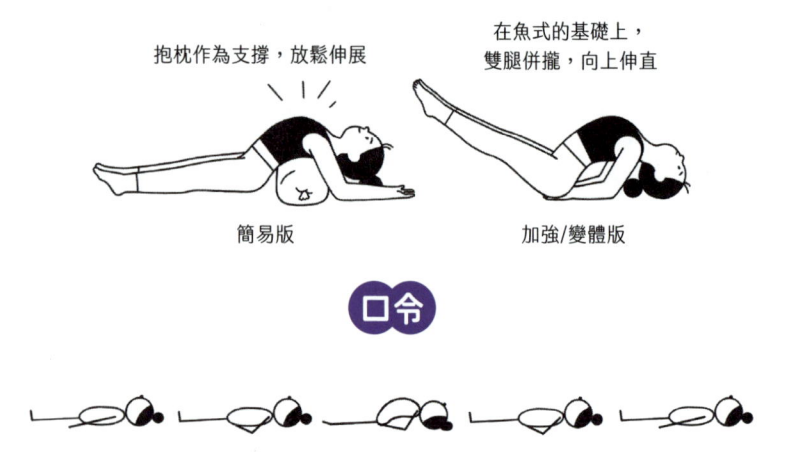

抱枕作為支撐,放鬆伸展

在魚式的基礎上,雙腿併攏,向上伸直

簡易版　　　　　加強/變體版

口令

1. 仰臥在墊子上,雙腿併攏伸直,手臂放於身體兩側。
2. 雙手掌心朝下,放於臀部下方。
3. 手肘推地,向內夾緊,胸腔向上展開,百會穴點地,繃腳背,眼睛看鼻尖方向,保持5個呼吸。
4. 收下巴,背部緩慢落回。
5. 回到仰臥,放鬆身體。

輔助練習

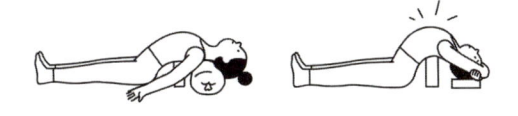

借助輔具伸展肩背

1. 將瑜伽磚放於胸骨下方,抱枕放於頸部後方,手臂向兩側攤開,雙肩放鬆下沉。
2. 調整瑜伽磚的高度,橫放或豎放於胸骨下方,加深胸椎的伸展,頭下方放瑜伽磚,頸部保持舒展,雙手向後互抱手肘,或向兩側攤開。

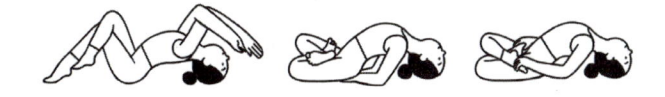

魚式變體

1. 雙腿左下右上,雙臂左上右下,胸腔展開,身體向兩端延展,雙手向後找地面,伸展臀腿、肩膀、手臂。
2. 雙腿盤蓮花,小臂放於臀部下方,膝蓋下沉,伸展髖部前側。
3. 雙腿盤蓮花,手肘撐地,雙手抓腳,胸腔展開,膝蓋繼續向下沉。

攤屍式

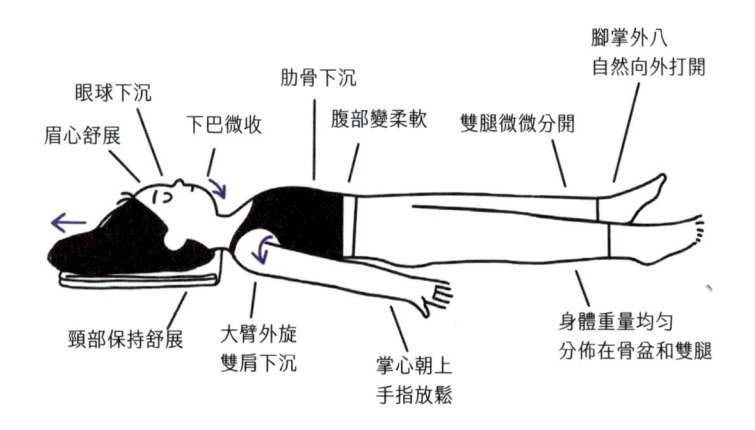

- 眉心舒展
- 眼球下沉
- 下巴微收
- 肋骨下沉
- 腹部變柔軟
- 雙腿微微分開
- 腳掌外八 自然向外打開
- 頸部保持舒展
- 大臂外旋 雙肩下沉
- 掌心朝上 手指放鬆
- 身體重量均勻 分佈在骨盆和雙腿

功效 將感官從外部世界收回，有意識地放鬆肌肉和關節，消除身體疲勞，深度放鬆神經，收獲內心平靜。

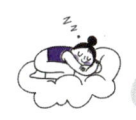

你真的學會放鬆了嗎？

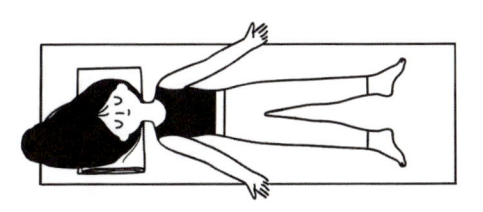

雙肩、胸腔、骨盆、雙腳保持平行，身體重量均勻分布，沒有傾向一側。

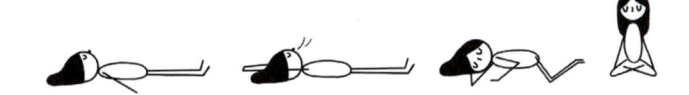

口令

1. 平躺，手臂放於身體兩側，掌心朝上，雙腳外八，自然向兩側打開；左右輕輕晃動頭部，下巴微收，調整好就不要再動了，保持身體的覺知，停留15~20分鐘。
2. 將意識收回來，動動手指、腳趾，吸氣，手臂舉過頭頂，伸一個懶腰，長長地呼氣。
3. 身體呈右側臥，屈雙膝，頭枕在大臂上，保持片刻。
4. 左手推地，慢慢起身到簡易坐姿，感受此刻的狀態，身體重新恢覆活力，充滿能量。

輔助練習

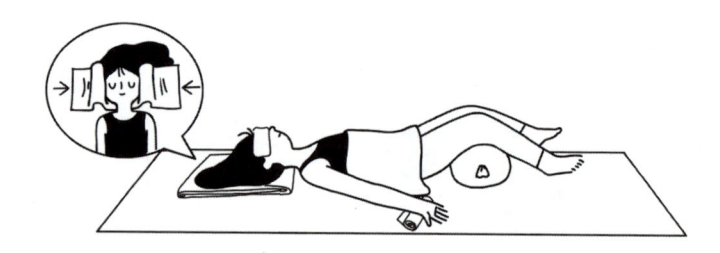

輔具幫助身體放鬆

1. 頸部緊繃，可在頸部下方墊毛毯，下巴微收，舒展頸部後側肌肉。
2. 毛巾向中間推，頭部有支撐，更容易獲得放鬆。
3. 眼睛蓋毛巾，遮蔽光線，眼球自然下沉。
4. 可在腕部下方墊毛巾，放鬆腕部和手臂。
5. 可在膝蓋下方墊抱枕，避免骨盆前傾、下背部懸空。

漫畫小劇場
用門框練習

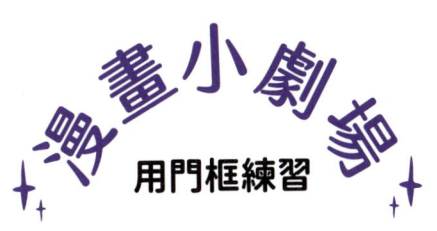

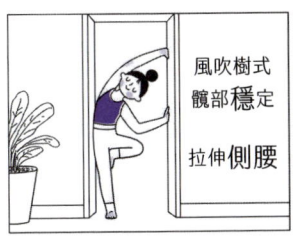

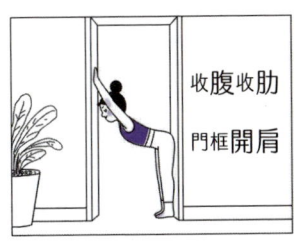

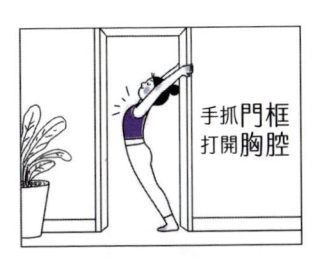

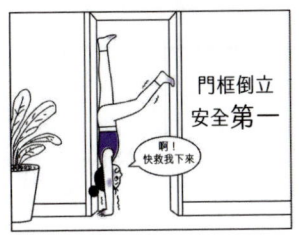

風吹樹式
髖部穩定
拉伸側腰

收腹收肋
門框開肩

手抓門框
打開胸腔

門框倒立
安全第一

啊！
快救我下來

4
體式序列的魔力

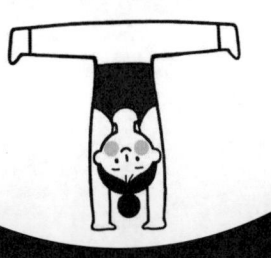

經典拜日式

如果把單個體式比作一個個音符,那麼練習序列相當於一首美妙的樂曲。合理的編排能最大限度地發揮體式的功效,幫助你達到練習目的。

瑜伽練習中不得不提的經典練習序列就是拜日式。

拜日式,也稱向太陽致敬式,據說印度瑜伽大師爲了表達對太陽的無限敬仰,感恩太陽賜予萬物生命、賜予人類光明和力量,便編排了一套膜拜太陽的體式。

拜日式A

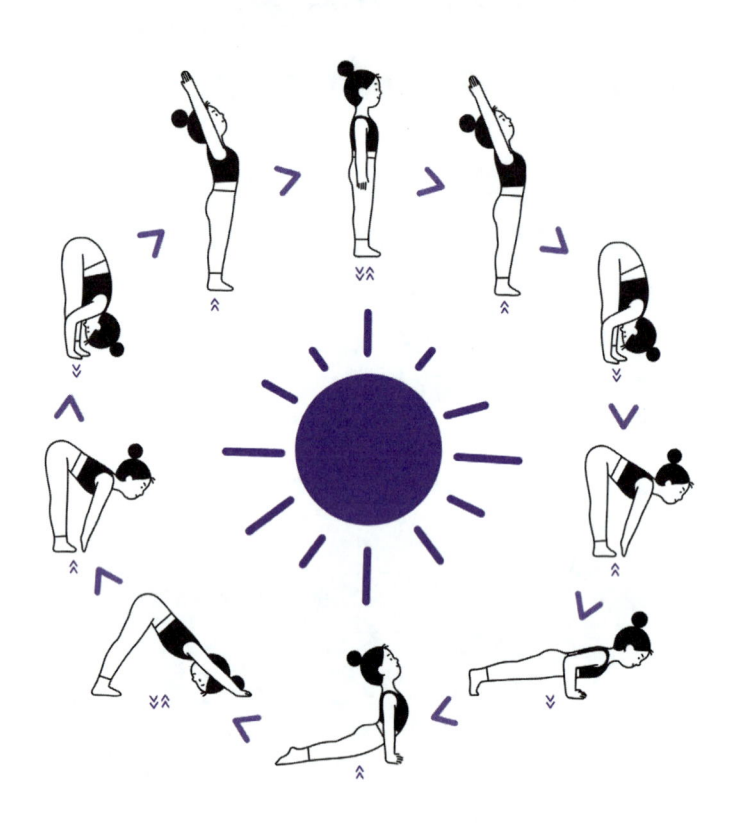

∧ 吸氣 ∨ 呼氣 ∨∧ 呼吸

拜日式分爲拜日式A和拜日式B,是傳承千年的經典,也是瑜伽序列練習的基礎,適合各個階段的練習者。在入門階段,它可以幫助我們打好基礎。卽便是高階練習者,也會常常回到拜日式的練習之中。我們通常以3~5遍拜日式爲練習的開始,用來熱身。

拜日式中的每個體式都有固定的凝視點,一個呼吸配合一個體式,只有在最後一個下犬式會停留5個呼吸。練習時,我們需要保持穩定的呼吸節奏,才能體會到它的排列是如此科學與嚴謹。拜日式A一共包含9個動作(準備動作不計入),從山式開始,按照順時針方向練習,最後回到山式,拜日式無限循環的過程,也是一種動態的冥想過程。

看似是重覆的練習,其實我們每做一遍都會有不同的感受,這就是經典固定序列的魅力。

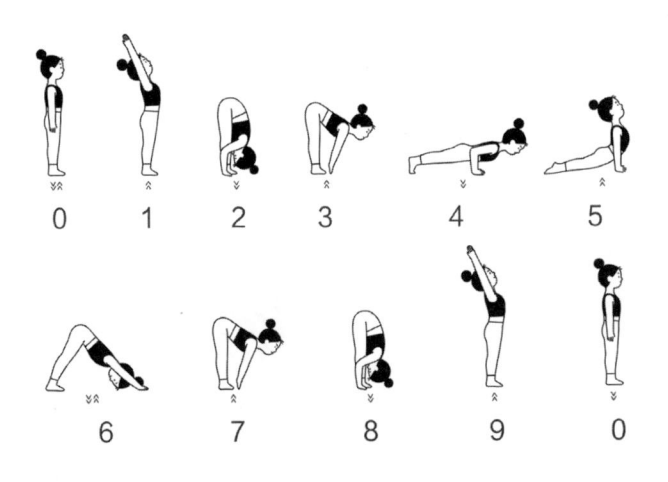

0. 山式站立，調息，眼睛看向鼻尖。
1. 吸氣，手臂向上舉過頭頂，眼睛看向拇指。
2. 呼氣，屈髖，折疊身體向下，眼睛看向鼻尖。
3. 吸氣，抬頭，向下伸展背部，眼睛看向眉心。
4. 呼氣，雙腳向後走或跳，屈肘到四柱式（新手可膝蓋點地），眼睛看向鼻尖。
5. 吸氣，腳背下壓，推到上犬式（大腿離地），眼睛看向眉心。
6. 呼氣，坐骨向後推到下犬式，眼睛看向肚臍，保持5個呼吸。
7. 吸氣，雙腳走或跳至兩手間，抬頭，伸展背部，眼睛看向眉心。
8. 呼氣，屈髖，折疊身體向下，眼睛看向鼻尖。
9. 吸氣，手臂向上舉過頭頂，眼睛看向拇指。
0. 呼氣，回到山式，眼睛看向鼻尖。

小筆記 山式為準備動作，不計算在內，步驟123和步驟789為重複動作，中間穿插的步驟456是串連體式，你記住了嗎？

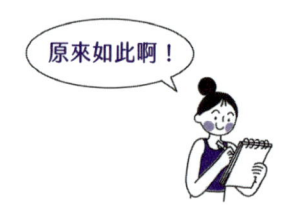

原來如此啊！

拜日式B

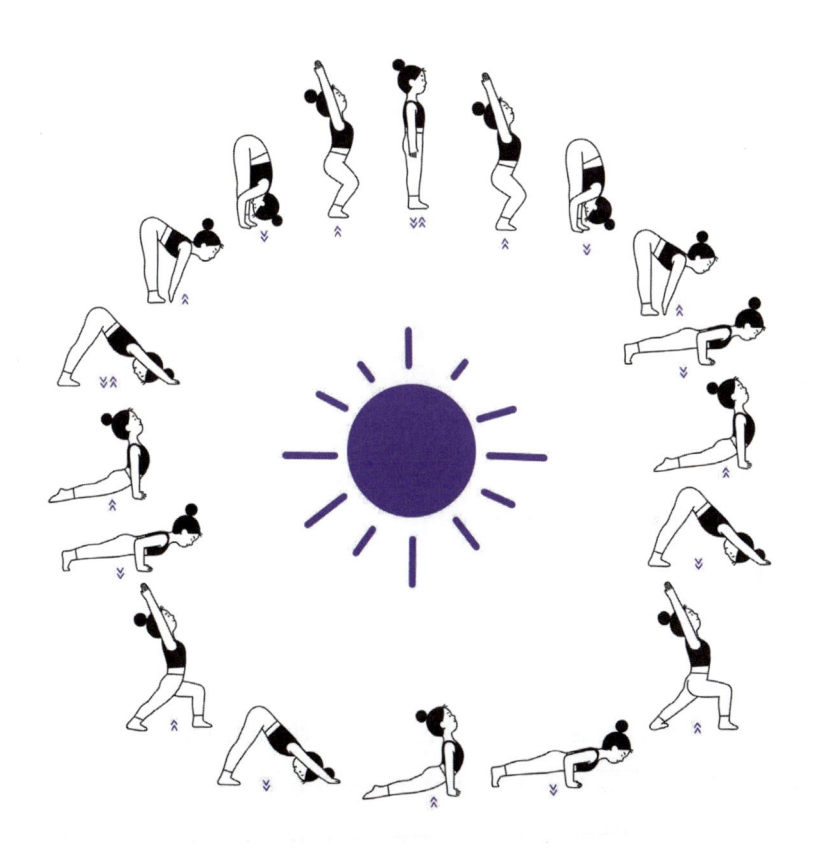

4 | 體式序列的魔力

拜日式B一共有17個動作，包含拜日式A的9個動作，可以算拜日式A的進階版，能夠增強腿部和手臂的力量，提高肌肉耐力，快速提升能量。在練習中，同樣要保持穩定的鼻吸鼻呼，將呼吸和體式相配合，讓身體跟隨呼吸自然地流動。

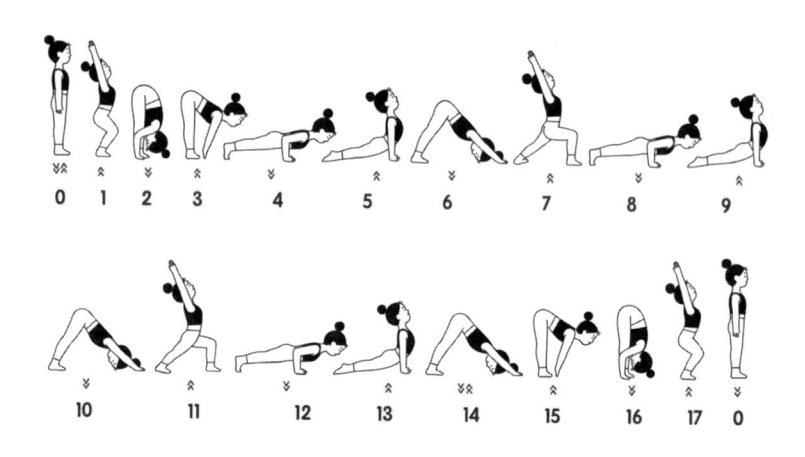

0. 山式，調整呼吸，眼睛看向鼻尖。
1. 吸氣，屈膝下蹲，手臂向上舉過頭頂，眼睛看向拇指。
2. 呼氣，屈髖，折疊身體向下，眼睛看向鼻尖。
3. 吸氣，抬頭，向下伸展背部，眼睛看向眉心。
4. 呼氣，雙腳向後走或跳，屈肘到四柱式，眼睛看向鼻尖。
5. 吸氣，腳背下壓，推到上犬式，眼睛看向眉心。
6. 呼氣，坐骨向後推到下犬式，眼睛看向肚臍，左腳跟內轉，右腳向前跨至右手內側。
7. 吸氣，右膝彎屈90度，髖部擺正，雙手上舉，眼睛看向拇指。

8. 呼氣,雙手落在右腳兩側,撤右腳向後,屈肘到四柱式,眼睛看向鼻尖。
9. 吸氣,腳背下壓,胸腔上提,推到上犬式,眼睛看向眉心。
10. 呼氣,坐骨向後推到下犬式,眼睛看向肚臍,右腳跟內轉,左腳向前跨至左手內側。
11. 吸氣,左膝彎屈90度,髖部擺正,雙手上擧,眼睛看向拇指。
12. 呼氣,雙手落在左腳兩側,撤左腳向後,屈肘到四柱式,眼睛看向鼻尖。
13. 吸氣,腳背下壓,胸腔上提,推到上犬式,眼睛看向眉心。
14. 呼氣,坐骨向後推到下犬式,眼睛看向肚臍,保持5個呼吸。
15. 吸氣,雙腳走或跳至兩手間,抬頭,伸展背部,眼睛看向眉心。
16. 呼氣,屈髖,折疊身體向下,眼睛看向鼻尖。
17. 吸氣,屈膝下蹲,手臂向上擧過頭頂,眼睛看向拇指。
0. 呼氣,回到山式,眼睛看向鼻尖。

初學瑜伽記不住序列,一會下左,一會下右,好暈啊……
重覆幾遍,就不會忘記動作了!

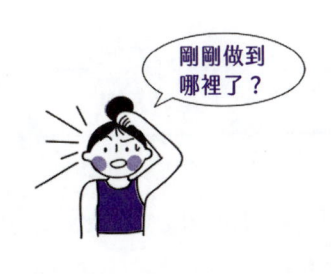

讓我們來梳理一下：

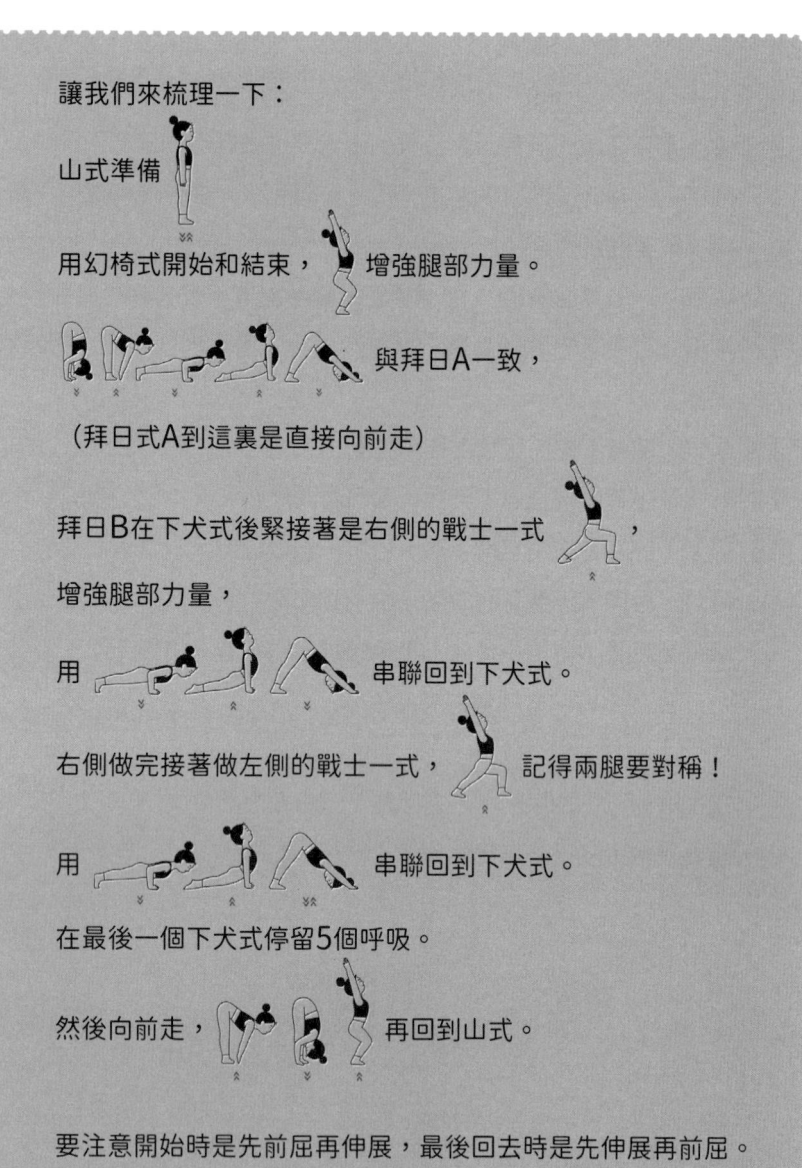

山式準備

用幻椅式開始和結束，增強腿部力量。

與拜日A一致，

（拜日式A到這裏是直接向前走）

拜日B在下犬式後緊接著是右側的戰士一式，

增強腿部力量，

用 串聯回到下犬式。

右側做完接著做左側的戰士一式，記得兩腿要對稱！

用 串聯回到下犬式。

在最後一個下犬式停留5個呼吸。

然後向前走，再回到山式。

要注意開始時是先前屈再伸展，最後回去時是先伸展再前屈。共有3個四柱式的串聯，所以拜日B可以增強上肢和核心力量。

透過不斷練習，相信你會更熟練掌握，並且體會到經典序列的益處。新手可以從拜日式A開始練習，有一定練習基礎的人可練拜日式A和拜日式B，開啓能量滿滿的一天！

除了經典拜日式，我還結合不同主題，編排了實用的日常序列，有肩頸放鬆、臀腿塑型、腰腹塑型、腿部伸展、經期序列，可以滿足大家在不同情境下的需求。透過練習消化、吸收學過的體式要點，然後熟練掌握！之後你可以根據自己的需求嘗試編排專屬自己的序列。

準備好了就一起來練吧！

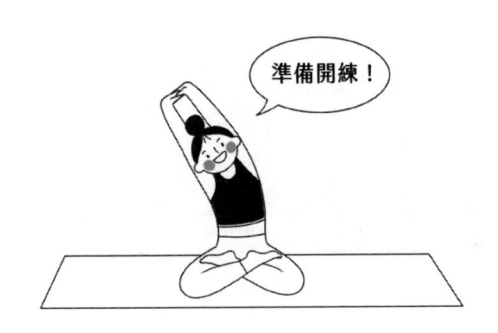

360度開肩

肩關節的活動範圍很大，可以做上舉、前屈、內收、外展、內旋、外旋等動作，能夠伸展肩部肌肉。在練習中，每個體式可多停留一會兒，利用身體自重和地心引力逐步加深，靜態拉伸可以使感到緊繃的部位得到深層放鬆。別忘了保持深長的呼吸，這樣身體才能供氧充足！

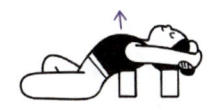

1. 仰臥開肩

仰臥，雙膝分開，腳掌相對，將兩塊瑜伽磚分別放在肩胛底端和後腦勺，雙手互抱手肘，越過頭頂，保持2~3分鐘。

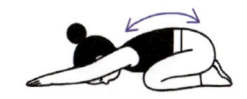

2. 大拜式

雙膝分開，大腳趾相觸，臀部坐於腳後跟，脊椎向前延展，額頭點地，放鬆背部，保持1~2分鐘。

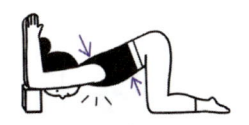

3. 瑜伽磚開肩

兩塊瑜伽磚橫放，手肘抵磚，合掌向上，大腿垂直於地面，收腹收肋骨，保持2~3分鐘。

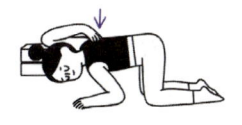

4. 瑜伽磚開肩

跪姿，兩塊瑜伽磚疊放在身體右側，右手肘落磚上，側臉向下貼地，保持2~3分鐘，換反側。

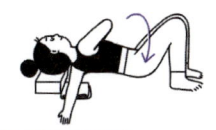

5. 直臂開肩

手臂橫向打開，與肩同高，掌心朝下，肘窩墊毛巾，防止肘關節超伸，身體向上轉，保持2~3分鐘，換反側。

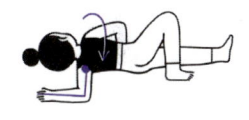

6. 仙人掌開肩（內）

俯臥，大臂與小臂呈90度，掌心朝下，手臂內側貼地，肩頭向下壓實，身體向上轉，保持2~3分鐘，換反側。

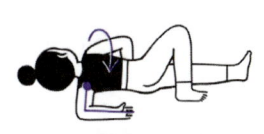

7. 仙人掌開肩（外）

俯臥，大臂與小臂呈90度，掌心朝上，手臂外側貼地，肩頭向下壓實，手推地，身體向上轉，保持2~3分鐘，換反側。

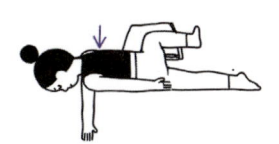

8. 單側蜻蜓式

俯臥，右手掌心朝下，與肩保持水平，穿向身體左側，右膝打開，彎屈90度，想緩解膝蓋壓力可墊毛巾，保持2~3分鐘，換反側。

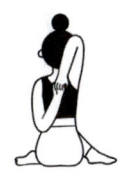

9. 牛面式

右手臂外旋向下，左手臂內旋向上，屈肘扣手或借助伸展帶，保持2~3分鐘，換反側。

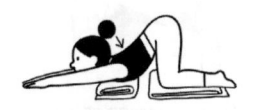

10. 大貓式

跪姿，大腿垂直於地面，手臂向前延展，胸腔、下巴貼地，下不去的話可墊毛巾，保持1分鐘。

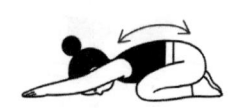

11. 大拜式

雙膝分開，大腳趾相觸，臀部坐於腳後跟上，保持1分鐘。

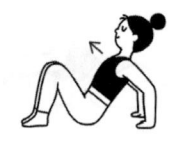

12. 坐姿開肩

坐立，手掌放於臀部後方，指尖朝臀，手肘內夾與肩同寬，臀部向腿部移動到最遠，胸腔主動上提，保持1分鐘。

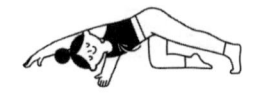

13. 穿針式

跪姿，右手掌心朝上，穿向身體左側，右肩在地，左手向前延伸，胸腔向上轉，左腿蹬直，保持1分鐘，換反側。

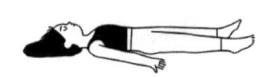

14. 攤屍式

仰臥，雙腿向兩側分開、掌心朝上，放鬆身體，放鬆10~15分鐘。

肩頸放鬆

這個序列可以全方位地鍛鍊肩膀,使整個肩關節得到放鬆和伸展。練習時不需要太大空間,站著、坐著都可以,隨時隨地練起來!

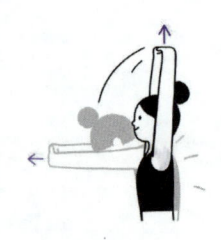

1. 脊椎熱身

山式準備，吸氣，脊椎延展；呼氣，十指交扣，掌心向外推；吸氣，沉肩，掌心向上；呼氣，手向兩側打開，畫一個大圈。練習8~10次。

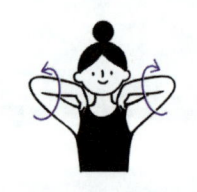

2. 手肘畫圈

雙手放肩膀，以肩關節為軸，從前向後緩慢畫圈，練習20次。放鬆休息，再反向畫圈。

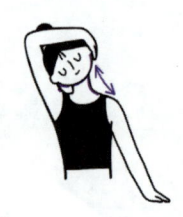

3. 頸部側彎

右手放左耳上，左手伸直向下，下巴微微內扣，伸展頸部左側肌肉。保持1分鐘，換反側。

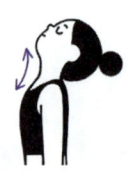

4. 頸部後仰

頸部後仰，牙齒咬合，伸展頸部前側肌肉。頸部有壓力的話，可以選擇十指交扣托後腦勺。保持1分鐘，頸部緩慢回正。

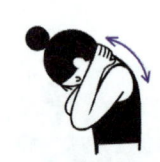

5. 頸部前屈

十指交扣放於後腦勺底端，低頭，下巴找向鎖骨，伸展頸部後側肌肉。保持1分鐘，頸部緩慢回正。

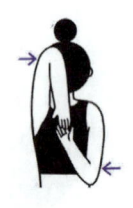

6. 牛面式

左手拉右手，靠向後腦勺，左手臂向後，雙手在背後相扣，沉肩，保持1分鐘，換反側。

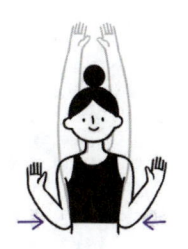

7. 動態夾肘

吸氣，雙手向上，伸展胸腔、腋窩；呼氣，手肘內夾，肩胛內收，動態練習20次。

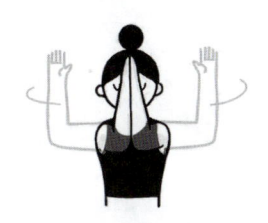

8. 手肘開合

屈肘90度，向前併攏，吸氣，向外打開，肩胛內收；呼氣，向前併攏，肩胛展開，動態練習20次。

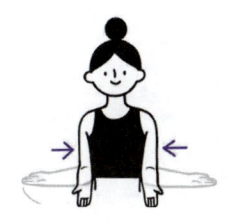

9. 手臂外旋

手肘彎屈90度，小臂平行於地面，掌心朝上，大臂始終向內夾緊，呼氣，小臂向外打開，肩胛內收；吸氣，小臂收回，動態練習20次。

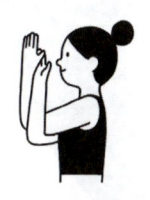

10. 鷹式纏繞

手臂左上右下地纏繞，手肘上提，遠離胸腔，伸展肩胛、大臂。保持1分鐘，解開手臂放鬆，手肘上下交換順序。

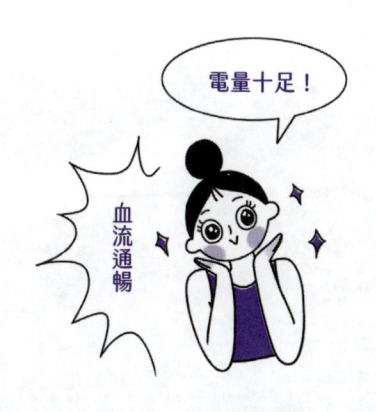

電量十足！

血流通暢

脊椎保養

這個序列可以放鬆脊椎、伸展側腰,並且能啓動後背肌肉,緩解背部肌肉的緊繃感。大家既可以在清晨練習,開啓能量滿滿的一天;也可以在睡前練習,消除一天的疲憊。練習時請保持深長的呼吸,感受脊椎一節一節地展開,讓壓力得到釋放。

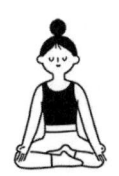

1. 簡易坐姿

選擇舒適的坐姿，閉上眼睛，吸氣，延展脊椎；呼氣，放鬆雙肩，調息3~5分鐘。

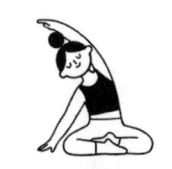

2. 坐姿側彎

吸氣，左手臂上舉，拉伸側腰；呼氣，向右側彎，保持5個呼吸，換右側。

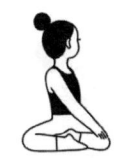

3. 坐姿扭轉式

吸氣，延展脊椎；呼氣，向左扭轉，保持5個呼吸，換右側。

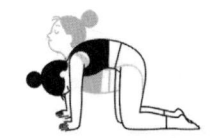

4. 貓牛式

雙手打開與肩同寬，雙膝打開與髖同寬，吸氣，沉腰翹臀，脊椎向兩端延展；呼氣，低頭弓背，收腹，重覆5~8次。

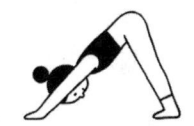

5. 下犬式

呼氣，推到下犬式，踩動雙腳，放鬆腿部，保持5個呼吸。

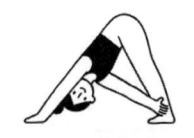

6. 下犬式扭轉

左手在地，右手抓左腳踝，胸腔向左扭轉，保持5個呼吸，換反側。

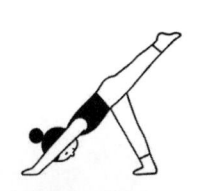

7. 單腿下犬式

吸氣，左腿向後、向上；呼氣，左腳跨至兩手間。

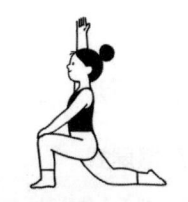

8. 新月式

右膝在地，胸腔上提，吸氣，右手伸直向上，拉長側腰，創造扭轉空間。

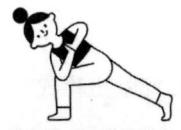

9. 側角扭轉式

呼氣，右大臂放於左膝外側，雙手合掌互推，胸腔轉向天空，後腿蹬直，膝蓋離地，保持5個呼吸。

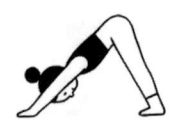

4 | 體式序列的魔力

10. 下犬式
手推地，撤左腳向後，調整5個呼吸，換右腿，重覆練習體式7~10。

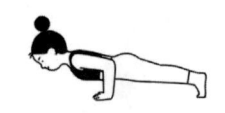

11. 四柱式
吸氣，從下犬式前移到斜板式；呼氣，屈肘向下。

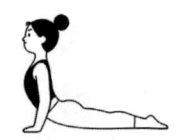

12. 眼鏡蛇式
吸氣，胸腔上提，推直手臂；呼氣，俯臥；吸氣，胸腔上提，啟動背部肌肉力量，重覆3~5次，回到俯臥狀態。

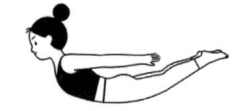

13. 蝗蟲式
呼氣，雙手向後，胸腔和腿向上抬高，保持5個呼吸，落回。

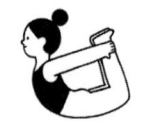

14. 弓式
雙手從後側抓腳，肩胛下沉，背部發力，呼氣，向上拉高，保持5個呼吸。

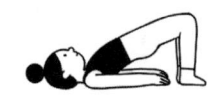

15. 橋式
仰臥屈膝，小腿垂直於地面，手掌下壓，呼氣，髖部向上推，保持5個呼吸，落回。

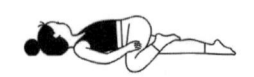

16. 仰臥扭轉式
屈左膝倒向右側，左手臂橫向打開，身體轉向左，脊椎扭轉，保持5個呼吸，回正，換反側。

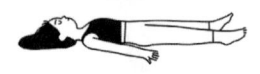

17. 攤屍式
仰臥，雙手自然分開，掌心朝上，雙腿分開，雙腳外八，放鬆10~15分鐘。

睡前拉伸

透過拉伸全面地放鬆身體,可以緩解久坐造成的肌肉緊繃和僵硬,能夠釋放壓力,促進身體的血液循環,提高睡眠質量。練習前,可以先調暗燈光,再播放一首瑜伽音樂,然後享受屬於自己的瑜伽時光吧!

4 | 體式序列的魔力

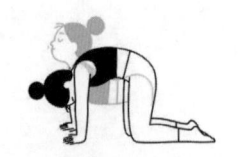

1. 貓牛式
雙手打開與肩同寬,雙膝打開與髖同寬,吸氣,沉腰翹臀,脊椎向兩端延展;呼氣,低頭弓背,收腹部,重覆5~8次,回正。

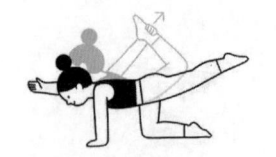

2. 桌子式
腹部微收,脊椎延展。吸氣,抬左腿向後,右手向前。右手從背後抓左腳,手腳相互對抗,保持5個呼吸,緩慢落回,換反側。

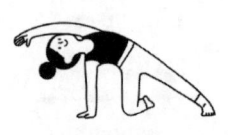

3. 屈膝狂野式
右小腿右轉,左腿伸直,身體向側面展開,吸氣,左手臂伸直向上,打開胸腔,拉伸側腰,保持5個呼吸,回正,換到反側。

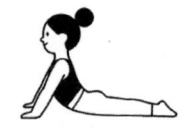

4. 眼鏡蛇式
俯臥,雙手與肩同寬,推直手臂,胸腔上提,後腰不承受壓力,保持5~8個呼吸。

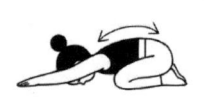

5. 嬰兒式
臀部坐於腳後跟上,雙手向前延伸,額頭點地,放鬆背部肌肉,保持5~8個呼吸。

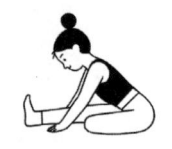

6. 單腿背部伸展式
右腿伸直勾腳,屈左腿,腳踩右大腿內側,脊椎延展,身體向前、向下,保持2~3分鐘,換反側。

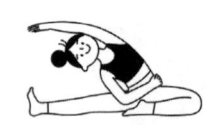

7. 坐姿側伸展式
屈左腿,右腿橫向打開,左手向上,拉伸左側腰,保持1~2分鐘,換反側。

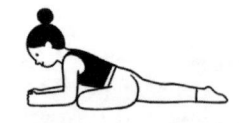

8. 鴿子式
左腿橫放,右腿伸直向後,髖部擺正,身體俯臥向下,拉伸臀腿外側,保持2~3分鐘,換反側。

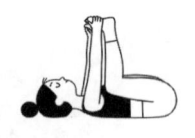

9. 快樂嬰兒式
仰臥,屈雙膝,小腿垂直於地面,腳心朝上,雙手從外側抓腳掌,膝蓋下沉,貼向腋窩,保持1~2分鐘。

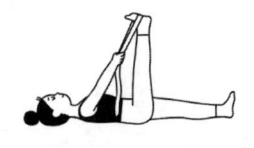

10. 仰臥腿部伸展

仰臥，伸展帶（或毛巾）套右腳掌，腳趾回勾，腿向上蹬直，不斷縮短手腳間距離，保持2~3分鐘。

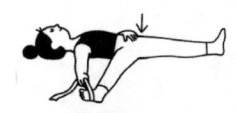

11. 仰臥腿部伸展

右腿向右側打開，左髖下沉，保持2~3分鐘，回正，換左腿，練習體式9~11。

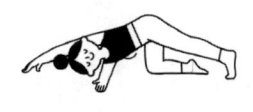

12. 穿針式

跪姿，右掌心朝上穿向左側，右肩在地，左手向前延伸，胸腔向上轉，左腿蹬直，保持1分鐘，換反側。

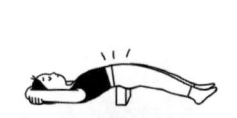

13. 髖部伸展

仰臥，瑜伽磚（或枕頭）橫放在骶骨下方，雙腿向前伸直，雙手向上互抱手肘，緩慢伸展髖部，保持1分鐘。

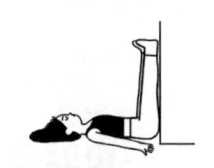

14. 倒箭式

仰臥，雙腿伸直、靠牆併攏，放鬆腿部和下腰背，促進血液循環，休息10~15分鐘。

臀腿塑形

透過力量和平衡練習,提高腿部的穩定性,啓動核心、骨盆和臀腿區域,使腿部肌肉變緊實,結合拉伸動作還能美化臀腿線條。練習時,一定要一直收緊腹部!

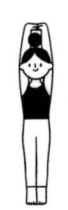

1. 摩天式
雙腳併攏，腳趾平鋪，踮腳尖，保持腳踝穩定，翻轉掌心向上，停留5個呼吸。

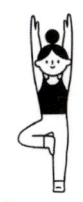

2. 樹式
右腳踩左大腿根，吸氣，雙手向上延伸，拉長側腰，保持5個呼吸。

3. 風吹樹式
呼氣，身體向右側彎，腿部保持穩定，5個呼吸後回正，換反側，重覆練習體式2~3。

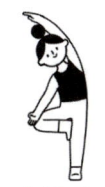

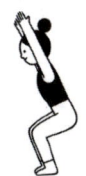

4. 幻椅式
雙腿併攏，屈膝屈髖，臀部蹲低，吸氣，手臂上舉，保持5個呼吸，起身，回正。

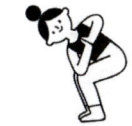

5. 幻椅式扭轉
吸氣，手向上進入幻椅式；呼氣，右肘抵左膝外側，雙手合掌，胸腔轉開，保持5個呼吸，回正，換反側。

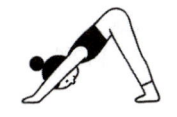

6. 下犬式
手推地，腳向後到下犬式，坐骨向後、向上，保持5個呼吸。

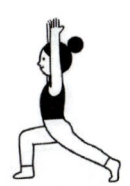

7. 高弓步式
呼氣，右腳向前，跨至兩手間，後腿蹬直；吸氣，雙手向上，擺正雙髖，保持5個呼吸。

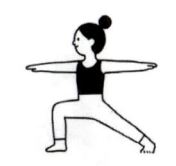

8. 戰士二式
轉左腳，手臂做側平舉，重心降低，髖部展開，眼睛看右手指尖方向，保持5個呼吸。

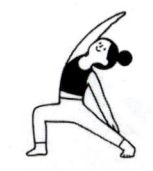

9. 反轉戰士式
吸氣，右手向上，左手扶小腿外側，身體左側彎，保持5個呼吸，回到戰士二式。

4 | 體式序列的魔力

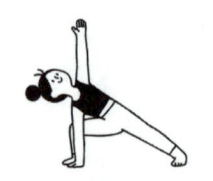

10. 側角伸展式

呼氣，右手落於右腳內側，手肘向外推膝蓋，展開髖部，左手向上伸展，保持5個呼吸。

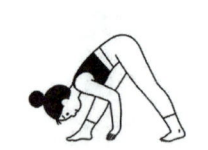

11. 加強側伸展式

身體右轉，後腳向前一個腳掌的距離，吸氣，延展脊椎；呼氣，前屈向下，保持5個呼吸。

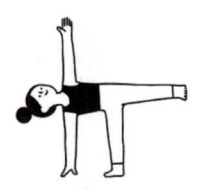

12. 半月式

右手向前點地，重心轉移到右腿，左腿向後伸直，勾腳，左手向上延伸，保持5個呼吸。

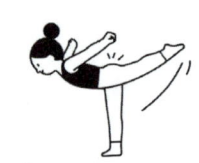

13. 戰士三式

右腿穩定，身體轉正，臀部發力，左腿向後、向上。後背發力，雙手握拳向後，右膝微屈保持穩定。

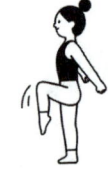

14. 單腿平衡

吸氣，左腿屈膝上提；呼氣，左腿向後伸直，體式13、14動態練習5次。

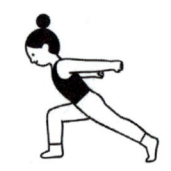

15. 弓步式

呼氣，左腳向後一大步，手落右腳兩側，手推地，撤右腳，回到單腿下犬式。

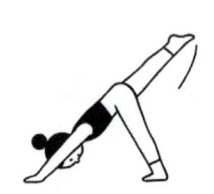

16. 單腿下犬式

吸氣，右腳向後、向上，伸展右腿；呼氣，落回，在下犬式調整5個呼吸。準備練習反側，左腳跨至兩手間，重覆練習體式7~16。

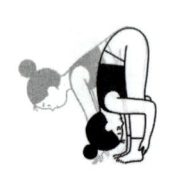

17. 站立前屈式

雙腳向前走到兩手之間，吸氣，延長脊椎；呼氣，前屈折疊，拉伸臀腿後側，重覆3次。

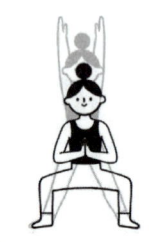

18. 動態女神式

雙腳分開約兩倍肩寬，腳尖向外打開，吸氣，雙手向上；呼氣，重心向下，大腿與地面保持平行，重覆練習3次。

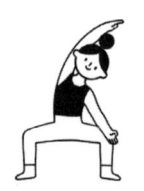

19. 女神式側彎
吸氣，右手向上；呼氣，身體左側彎，回正。下一次吸氣，換反側。

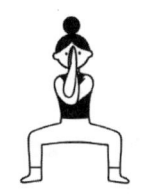

20. 女神式手臂纏繞
腿不動，雙手左上右下纏繞，手向上，遠離胸腔，保持5個呼吸。解開雙手，交換手臂纏繞。

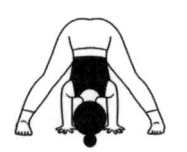

21. 雙角式
手落於雙腳之間，吸氣，延展背部；呼氣，身體前屈向下，坐骨向上延伸，放鬆雙腿，保持5個呼吸。

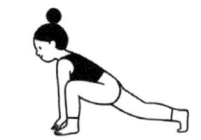

22. 龍式
身體左轉90度，雙手放於左腳內側，右腿向後伸直，背部延展，保持5個呼吸。

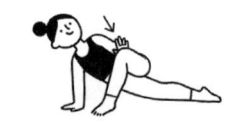

23. 龍式變體
右手在地，右膝與腳背落地，左手推膝蓋向外，腳尖、膝蓋在同一方向，胸腔向上轉，保持5個呼吸。

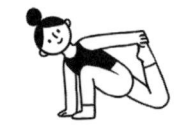

24. 矛式
屈右膝，左手從背後抓腳，髖部下沉，拉伸大腿前側肌肉，保持5個呼吸。

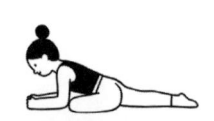

25. 鴿子式
左腿橫放，右腿伸直向後，髖部擺正，身體俯臥向下，拉伸臀腿外側，保持1分鐘。

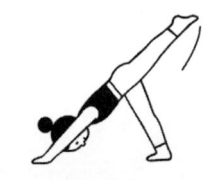

26. 單腿下犬式
手推地，右腳踩地，撤左腿向後、向上，轉動放鬆腿部，回到下犬式，換右腿，重覆練習體式22~26。

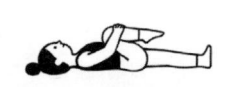

27. 仰臥屈膝
仰臥，屈右膝到胸前，左腿伸直，背部延展，保持5個呼吸。

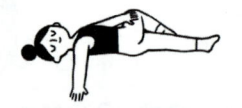

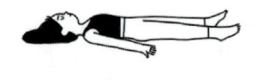

28. 仰臥扭轉式

右腿向左,右手橫向打開,身體轉右,左手拉右膝向下,保持5~8個呼吸,回正,換反側,重覆練習體式27~28。

29. 攤屍式

仰臥,雙腿自然分開,腳掌外八,手臂向兩側打開,掌心朝上,休息10~15分鐘。

腿部伸展

這個序列可促進腿部、髖部區域的血液循環。在運動後練習,還可以減少乳酸堆積,塑造腿部線條;在睡前練習,可減輕腿部壓力,防止久坐造成的靜脈曲張、腿部浮腫。

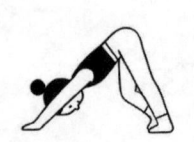

1. 下犬式

左右交替踩動雙腳，身體後側感到緊繃時可微屈膝，坐骨主動向後、向上，保持1分鐘。

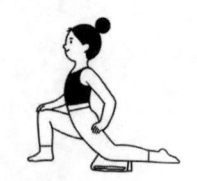

2. 新月式

右腿向前跨到兩手間，左膝點地，腳背平鋪，左腿內旋，髖部下沉，保持1~2分鐘。

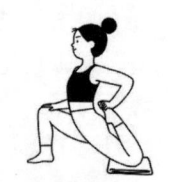

3. 矛式

左手壓左腳背找向臀部，伸展大腿前側，保持1分鐘。

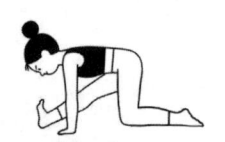

4. 半神猴式

手推地，重心向後，伸直右腿，腳趾回勾，雙髖置中，身體前屈向下，保持1~2分鐘。

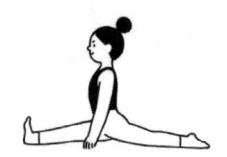

5. 神猴式

重心前移，雙腳向兩端滑出去，勾腳，大腿肌肉收緊，雙髖擺正，緩慢加深，保持1~2分鐘。

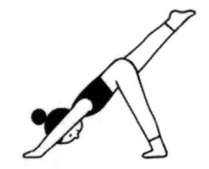

6. 單腿下犬式

手推地，撤右腳向後、向上，放鬆腿部，落右腿，換反側，重覆練習體式2~6。

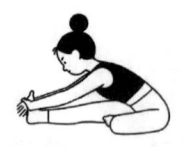

7. 單腿背部伸展式

右腿伸直勾腳，屈左腿，腳踩右大腿內側，脊椎延展，身體向前、向下，保持1~2分鐘，換反側。

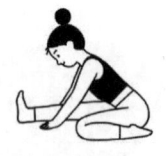

8. 單腿英雄前屈

右腿伸直，屈左腿，小腿肌肉向外撥，臀部向下坐實，保持1~2分鐘，換反側。

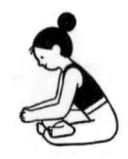

9. 方塊式

雙腿彎曲90度，小腿上下交疊，腳趾回勾，身體向前、向下，保持1~2分鐘，放鬆雙腿，交換上下交疊順序。

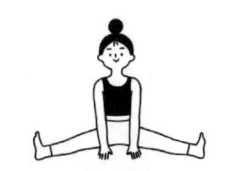

10. 坐角式
雙腿向兩側打開，腳趾回勾，吸氣，延展脊椎；呼氣，身體向前、向下，保持1~2分鐘。

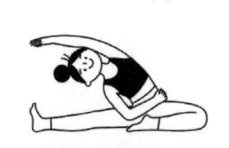

11. 坐姿側伸展式
屈左腿，右腿橫向打開，腳趾回勾，大腿肌肉收緊，左手向上拉伸側腰。保持1~2分鐘，換反側。

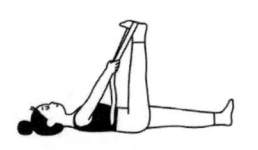

12. 仰臥腿部伸展
仰臥，伸展帶套右腳掌，腳趾回勾，腿向上蹬直，不斷縮短手腳間距離，保持1~2分鐘。

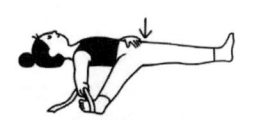

13. 仰臥腿部伸展
右腿向右側打開，左髖下沉，保持2~3分鐘。

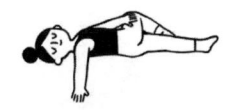

14. 仰臥扭轉式
屈右膝倒向左側，右臂橫向打開，身體轉右，脊椎扭轉，保持1分鐘換反側，重覆練習12~14。

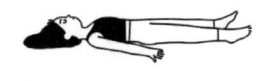

15. 攤屍式
仰臥，雙手打開，掌心朝上，雙腿分開，腳掌外八，休息10~15分鐘。

腰腹塑形

只有先提高腹部的意識,才能在練習中啓動腹部深層肌肉,從而達到緊緻腰腹的目的。透過核心練習結合腰腹拉伸,一起甩掉游泳圈!

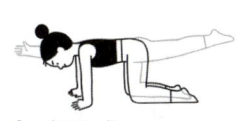

1. 桌子式
雙手打開與肩同寬，雙膝打開與髖同寬，背部平直，腹部內收。吸氣，右手向前，左腿向後，保持5個呼吸；呼氣，落回，換反側。

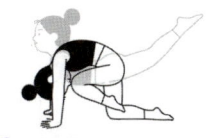

2. 虎式
吸氣，胸腔上提，左腿向後、向上；呼氣，低頭弓背，膝蓋貼向胸口，動態練習5次，啟動腰腹肌肉。

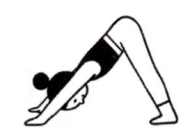

3. 下犬式
翻轉腳背，臀腿向後、向上，脊椎延展，側腰拉長，腹部與肋骨向內收，保持5個呼吸。

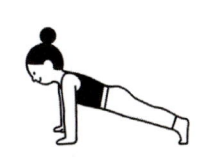

4. 斜板式
保持收腹，吸氣，重心前移；呼氣，回到下犬式，動態練習5次，再回到下犬式，調整5個呼吸。

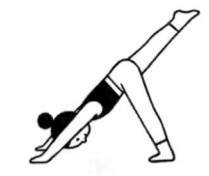

5. 單腿下犬式
吸氣，抬右腿向後、向上，保持核心區域收緊，使骨盆穩定。

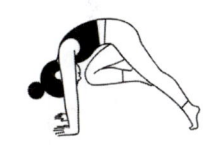

6. 下犬式鼻觸膝
呼氣，重心前移，膝蓋找向鼻尖；吸氣，抬右腿向後、向上。體式5~6動態練習5次。

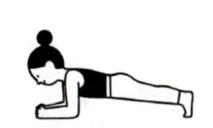

7. 手肘平板式
手肘在地，雙腿伸直併攏，腹部內收，身體呈一條直線，保持1~2分鐘。

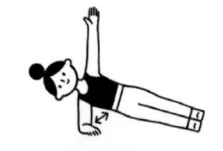

8. 手肘側板式
重心轉移至右手，雙腳併攏，小臂壓實，左手向上延伸，側腰收緊，保持30~60秒，換反側。

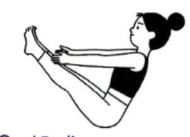

9. 船式
坐姿，雙腿屈膝或伸直向上，腹部收緊，脊椎延展，保持30秒。

4 | 體式序列的魔力

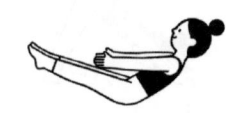

10. 低船式

呼氣，軀幹與雙腿向下降，保持30秒，回正，體式9~10動態練習3次。

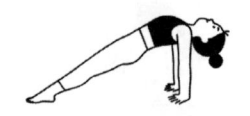

11. 反側板式

坐姿，雙腿併攏伸直，雙手放於臀部後方，指尖朝前，吸氣，腳掌下壓，身體向上推高，保持30秒。

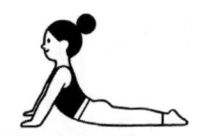

12. 眼鏡蛇式

俯臥，雙手與肩同寬，推直手臂，拉伸腹部，保持1分鐘。

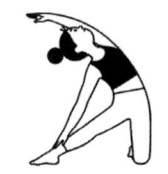

13. 門閂式

跪姿，右腳向一側打開，腳趾下壓。左手伸直向上，拉伸側腰，保持30秒，換反側。

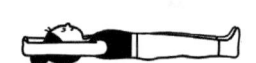

14. 仰臥摩天式

仰臥，雙腿併攏伸直，手臂越過耳朵，十指交扣，翻轉掌心向上推，拉伸腹部側腰。保持30秒，回正，休息10~15分鐘。

經期序列

經期不要練習強度過高的體式以及倒立體式。如果身體沒有感到特別不適，可以做一些腿部與髖部的練習，藉此舒緩下腰背，緩解靜脈曲張；還能促進骨盆區域的血液循環，緩解痛經。準備一個抱枕，沒有的話也可以用枕頭、被子替代。

4 | 體式序列的魔力

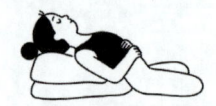

1. 仰臥束角式
腳掌併攏，雙膝向外打開，仰臥在抱枕或枕頭上，雙膝下沉，展開髖部，保持2~3分鐘。

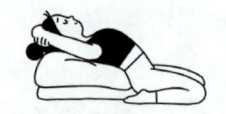

2. 臥英雄式
雙膝併攏，小腿向外撥，臀部坐實，向後仰臥，雙手互抱手肘，保持2~3分鐘。

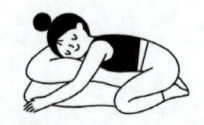

3. 嬰兒式
雙膝打開，大腳趾相觸，臀部坐於腳後跟上，身體向前俯臥，放鬆背部，保持2~3分鐘。

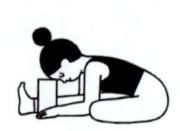

4. 單腿背部伸展式
右腿伸直，勾腳，屈左腿，腳踩右大腿內側，脊椎延展，身體向前、向下，保持2~3分鐘，回正，換反側。

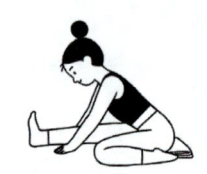

5. 單腿英雄前屈
右腿伸直，屈左腿，小腿肌肉向外撥，臀部向下坐實，可在右臀下方墊毛巾，使髖部變得水平，保持2~3分鐘，身體回正，換反側。

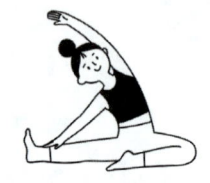

6. 坐姿側伸展式
屈左腿，右腿橫向打開，右手扶右腿，左手向上拉伸左側腰，保持1~2分鐘，收回，換反側。

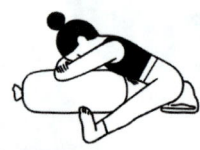

7. 坐角式
雙腿向兩側打開，腳趾回勾，吸氣，延展脊椎；呼氣，身體向前、向下，保持2~3分鐘。

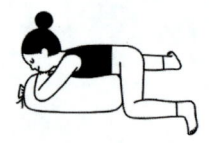

8. 青蛙趴
大腿與小腿約呈90度，膝蓋慢慢向兩側滑開。抱枕放身體下方，軀幹與髖是水平的，保持2~3分鐘。

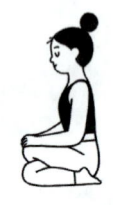

9. 牛面式
雙膝上下交疊，腳趾向後，雙腳靠向臀部，保持1~2分鐘，緩慢退出，放鬆雙腿，再交換交疊方向。

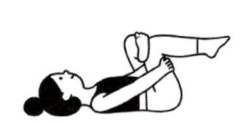

10. 仰臥穿針式

仰臥，左腳踝放右膝，勾腳，雙手環抱右腿，大腿貼向腹部，保持1~2分鐘，退出，換反側。

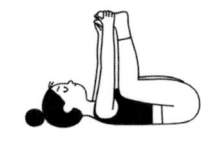

11. 快樂嬰兒式

仰臥，屈雙膝，小腿垂直於地面，腳心朝上，雙手從外側抓腳，膝蓋下沉，貼向腋窩，保持1~2分鐘。

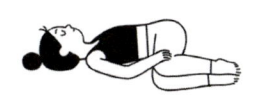

12. 仰臥扭轉式

仰臥，雙膝併攏倒向右側，背部平貼地面，腹部扭轉，保持1~2分鐘，吸氣回正，換反側。

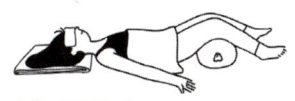

13. 攤屍式

仰臥，膝蓋下方墊抱枕，放鬆下腰背，雙手自然打開，掌心朝上，注意腹部保暖，休息10~15分鐘。

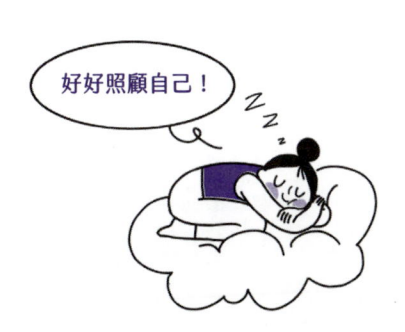

好好照顧自己！

5
冥想帶來
身心放鬆

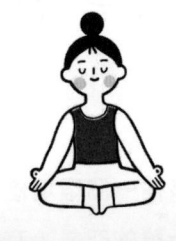

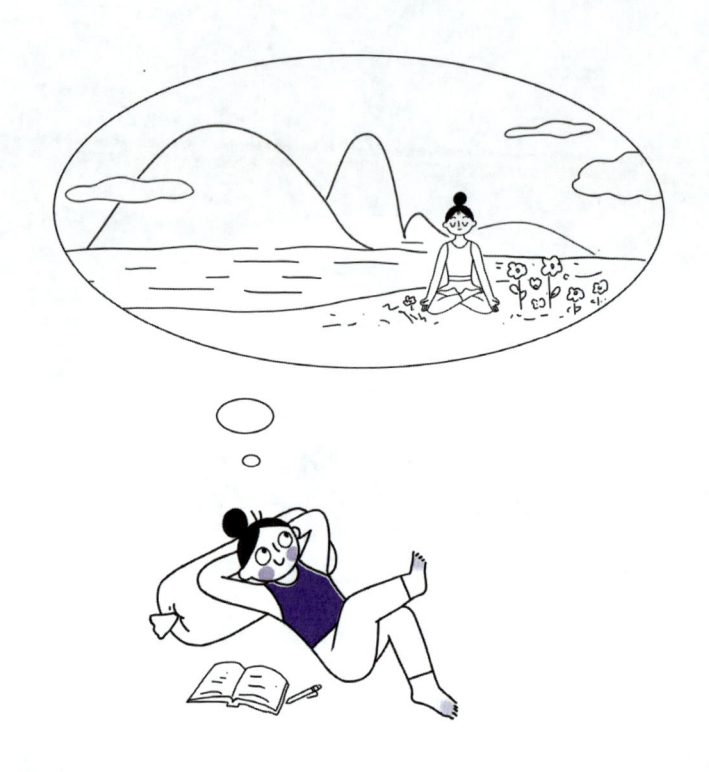

我想像的冥想練習應該在一個環境優美的山林之中，周圍有溪流聲與蟬鳴聲，可以呼吸新鮮的空氣，有一整天的時間，還要盤蓮花腿⋯⋯

> 冥想並不複雜！

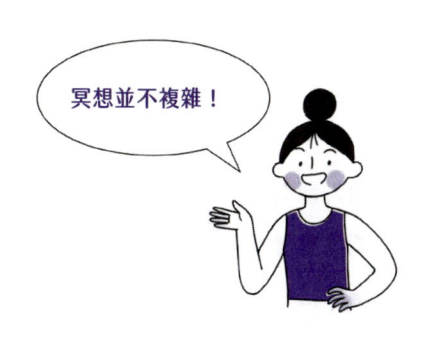

喂喂！快醒醒！

其實，冥想並沒有時間、地點的限制，可以隨時隨地進行，即使是每天冥想5~10分鐘，也能產生顯著效果！

在生活中，我們會產生各種情緒，也一定會有悲傷、恐懼、憤怒等負面情緒。我們欣然接受正面情緒，卻常常不知如何面對負面情緒。

我們斷定負面是不好、甚至是不應該有的。但其實悲傷、恐懼跟喜悅、幸福一樣，都是情緒的一種，就像硬幣的正反面。

如果試圖壓制、掩蓋負面情緒，它們會像種子一樣生根發芽，最終以各種形式浮現，甚至造成更大的破壞；最好的方式是正視它們，但不放大對它們的感受。假如你此刻的情緒是恐懼，試著找找它出現的源頭，去感受自己恐懼的是這件事情本身，還是面對這種恐懼時產生的一系列恐懼？又是什麼助長了這種情緒呢？

冥想提供的覺察不帶評判，能幫助我們發現負面情緒產生的原因，並找到根源。

當我們以覺醒的狀態對待這些情緒，並且不被它們所控制，它們就失去了發揮破壞力的空間。如果我們時時被負面情緒糾纏，反而是落入了它們的「陷阱」。

　　事實上，我們每個人都有解決問題的智慧和力量，但在思緒混亂和身心疲憊時，所有能量會被分散和消耗，無法聚集和產生新能量。冥想向我們提供了覺察的機會，它無法解決問題，卻能讓我們換一個視角和態度看待問題。

　　冥想從一種傳統修習中衍生出很多實用流派，例如正念冥想已經成為一種生活方式，和瑜伽一樣被越來越多的人接受，也便於運用到日常生活中。每個人適用的冥想方法不同，冥想體驗也因人而異，多去嘗試、感受，就會找到適合自己的冥想方式。在此之前，我們先從簡單的方式開始體驗冥想吧！

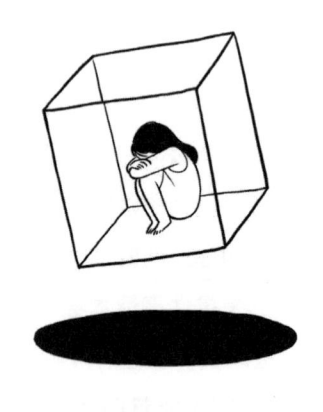

冥想是什麼

如果說體式練習是身體的瑜伽,那麼冥想就是心靈的瑜伽。身體需要鍛鍊,才能變得健康、強壯;心靈一樣需要鍛鍊,才能變得清澈、平靜。冥想就是一種對心性的鍛鍊,不僅能夠放鬆大腦,還能夠使意識更清醒,減少紛亂思緒給我們帶來的精神消耗,讓自己的內在保持平衡的狀態。

瑜伽與冥想

帕坦伽利在《瑜伽經》中說：「冥想是心念專注在某個地方，並保持持續不斷的專注。」冥想是瑜伽八支中第七支修習內容。瑜伽八支在第一部分介紹過，這些加起來才是瑜伽，體式練習則是為冥想提供一個良好的外部環境。如果將體式練習視為瑜伽的全部，那就如同管中窺豹。

冥想的流派和練習方法有很多，每種流派都有自己的方法和注意層面，共同點就是讓人保持專注、放鬆、覺醒。所以在入門時需要利用一些方法，如觀察念頭、觀察呼吸、聚焦於身體某個部位的感受上。聚焦於某個點，就像一艘船始終有一個錨存在，這有助於我們保持專注，及時將自己拉回當下，不被各種念頭牽引，從而進入一種穩定、平靜的狀態。

科學研究發現規律練習冥想後，腦灰質的密度在學習、記憶處理、情緒調節等相關區域會明顯增加，專注力和記憶力也有所提高；而腦灰質的密度在杏仁核、涉及壓力的區域會明顯減少，焦慮、恐懼和壓力情緒也得到緩解。

冥想練習可以讓我們在走神時及時將自己拉回當下，做到真正專注，運用到生活中，可以提高學習和工作的效率！也讓我們不再被情緒控制，可以有選擇地做出真正發自內心的回應。

冥想需要準備什麼？

安靜的環境、放鬆的身體、舒適的坐姿、固定的時間和地點，這些都有助於冥想入門，僅僅是每天讓自己「靜置」5~10分鐘，就是很好的開始了！透過體式練習找回身體的覺知，透過冥想練習找回心靈的覺知，覺察到情緒和念頭。這些都需要做好準備，循序漸進地練習。

冥想的五大要素

安靜的環境

　　冥想，可以在家裡的任何一個角落進行，也可以在公園的大樹下、草坪上練習，不需要絕對安靜的環境。因為戶外和大自然中的聲音不會影響冥想練習。但要注意將手機調成勿擾模式，以免練習時被打擾。建議大家選擇固定的時段和地點進行冥想，更有助於冥想習慣的養成。

放鬆的身體

　　練習時，穿著要舒適寬鬆，不要太緊繃。在冥想之前可以靈活地放鬆身體，來緩解身體的疲勞和不適。否則，注意力會被感到緊繃的身體部位牽引，導致無法集中。

選擇舒適的坐姿

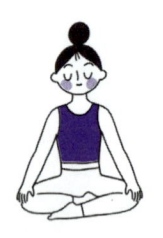

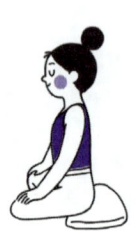

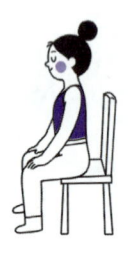

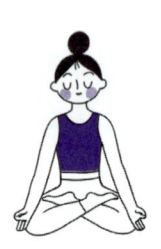

　　冥想時，雙腿簡單交叉即可，也可以在臀部下方墊個毯子，有助於保持骨盆端正，脊椎向上挺拔，避免腰部出現緊繃感。如果盤腿會感到不適，也可以坐在椅子上，但要注意保持背部直立，不倚靠椅背，才能使呼吸通暢。冥想時用到的手印有很多種，初期可雙手自然

搭放在膝蓋上即可。

盤腿可以使血液集中更多到上半身,增加對大腦和五臟六腑的供血。冥想時不一定要盤蓮花,這跟髖關節的靈活程度有關。大家可以結合體式練習慢慢伸展髖部,不要陷入對盤蓮花的執念,要做的就是保持舒適和放鬆即可。

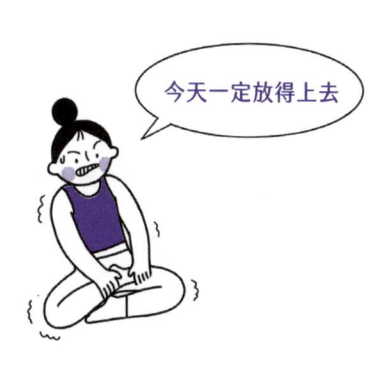

> 今天一定放得上去

閉上眼睛

閉眼能更注意自身感受,避免視覺上的干擾,專注地感知身體。如果冥想時太容易想睡覺,或念頭太多容易煩躁,可以微微睜開眼睛,但不用聚焦。

調整呼吸

先做幾個深長的呼吸,感受身體與地面的連結,然後放鬆雙肩、延展脊椎,舌頭輕輕抵住上顎。注意牙齒不要緊緊咬合,放鬆臉部、舒展眉心即可。讓心回到此刻,保持放鬆的呼吸節奏。

一切準備就緒之後,我們需要怎麼做呢?

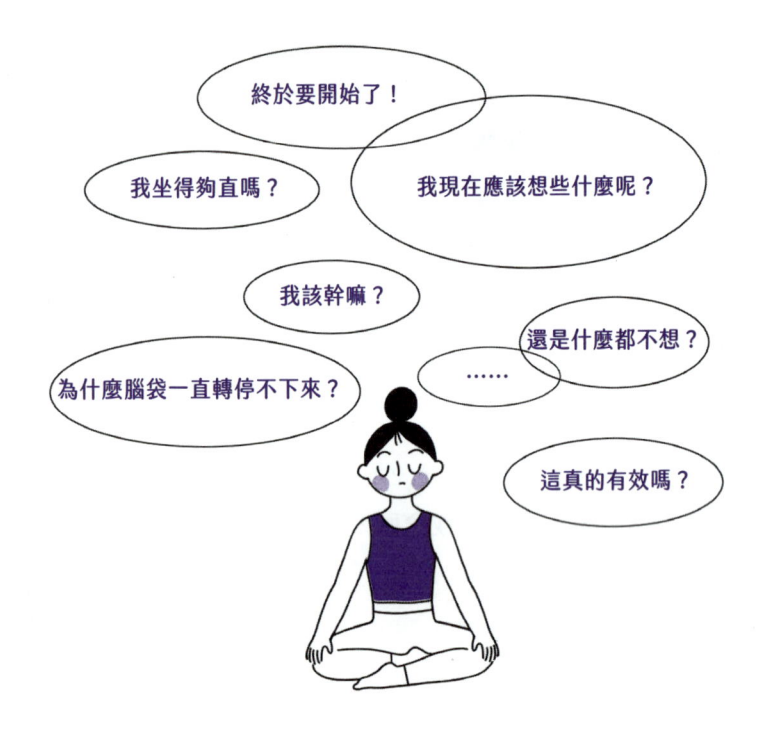

- 終於要開始了!
- 我坐得夠直嗎?
- 我現在應該想些什麼呢?
- 我該幹嘛?
- 為什麼腦袋一直轉停不下來?
- ……
- 還是什麼都不想?
- 這真的有效嗎?

冥想入門

透過觀察念頭、聚焦呼吸、掃描身體、想象一個畫面……這些都可以將注意點拉回對身體的覺知，使心不被雜亂的念頭干擾，保持身體和心靈的覺知，放下既定的目標，去體驗和覺察。這種意識的轉變是冥想練習的第一步。大家可以先從簡單的入門，再去探索適合自己的冥想方式。

基礎冥想

觀察念頭

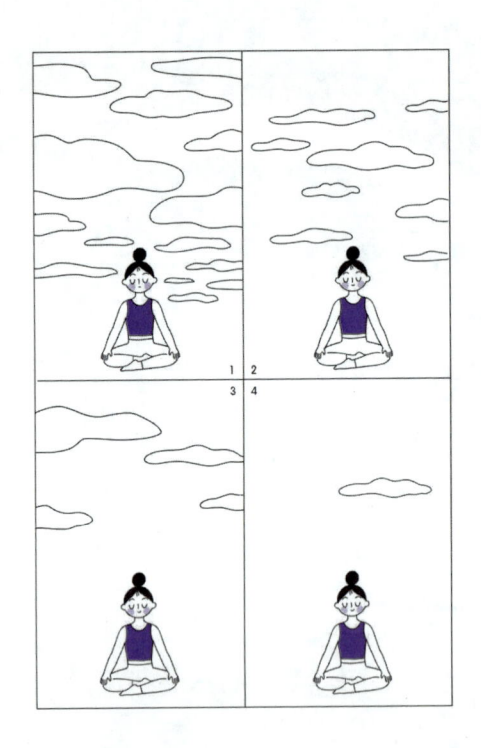

閉上眼睛之後，腦海裡會浮現很多念頭，有些甚至是平時沒有發覺的，這是很正常。這些念頭如同天空中的雲朵，任由它們聚集、散開、再聚集，我們要做的就是觀察，不被其牽著走。走神也沒關係，發覺之後重新拉回來就好。這種情況可能會來回上演。

就像一杯混濁的水，靜置著不去攪動，水會慢慢變澄清。冥想，就是為忙碌不停的大腦，創造一個可以「靜置」的環境。

聚焦呼吸

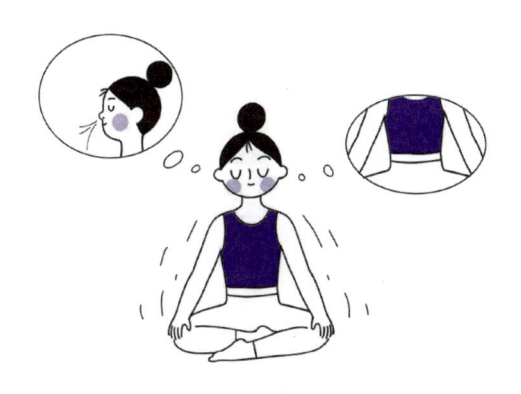

把注意力放在呼吸上,更容易保持專注,很適合初學者。

吸氣,感覺空氣吸進鼻腔,向下至肺部,慢慢充滿橫膈膜,腹部向外鼓起,氣息不斷向下;呼氣,腹部微微向內收,濁氣一點點地向外,透過鼻腔呼乾淨,感受腹部的起伏變化。將意識「放」在鼻尖,感受到吸氣時有些清涼,呼氣時有些溫熱。聽呼吸的聲音,像輕柔的海浪,一遍遍沖刷著海岸,有節奏地循環……感受呼吸為身體帶來的能量。

將意識集中在此刻,只是放鬆地去感受。如果發現被其他思緒牽走,就再讓自己回到呼吸中。

掃瞄身體

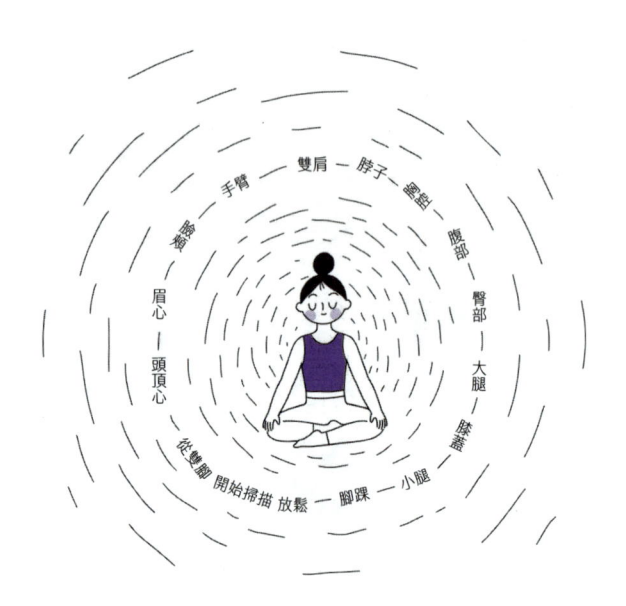

眉心 — 頭頂心 — 從雙腳 開始掃描 放鬆 — 腳踝 — 小腿 — 膝蓋 — 大腿 — 臀部 — 腹部 — 胸腔 — 脖子 — 雙肩 — 手臂 — 手腕

將意識放在身體上，先跟身體產生連結，感受坐骨穩穩地向下紮根，感受身體、骨骼、肌肉的重量。閉上眼睛，感知身體的輪廓，感知當下所處的空間。

用意識掃描身體，從雙腳開始，一直到頭頂心，覺察哪些部位處於緊繃狀態，然後透過呼吸去放鬆。

每日練習　調整到舒適的平躺姿勢，感受此刻身體跟地面的連結，從下往上地掃描身體，跟隨每一次呼氣，身體完完全全地放鬆下來。這個練習能夠改善睡眠。

圖像冥想

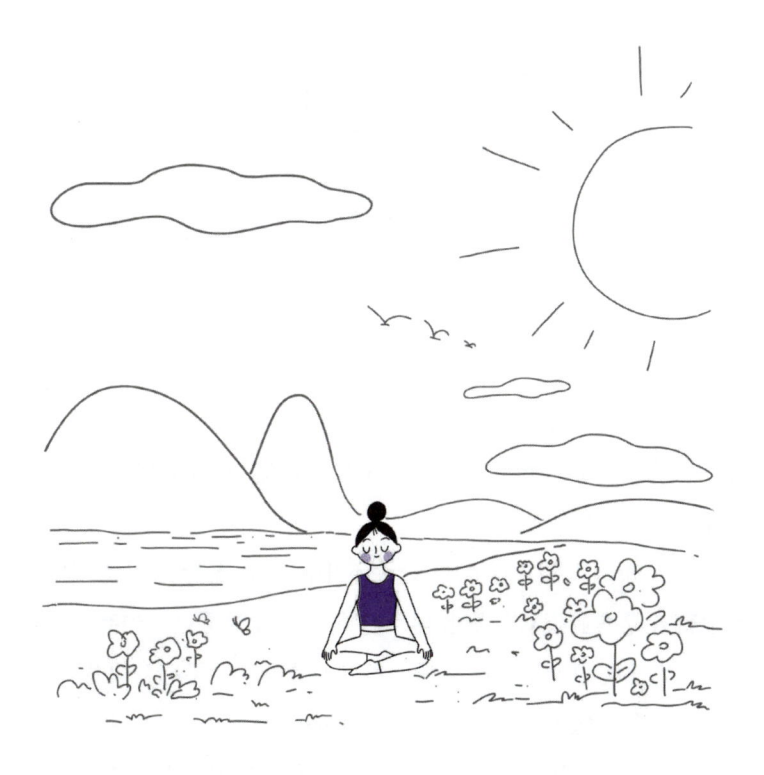

想像一個能夠讓自己放鬆下來的畫面。例如想像自己在湖邊，此刻陽光暖暖地照在身上，微風輕輕吹過臉頰，飄來一陣陣花草的清香。遠處的小山清晰地倒映在湖面上，湖面在陽光的照射下顯得波光粼粼，湖水清澈見底，幾條小魚在水草間遊來遊去⋯⋯可以描繪更多細節，將所有感官融入其中。畫面可以是平靜的湖面，也可以是夕陽下的沙灘；可以是鬱鬱蔥蔥的森林，也可以是開滿鮮花的田野。為自己描繪一個專屬的「冥想花園」吧。

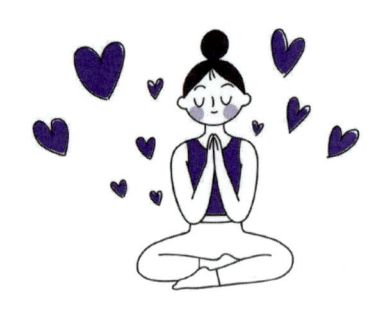

結束冥想時，先深深吸氣，重新回到對身體的覺知上，聆聽周圍的聲音，慢慢睜開眼睛，體會一下主動暫停之後身心發生的變化，並將這種平靜的感覺帶到生活中。

每個人練習冥想之後的感受大不相同，有人覺得這是不錯的體驗，也有人覺得並沒有什麼收穫，有人感到很想睡覺，也有人感到很無聊；有人已經收穫了一份平靜，也有人懷疑自己不適合冥想⋯⋯

總之，不要急著對冥想下定義，先去感受這個過程，每天花幾分鐘時間真正地跟自己相處。向內觀察，你便會發現其中的意義。

為自己創造一個內在空間，任由一層層堆積的念頭浮現和沉澱，在這個過程中重新認識自己吧。

正念冥想

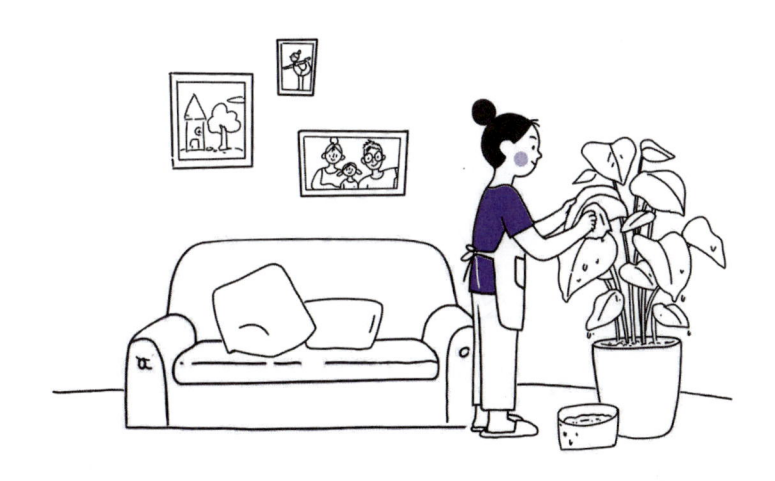

冥想不僅僅只能坐在墊子上練習，在日常生活中，也可以隨時進入冥想狀態。

正念冥想也是從傳統冥想發展而來，重點是「專注於當下」、「有意識地覺察」和「非評判」。

這種冥想偏向於一種生活方式，適用於生活的各種方面，例如走路時、做家務時、整理房間時、寫作時、與人交流時，都可以帶著專注，用覺察的狀態進行。

走路冥想

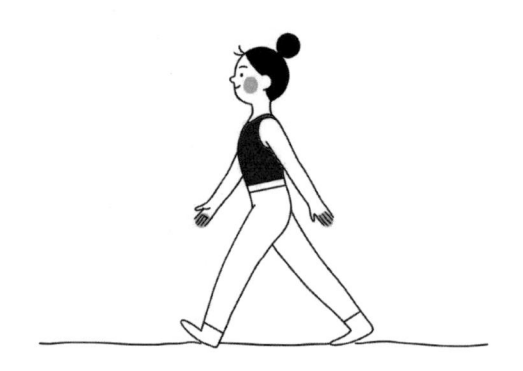

生活在節奏快的都市，交通普遍便捷，一天下來，人們通常不需要走很多路。走路冥想的意義在於，它讓我們重新將身體和大地聯結，注意點從「目的地」回到「過程」。

走路時，保持深長的呼吸，背部自然挺直，感受雙腳與地面的連結，將注意力放在此刻的感受上。觀察周圍的事物，陽光照在皮膚上、風吹過臉頰；此刻空氣的溫度，聆聽周圍的聲音；將所有的感官打開，感受當下的空間，體驗自然行走的律動。到戶外行走，與大自然產生連結，也可以幫助我們恢復能量。

做家事冥想

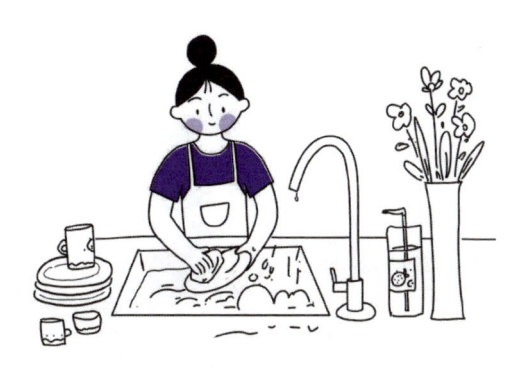

　　做家事通常被認為是一種負擔，但當我們轉變意圖，有意識地去做，帶著愛為自己和家人創造一個乾淨整潔的空間時，這個過程就會變得與以往不同。

　　做幾組深長的呼吸，感受此刻的天氣、當下的溫度、窗外的景色、戶外的聲音。聽到洗衣機在運轉，空氣中有一些洗衣精的香味；水流緩緩地經過雙手，餐具變得光潔如新；清理掉不需要的物品，也是丟掉過往的執念。

　　適當地「放空」可以讓整個家變得整潔有序。做家事也為大腦提供了一些空間，讓我們可以去享受當下的安寧，與這個空間重新建立連結後，我們也會收穫乾淨整潔的家所帶來的安全感和幸福感。

植物冥想

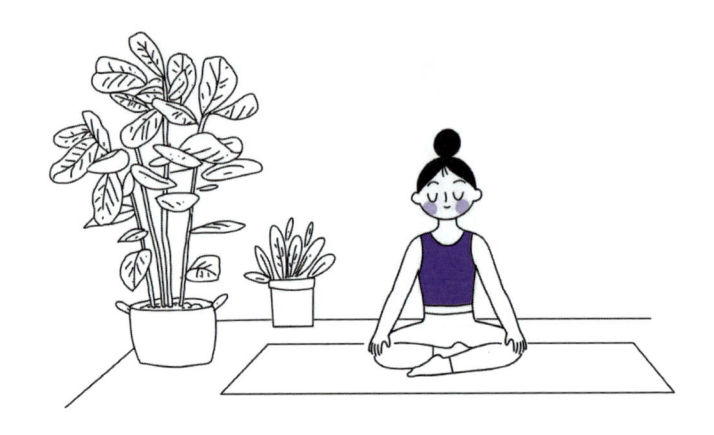

在家裏養一些綠色植物，爲它們澆水、整理枝葉，看著它們發出新芽、長出新葉，逐漸變得茁壯。生命會朝著陽光自然地向上生長，它們的存在本身就是一種力量。

冥想時，坐在植物的旁邊，只是靜靜地觀察它們，也能讓心安靜下來。在你照顧它們的同時，它們也在回饋你。打造一個專屬於自己的冥想空間，一個爲自己充電的地方，也許只是陽台或臥室的一個小角落。周圍擺放喜歡的植栽，每天的幾分鐘冥想時間將變成你一天中最期待的事。

飲食冥想

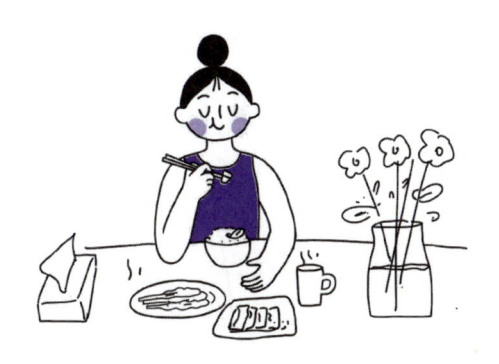

　　把感官聚焦在食物上，讓吃飯變成一個有意識的過程。吃飽的同時，內心也能收獲幸福感和滿足感。

　　首先將自己的注意點放在食物上，遠離手機和其他訊息。觀察面前的食物，想著它們是經過很多環節才到餐桌上，對自然的饋贈心懷感恩。聞一下食物的香味，再慢慢咀嚼、細細品嚐，一點一點地吞下去。花一點時間，專心地吃飯。

　　處理好跟食物的關係，背後還隱藏著身材管理的秘密。從今天開始，帶著覺知進食，去覺知什麼才是身體眞正需要的，吃飽時自然會停下來。在享受美味的同時，也能保持健康的身材。

沐浴冥想

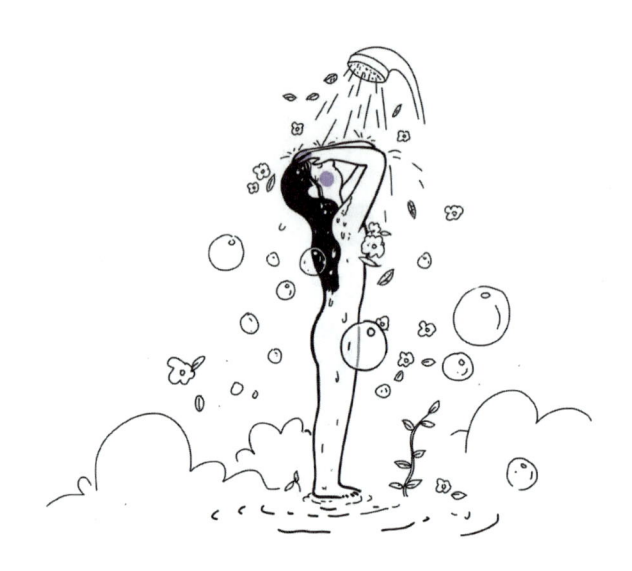

洗澡時，整個人處在相對封閉的空間內，與外界暫時隔絕，很適合進行冥想。帶著覺知，打開身體的感官，重新感受這件再熟悉不過的事。

保持深長、緩慢的呼吸，感受水的溫度，緩緩流過皮膚；感受此刻空氣中的濕度，聞到空氣中彌漫的香味；感受毛孔正逐漸打開，身體變得溫暖，一直到最遠端的神經末梢。沉浸其中，感受溫度、濕度帶來的雙重療癒。

溫水能夠促進血液循環，洗澡時進行冥想，潔淨身體的同時也在清潔內心。

冥想小筆記

1. 清晨。在大腦最清淨的時候,先做幾分鐘冥想吧,然後把一天的工作和生活安排妥當,專注於即將要做的每一件事情,讓一整天變得充實、有效率!
2. 需要做決定但思緒混亂時,讓冥想為頭腦提供一個喘息的間隙和空間,澄清所有念頭,看清自己在擔心什麼、害怕什麼,覺察自己的真實意圖,過濾掉雜念和干擾,跟隨內心的指引,找到自己的答案。
3. 睡前洗個熱水澡,做一下舒緩的拉伸,不要被哪個念頭牽引,陷入無限的消耗中。跟隨呼吸,透過冥想掃描身體,讓思緒平復下來,睡個好覺,這樣才能在第二天精力充沛地迎接挑戰!

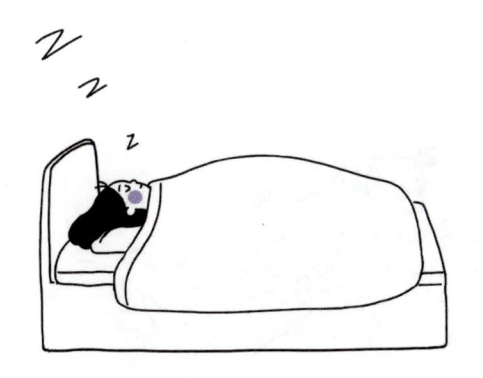

不對過去耿耿於懷，
也不再對未來有過多擔憂，
集中所有的力量才能發揮最大功效。
一生的夢想需要落實到每一年，
每一年的目標需要落實到每一天，
而每一天的事需要落實到每一刻。
別再讓專注力分散，
別再讓執行力扯後腿，
別再讓情緒成為你的阻礙，
這也許是冥想在現實生活中最實際的作用。
去體驗吧！
去發現原本的富足！

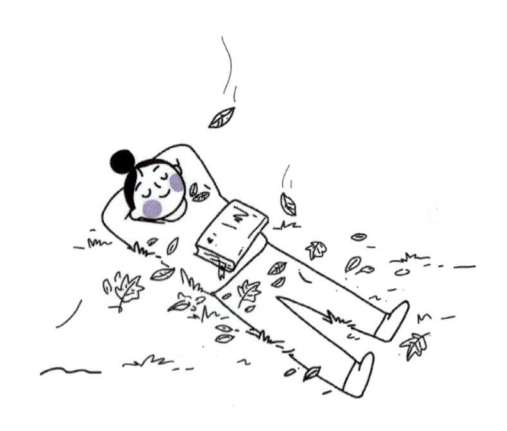

冥想與
體式練習

冥想和體式練習並不是分開的，身體層面的體式練習可以為冥想打好基礎，如果連自己的身體都無法覺察和控制，便更難覺察到心和念頭，可能坐不了一會兒就感到腰酸背痛，更不用說更深層的冥想狀態。

當身體逐漸被打開，能量「流動」會起來，內在的轉換也會悄然發生，這些都會幫助我們練習冥想。體式練習結合冥想，我們的身體和心靈會同時得到鍛鍊和滋養。

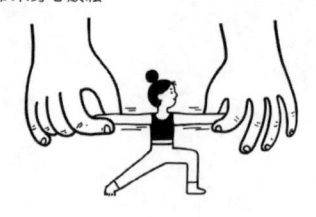

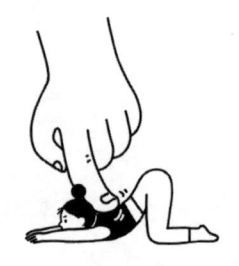

在冥想練習中,可能會出現身體緊繃或不適的情況——長期久坐導致的腰酸、肩緊,靜下來之後會頻繁接收到身體發出的信號。

身體無法真正地放鬆,意識始終被感到緊繃的部位牽引,冥想便無法深入,這就不得不說回體式練習。

在站立體式中覺知雙腳的根基,建立與大地的聯結。

在平衡體式中找到向內的專注,還有身體的穩定。

在前屈體式中學會謙卑和臣服,徹底舒展整個身體後側。

在後彎體式中打開胸腔,透過呼吸為身體創造內在的空間。

在扭轉體式中釋放關節的壓力,釋放鬱悶的情緒。

在攤屍式中學會「放下」,放下所有掌控,將自己完全地交給大地。

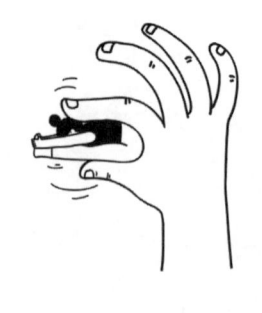

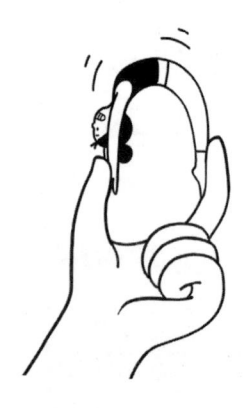

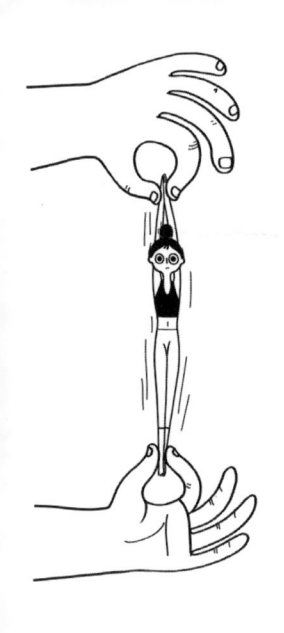

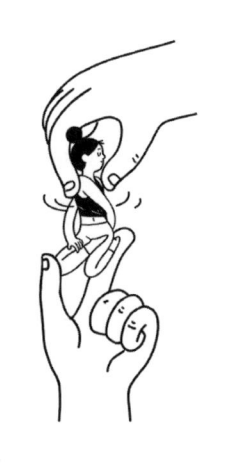

透過一遍遍的體式練習，重新建立與身體的連結，重新覺知身體。

　　身體始終僅是一個載體，只有清掃掉表面的障礙，才能感受到內在能量的流動。

　　每一次的體式練習都是一種動態的冥想過程。

　　把身體當成一個容器去鍛造，體式練習會為冥想練習奠定良好的基礎；冥想會為體式練習提供一個機會，找到練習的深度。

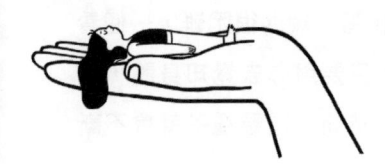

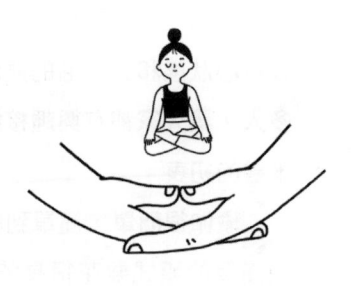

後記

「瑜伽是不是很難練？」
「我的筋很硬，能練嗎？」
「我想練，可是真的沒時間。」
「瑜伽可以減肥嗎？能讓我的身材變好嗎？」

這是許多人練瑜伽前的疑問。
隨著練習的深入，你會聽到不一樣的回答。

「我的狀態變好很多！」
「沒有什麼是一場瑜伽解決不了的！」
「一天不練，渾身不舒服。」
「我很喜歡現在自己。」
「我對生活有了更多信心！」
「我感覺到內心的豐盛和滿足。」
「身材變好真的只是瑜伽的附贈品。」

是啊，瑜伽的智慧博大精深，即使只體會到一小部分，也足以改變身心狀態和對生活的態度。我因瑜伽受益，也很想把瑜伽推薦給更多人，讓大家都有興趣接觸瑜伽，並體會到練習樂趣，這也是我寫這本書的初衷。

瑜伽很簡單，簡單到隨時隨地都可以練習；瑜伽很困難，一個看似簡單的體式要花很長的時間細細體會。只要用心去覺知身體，感受這個過程，就是最好的練習。給它一些時間，這顆種子就會不斷生長。

身心都能收穫益處的活動，瑜伽並不是唯一的選擇，每個人都可以找到自己喜歡的方式，比如在運動、讀書、或與人交流中獲得靈感。

　　每個人都能照顧好自己的身心，能按照自己的意願去生活，能珍惜當下的時刻，能向外分享一些愛和能量。每個生命都有無限可能。

　　生活的遇見都是我們寶貴的財富，只要我們轉變視角，就能隨時擁有改變的契機。隨時隨地保持覺察，當心準備好了，哪裏都可以練習。

　　希望這本書可以為你的瑜伽練習帶來一些輕鬆和快樂！

　　感謝一路上遇見的所有老師，感謝不斷分享瑜伽的所有前輩，也感謝協助我完成此書的編輯老師們，感謝一直注意和支持我的讀者們！感謝朋友和家人們，是你們的鼓勵和幫助，讓我可以順利完成這本書。不足之處，請各位前輩多多指教！

　　最後，感恩瑜伽和所有遇見。

　　Namaste！

敬敬
2022年7月

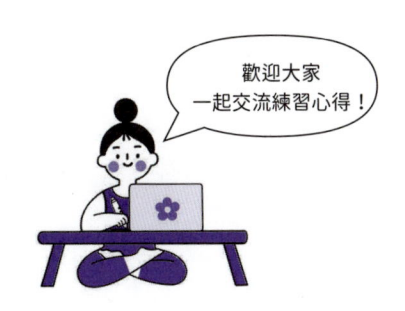

參考資料

[1] B. K. S. 艾揚格. 瑜伽之光. [M]. 北京：當代中國出版社，2017.

[2] B. K. S. 艾揚格. 艾揚格調息之光. [M]. 海口：海南出版社，2017.

[3] 約翰·斯考特. 阿斯湯伽瑜伽. [M]. 沉陽：遼寧人民出版社，2018.

[4] 波比·克蕾奈爾. 女性瑜伽之書. [M]. 海口：海南出版社，2020.

[5] 奧哈德·納克湯米，艾揚拉·什弗佸尼. 身心實驗室. [M]. 大連：大連理工大學出版社，2019.

[6] 埃亞勒·希弗羅尼. 椅子瑜伽習練指南. [M]. 大連：大連理工大學出版社，2020.

[7] 馬克·斯蒂芬斯. 瑜伽教學基本理論和技巧. [M]. 北京：中國華僑出版社，2020.

[8] 金惟純. 人生只有一件事. [M]. 北京：中信出版社，2021.

附錄

1 劃
360度開肩序列	352

3 劃
三角伸展式	101
三點頭倒立式	284
上犬式	305
下犬式	223
下犬式鼻觸膝	229
大拜式	296
大貓伸展式	299
女神式	172
山式	83
弓式	311

4 劃
反斜板式	245
反轉戰士式	95
幻椅式	110
手杖式	176
手倒立式	290
方塊式	191

4 劃（續）
牛面式	188

5 劃
加強側伸展式	123
半月式	144
半月扭轉式	147
半神猴式	255
四柱式	236
矛式	116

6 劃
仰臥扭轉式	330
仰臥穿針式	324

7 劃
坐角式	200
坐姿扭轉式	207
坐姿側伸展式	203
扭轉三角式	104
束角式	197
狂野式	264
肘倒立式	287

快樂嬰兒式　321

8 劃
肩倒立式　272
肩頸放鬆序列　355
虎式　220
金剛坐式　182
門閂式　249
青蛙趴　317

9 劃
拜日式序列　344
穿針式　314
英雄坐姿　185
神猴哈努曼式　258

10 劃
海豚式　278
烏鴉式　239
站立手抓大腳趾式　132
站立前屈式　107
脊椎保養序列　358
高弓步式　119

11 劃
側角伸展式　135
側角扭轉式　141
側角綑綁式　138
側板式　242
斜板式　232
犁式　275
眼鏡蛇式　302
船式　213
魚式　333
鳥王式　129

12 劃
單腿下犬式　226
單腿背部伸展式　179

13 劃
新月式　113
經期序列　375
腰腹塑型序列　372

14 劃
睡前拉伸序列　361
腿部伸展序列　369
舞王式　169

舞蹈式	166

15 劃
摩天式	126
蓮花坐姿	194
蝗蟲式	308
輪式	267

16 劃
戰士一式	89
戰士二式	92
戰士三式	98
樹式	86
橋式	327
貓牛式	217
頭倒立式	281
龍式	252
駱駝式	261

17 劃
臀腿塑型序列	364
鴿子式	210

18 劃
簡易花環式	162

雙角式A	150
雙角式B	153
雙角式C	156
雙角式D	159

22 劃
攤屍式	336

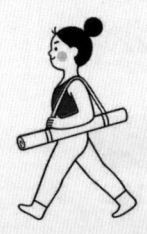

MEMO

MEMO

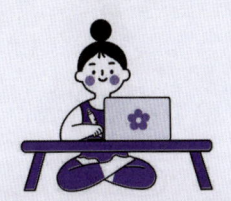

MEMO

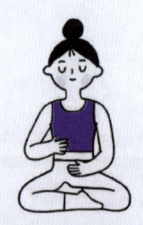

MEMO

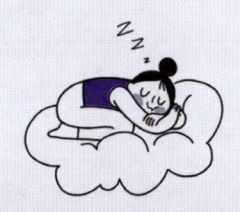

完整圖解瑜伽指南：
輕鬆掌握81種體式×9種經典序列練習重點，打造專屬瑜伽日常！

2025年2月27日 初版1刷 定價520元

著　　　者	張敬敬
繪　　　者	張敬敬
內 頁 排 版	菩薩蠻有限公司
封 面 設 計	王舒玗
總 編 輯	洪季楨
編　　　輯	葉雯婷
編 輯 企 劃	笛藤出版
發 行 人	林建仲
發 行 所	八方出版股份有限公司
地　　　址	新北市新店區寶橋路235巷6弄5號4樓
電　　　話	(02)2777-3682
傳　　　真	(02)2777-3672
總 經 銷	聯合發行股份有限公司
地　　　址	新北市新店區寶橋路235巷6弄6號2樓
電　　　話	(02)2917-8022・(02)2917-8042
印　　　製	皇甫彩藝印刷股份有限公司
地　　　址	新北市中和區中正路988巷10號
電　　　話	(02)3234-5871
劃 撥 帳 戶	八方出版股份有限公司
劃 撥 帳 號	19809050

國家圖書館出版品預行編目(CIP)資料

完整圖解瑜伽指南：輕鬆掌握81種體式x9種經典序列練習重點,打造專屬瑜伽日常！/
張敬敬著. -- 初版. -- 新北市：笛藤出版, 2025.02
　面；　　公分
ISBN 978-957-710-952-1(平裝)

1.CST: 瑜伽

411.15　　113018315

©張敬敬 2022
本書中文繁體版由中信出版集團股份有限公司
通過北京同舟人和文化發展有限公司授權
八方出版股份有限公司（笛藤）全世界除中國大陸
獨家出版發行
ALL RIGHTS RESERVED

◆本書經合法授權，請勿翻印◆